全国高职高专护理类专业规划教材

# 五官科护理学

## （供护理及助产类专业使用）

主　编　王珊珊　庞　燕

副主编　梁丽萍　张　虹　韩　樱

编　者　（以姓氏笔画为序）

王　芃（天津医学高等专科学校）

王珊珊（福建卫生职业技术学院）

李宇航（青岛市第八人民医院）

李国正（南阳医学高等专科学校）

杨亚敏（山东省青岛卫生学校）

张　虹（福建省级机关医院）

庞　燕（四川护理职业学院）

郭　绘（重庆三峡医药高等专科学校）

梁丽萍（毕节医学高等专科学校）

韩　樱（贵州医科大学）

中国医药科技出版社

# 内 容 提 要

本书为全国高职高专护理类专业规划教材之一，依照教育部教育发展规划纲要等相关文件要求，结合相关执业考试特点，根据《五官科护理学》教学大纲的基本要求和课程特点编写而成。

全书分为眼科患者的护理、耳鼻咽喉科患者的护理、口腔科患者的护理三部分。除介绍五官科常规护理工作的内容和范畴外，还着重对五官科的常见病及急重症患者的护理评估、护理问题、护理措施和护理评价进行了系统而全面的阐述。本书强调以人为本，突出专科护理特点和技能培养；重视对患者的心理护理与健康指导，同时注重吸收学科发展前沿，适当拓展知识面，为学生后续发展奠定必要的基础，可供高职高专护理、助产及相关专业选用。

**图书在版编目（CIP）数据**

五官科护理学/王珊珊，庞燕主编 . —北京：中国医药科技出版社，2015.8
全国高职高专护理类专业规划教材
ISBN 978 - 7 - 5067 - 7491 - 8

Ⅰ.①五…　Ⅱ.①王…　②庞…　Ⅲ.①五官科学 – 护理学 – 高等职业教育 – 教材
Ⅳ.①R473.76

中国版本图书馆 CIP 数据核字（2015）第 174063 号

**美术编辑**　陈君杞
**版式设计**　郭小平

出版　中国医药科技出版社
地址　北京市海淀区文慧园北路甲 22 号
邮编　100082
电话　发行：010 - 62227427　邮购：010 - 62236938
网址　www. cmstp. com
规格　787 × 1092mm $^1/_{16}$
印张　15 $^1/_4$
字数　300 千字
版次　2015 年 8 月第 1 版
印次　2015 年 8 月第 1 次印刷
印刷　北京密东印刷有限公司
经销　全国各地新华书店
书号　ISBN 978 - 7 - 5067 - 7491 - 8
定价　**35. 00 元**

# 全国高职高专护理类专业规划教材
# 建设指导委员会

李正姐（安徽中医药高等专科学校）

李丽娟（漳州卫生职业学院）

李钟峰（漳州卫生职业学院）

杨　峰（漳州卫生职业学院）

杨小玉（天津医学高等专科学校）

邱　波（漳州卫生职业学院）

汪芝碧（重庆三峡医药高等专科学校）

张　庆（济南护理职业学院）

张　荣（毕节医学高等专科学校）

张　健（长春医学高等专科学校）

张　敏（安徽医学高等专科学校）

张　德（四川护理职业学院）

张亚军（内蒙古医科大学）

陈玉喜（漳州卫生职业学院）

陈秋云（漳州卫生职业学院）

陈顺萍（福建卫生职业技术学院）

陈宽林（江苏建康职业学院）

陈淑瑜（漳州卫生职业学院）

陈瑄瑄（漳州卫生职业学院）

林斌松（漳州卫生职业学院）

周谊霞（贵州医科大学护理学院）

周银玲（长春医学高等专科学校）

庞　燕（四川护理职业学院）

郑翠红（福建卫生职业技术学院）

钟云龙（四川护理职业学院）

洪玉兰（漳州卫生职业学院）

郭彩云（漳州卫生职业学院）

郭宝云（漳州卫生职业学院）

徐香兰（天津医学高等专科学校）

唐忠辉（漳州卫生职业学院）

谭　严（重庆三峡医药高等专科学校）

滕少康（漳州卫生职业学院）

薛　梅（天津医学高等专科学校）

秘　书　长　匡罗均（中国医药科技出版社）

办　公　室　赵燕宜（中国医药科技出版社）

　　　　　　王宇润（中国医药科技出版社）

　　　　　　黄艳梅（中国医药科技出版社）

# 出版说明

　　全国高职高专护理类专业规划教材，是根据《国务院关于加快发展现代职业教育的决定》及《现代职业教育体系建设规划（2014～2020年）》等文件精神，在教育部、国家食品药品监督管理总局、国家卫生和计划生育委员会的领导和指导下，在全国卫生职业教育教学指导委员会相关专家指导下，由全国高职高专护理类专业规划教材建设指导委员会、中国医药科技出版社，组织全国30余所高职高专院校近300名教学经验丰富的专家教师精心编撰而成。

　　本套教材在编写过程中，一直以"五个坚持"为原则。一是坚持以高职高专护理类专业人才培养目标和教学标准为依据、以培养职业能力为根本的原则，充分体现高职高专教育特色，力求满足专业岗位需要、教学需要和社会需要，着力提高护理类专业学生的临床操作能力；二是坚持"三基""五性""三特定"的原则，并强调教材内容的针对性、实用性、先进性和条理性；三是坚持理论知识"必需、够用"为度，强调基本技能的培养；四是坚持体现教考结合、密切联系护士执业资格考试的要求；五是坚持注重吸收护理行业发展的新知识、新技术、新方法，体现学科发展前沿，并适当拓展知识面，为学生后续发展奠定必要的基础。

　　在做到以上"五个坚持"的基础上，使此套教材的内容体现以下六个方面的特点：

　　**1. 创新教材模式**　本套教材为了更好地适应现代职业教育发展要求，以案例教学为特色，突出实践教学环节及特点。《护理药理学》《基础护理与技术》《护理心理学》《护理临床思维及技能综合应用》等课程用了创新的任务引领编写方式。专业课程教材均在书后附实训内容。

　　**2. 紧密联系双纲**　紧密联系新颁布的教学标准及护士执业资格考试大纲要求。对于护士执业资格考试相关科目，将护士执业资格考试考点与真题分类体现于每门教材中，使教材更具有实用性。

　　**3. 充实编写队伍**　每门教材尤其是专业技能课教材，在由教学一线经验丰富的老师组成编写团队的基础上，吸纳了多位具有丰富临床经验的医护人员参与编写，满足培养应用型人才的需要。

　　**4. 科学整合内容**　特别注重相近课程、前期课程与后续课程内容之间的交叉衔接，科学整合内容知识，避免知识点的遗漏、重复，保证整套教材知识模块体系构架系统、完整。

**5. 活泼体例格式**  教材使用形式活泼的编写模块和小栏目如"要点导航""知识链接""案例""考点""目标检测"等，以及尽量增加图表如操作步骤的流程图、示例图，从而更好地适应高职高专学生的认知特点，增强教材的可读性。

**6. 配套数字化平台增值服务**  为适应当前教育信息化发展的需要，加快推进"互联网＋医药教育"，提升教学效率，在出版纸质教材的同时，免费为师生搭建与纸质教材配套的"中国医药科技出版社在线学习平台"（含数字教材、教学课件、图片、视频、动画及练习题等），从而使教学资源更加多样化、立体化，更好地实现教学信息发布、师生答疑交流、学生在线测试、教学资源拓展等功能，促进学生自主学习。

本套规划教材（26 种）及公共课程规划教材（6 种），适合全国高职高专护理、助产及相关专业师生教学使用（公共课程教材适合医药类所有专业教学使用），也可供医药行业从业人员继续教育和培训使用。

编写出版本套高质量的全国高职高专护理类专业规划教材，得到了护理学专家的精心指导，以及全国各有关院校领导和编者的大力支持，在此一并表示衷心感谢。希望本套教材的出版，将会受到全国高职高专院校护理类专业广大师生的欢迎，对促进我国高职高专护理类专业教育教学改革和护理类专业人才培养做出积极贡献。希望广大师生教学中积极使用本套教材，并提出宝贵意见，以便修订完善，共同打造精品教材。

全国高职高专护理类专业规划教材建设指导委员会

中国医药科技出版社

2015 年 7 月

# 全国高职高专公共课程规划教材

（供医药类专业使用）

| 序号 | 名　称 | 主　编 | 书　号 |
|---|---|---|---|
| 1 | 大学生心理健康教育* | 郑开梅 | 978 - 7 - 5067 - 7531 - 1 |
| 2 | 应用文写作 | 金秀英 | 978 - 7 - 5067 - 7529 - 8 |
| 3 | 医药信息技术基础* | 金　艳　庞　津 | 978 - 7 - 5067 - 7534 - 2 |
| 4 | 体育与健康 | 杜金蕊　尹　航 | 978 - 7 - 5067 - 7533 - 5 |
| 5 | 大学生就业指导 | 陈兰云　王　凯 | 978 - 7 - 5067 - 7530 - 4 |
| 6 | 公共关系基础 | 沈小美　谭　宏 | 978 - 7 - 5067 - 7532 - 8 |

# 全国高职高专护理类专业规划教材

（供护理及助产类专业使用）

| 序号 | 名　称 | 主　编 | 书　号 |
|---|---|---|---|
| 1 | 人体解剖学与组织胚胎学* | 滕少康　汲　军 | 978 - 7 - 5067 - 7467 - 3 |
| 2 | 生理学 | 张　健　张　敏 | 978 - 7 - 5067 - 7468 - 0 |
| 3 | 病原生物与免疫学 | 曹元应　徐香兰 | 978 - 7 - 5067 - 7469 - 7 |
| 4 | 病理学与病理生理学 | 唐忠辉　甘　萍 | 978 - 7 - 5067 - 7470 - 3 |
| 5 | 护理药理学 | 张　庆　陈淑瑜 | 978 - 7 - 5067 - 7471 - 0 |
| 6 | 预防医学 | 朱　霖　林斌松 | 978 - 7 - 5067 - 7472 - 7 |
| 7 | 护理礼仪与人际沟通 | 王亚宁　洪玉兰 | 978 - 7 - 5067 - 7473 - 4 |
| 8 | 基础护理与技术 | 李丽娟　付能荣 | 978 - 7 - 5067 - 7474 - 1 |
| 9 | 健康评估 | 陈瑄瑄　钟云龙 | 978 - 7 - 5067 - 7475 - 8 |
| 10 | 护理心理学 | 李正姐 | 978 - 7 - 5067 - 7476 - 5 |
| 11 | 护理伦理与法规 | 陈秋云 | 978 - 7 - 5067 - 7477 - 2 |
| 12 | 社区护理学* | 郑翠红　刘　勇 | 978 - 7 - 5067 - 7478 - 9 |
| 13 | 老年护理学 | 王春霞　汪芝碧 | 978 - 7 - 5067 - 7479 - 6 |
| 14 | 中医护理学 | 郭宝云　张亚军 | 978 - 7 - 5067 - 7480 - 2 |
| 15 | 内科护理学* | 陈宽林　王　刚 | 978 - 7 - 5067 - 7481 - 9 |
| 16 | 外科护理学* | 陈玉喜　张　德 | 978 - 7 - 5067 - 7482 - 6 |
| 17 | 妇产科护理学* | 尹　红　杨小玉 | 978 - 7 - 5067 - 7483 - 3 |
| 18 | 儿科护理学 | 兰　萌　王晓菊 | 978 - 7 - 5067 - 7484 - 0 |
| 19 | 急危重症护理 | 张　荣　李钟峰 | 978 - 7 - 5067 - 7485 - 7 |
| 20 | 康复护理学 | 谭　工　邱　波 | 978 - 7 - 5067 - 7486 - 4 |
| 21 | 护理管理学 | 郭彩云　刘耀辉 | 978 - 7 - 5067 - 7487 - 1 |
| 22 | 传染病护理学* | 李大权 | 978 - 7 - 5067 - 7488 - 8 |
| 23 | 助产学 | 杨　峥 | 978 - 7 - 5067 - 7490 - 1 |
| 24 | 五官科护理学* | 王珊珊　庞　燕 | 978 - 7 - 5067 - 7491 - 8 |
| 25 | 妇科护理学* | 陈顺萍　谭　严 | 978 - 7 - 5067 - 7492 - 5 |
| 26 | 护理临床思维及技能综合应用* | 薛　梅 | 978 - 7 - 5067 - 7466 - 6 |

"＊"示本教材配套有"中国医药科技出版社在线学习平台"。

为了加强高职高专护理人才的培养，适应五官科护理和护理教育改革的需要，根据高职高专护理类专业的人才培养目标，在广泛听取意见和建议的基础上编写本教材。

在编写中，本教材坚持以人为本、以健康为中心的整体护理理念。在广度上，不仅以护理程序为基本框架，将五官科护理工作向预防、保健、康复、社区、家庭护理等领域延伸，而且还强调病房管理、门诊管理、术前术后患者的护理以及五官科护理技能操作的规范性。在深度上，不仅强调"三基"（基本理论、基本知识、基本技能）、"五性"（思想性、科学性、先进性、启发性、适用性）、"三特定"（特定学制，特定专业方向，特定对象），而且还保持教学与职业教育考试的接轨、教学与临床护理工作的"零距离"。

为了提高学生的学习效果，本教材设置了"要点导航"和"目标检测"，便于学生把握重点，同时对护理技能和职业道德、专业素养也做出了要求，力求在传授知识的同时培养良好的职业道德和职业情操。

为了提高学生的学习兴趣，本教材在学习内容之前设置"临床真实情景"，通过案例导入，让学生带着问题和兴趣学习，同时提高学生解决问题的技能和自主学习的能力。

为了扩大学生的知识面，本教材通过"知识链接"增加知识内容，以拓宽学生的视野，为学生后续发展奠定必要的基础。

本教材是全体编者集体智慧的结晶。在编写过程中，得到各位编委及其单位领导的鼎力协助以及同行专家的热情指导，在此向他们表示最诚挚的谢意！

由于学识、水平有限，本书难免存在不足之处，恳请广大师生及同行不吝赐教。

编者
2015 年 6 月

# 目录 Contents

第一章　眼科患者的护理概述 ……………………………………………… 1

第一节　眼科患者的特征 …………………………………………………… 1

第二节　眼科患者的评估 …………………………………………………… 2

　一、收集护理病史 ………………………………………………………… 2

　二、评估心理社会状况 …………………………………………………… 2

　三、评估常见的症状与体征 ……………………………………………… 3

第三节　眼科手术常规护理 ………………………………………………… 8

　一、眼科术前常规护理 …………………………………………………… 8

　二、眼科术后常规护理 …………………………………………………… 9

第四节　眼科护理管理 ……………………………………………………… 10

　一、眼科门诊管理 ………………………………………………………… 10

　二、眼科暗室管理 ………………………………………………………… 10

　三、眼科病房管理 ………………………………………………………… 10

第五节　盲与低视力患者的康复护理 ……………………………………… 11

　一、病因 …………………………………………………………………… 11

　二、康复护理 ……………………………………………………………… 12

第六节　儿童眼及视力保健 ………………………………………………… 12

　一、保健时间 ……………………………………………………………… 13

　二、检查内容和方法 ……………………………………………………… 13

　三、眼及视力保健指导 …………………………………………………… 14

　四、转诊 …………………………………………………………………… 15

第七节　眼科常用护理技能操作 …………………………………………… 15

　一、视力检查 ……………………………………………………………… 15

　二、滴眼药水法 …………………………………………………………… 16

　三、涂眼药膏法 …………………………………………………………… 17

　四、结膜囊冲洗法 ………………………………………………………… 18

　五、泪道冲洗法 …………………………………………………………… 18

　六、结膜下注射法 ………………………………………………………… 19

　七、剪眼睫毛法 …………………………………………………………… 20

　八、眼部加压包扎法 ……………………………………………………… 20

　九、眼部热敷法 …………………………………………………………… 21

第二章　眼科患者的护理 …………………………………………………… 23

第一节 眼睑病患者的护理 ……………………………………… 23
　一、睑腺炎患者的护理 …………………………………… 23
　二、睑板腺囊肿患者的护理 ……………………………… 25
　三、睑内翻与倒睫患者的护理 …………………………… 27
　四、睑外翻患者的护理 …………………………………… 29
第二节 泪器病患者的护理 ……………………………………… 31
　一、急性泪囊炎患者的护理 ……………………………… 31
　二、慢性泪囊炎患者的护理 ……………………………… 33
第三节 结膜病患者的护理 ……………………………………… 36
　一、急性细菌性结膜炎患者的护理 ……………………… 37
　二、病毒性结膜炎患者的护理 …………………………… 39
　三、沙眼患者的护理 ……………………………………… 40
　四、免疫性结膜炎患者的护理 …………………………… 42
　五、翼状胬肉患者的护理 ………………………………… 44
　六、干眼症患者的护理 …………………………………… 46
第四节 角膜病患者的护理 ……………………………………… 49
　一、细菌性角膜炎患者的护理 …………………………… 50
　二、单纯疱疹病毒性角膜炎患者的护理 ………………… 53
　三、真菌性角膜炎患者的护理 …………………………… 55
第五节 白内障患者的护理 ……………………………………… 58
　一、年龄相关性白内障患者的护理 ……………………… 58
　二、先天性白内障患者的护理 …………………………… 61
第六节 青光眼患者的护理 ……………………………………… 64
　一、急性闭角型青光眼患者的护理 ……………………… 65
　二、原发性开角型青光眼患者的护理 …………………… 68
第七节 葡萄膜病患者的护理 …………………………………… 71
　一、急性虹膜睫状体炎患者的护理 ……………………… 71
　二、中间葡萄膜炎患者的护理 …………………………… 74
　三、后葡萄膜炎患者的护理 ……………………………… 76
第八节 视网膜病患者的护理 …………………………………… 78
　一、视网膜中央动脉阻塞患者的护理 …………………… 78
　二、视网膜中央静脉阻塞患者的护理 …………………… 80
　三、糖尿病性视网膜病变患者的护理 …………………… 82
　四、高血压性视网膜病变患者的护理 …………………… 84
　五、视网膜脱离患者的护理 ……………………………… 86
第九节 屈光不正、斜视和弱视患者的护理 …………………… 88
　一、近视患者的护理 ……………………………………… 89
　二、远视患者的护理 ……………………………………… 92
　三、散光患者的护理 ……………………………………… 94

　　四、斜视患者的护理 ……………………………………………………… 95

　　五、弱视患者的护理 ……………………………………………………… 98

　第十节　眼外伤患者的护理 ………………………………………………… 100

　　一、角膜、结膜异物患者的护理 ………………………………………… 101

　　二、眼钝挫伤患者的护理 ………………………………………………… 102

　　三、眼球穿通伤患者的护理 ……………………………………………… 105

　　四、眼化学伤患者的护理 ………………………………………………… 107

　　五、电光性眼炎患者的护理 ……………………………………………… 109

第三章　耳鼻咽喉科患者的护理概述 ………………………………………… 111

　第一节　耳鼻咽喉科患者的特征 …………………………………………… 111

　第二节　耳鼻咽喉科患者的评估 …………………………………………… 112

　　一、收集护理病史 ………………………………………………………… 112

　　二、评估心理社会状态 …………………………………………………… 112

　　三、评估常见的症状与体征 ……………………………………………… 112

　第三节　耳鼻咽喉科患者的检查及护理配合 ……………………………… 115

　　一、检查前的准备 ………………………………………………………… 115

　　二、耳部检查 ……………………………………………………………… 115

　　三、鼻部检查 ……………………………………………………………… 119

　　四、咽部检查 ……………………………………………………………… 120

　　五、喉部检查 ……………………………………………………………… 121

　第四节　耳鼻咽喉科手术常规护理 ………………………………………… 122

　　一、耳科手术常规护理 …………………………………………………… 122

　　二、鼻科手术常规护理 …………………………………………………… 123

　　三、咽科手术常规护理 …………………………………………………… 124

　　四、喉科手术常规护理 …………………………………………………… 124

　第五节　耳鼻咽喉科护理管理 ……………………………………………… 125

　　一、耳鼻咽喉科门诊护理管理 …………………………………………… 125

　　二、耳鼻咽喉科隔音室管理 ……………………………………………… 126

　　三、耳鼻咽喉科病房管理 ………………………………………………… 126

　第六节　儿童耳及听力保健 ………………………………………………… 127

　　一、保健时间 ……………………………………………………………… 127

　　二、检查内容 ……………………………………………………………… 127

　　三、耳及听力保健知识指导 ……………………………………………… 128

　　四、转诊 …………………………………………………………………… 128

　第七节　耳鼻咽喉科常用护理技术操作 …………………………………… 128

　　一、外耳道冲洗法 ………………………………………………………… 128

　　二、外耳道滴药法 ………………………………………………………… 129

　　三、鼻腔滴药及鼻喷雾法 ………………………………………………… 129

　　四、鼻腔冲洗法 …………………………………………………………… 130

五、上颌窦穿刺冲洗术 ································ 130

六、鼻窦负压置换疗法 ································ 131

七、咽部涂药法 ······································ 132

八、咽喉部喷雾法 ···································· 132

九、雾化吸入法 ······································ 133

第四章　耳鼻咽喉科患者的护理 ··················· 135

第一节　耳科患者的护理 ························· 135

一、外耳道炎或疖患者的护理 ···················· 136

二、分泌性中耳炎患者的护理 ···················· 137

三、急性化脓性中耳炎患者的护理 ··············· 140

四、慢性化脓性中耳炎患者的护理 ··············· 142

五、梅尼埃病患者的护理 ························· 144

第二节　鼻科患者的护理 ························· 147

一、鼻骨骨折患者的护理 ························· 148

二、慢性鼻炎患者的护理 ························· 150

三、急性鼻窦炎患者的护理 ······················ 152

四、慢性鼻窦炎患者的护理 ······················ 155

五、鼻出血患者的护理 ··························· 157

第三节　咽科患者的护理 ························· 161

一、鼻咽癌患者的护理 ··························· 162

二、急性咽炎患者的护理 ························· 165

三、慢性咽炎患者的护理 ························· 166

四、急性扁桃体炎患者的护理 ···················· 168

五、慢性扁桃体炎患者的护理 ···················· 170

六、喉咽异物患者的护理 ························· 172

第四节　喉科患者的护理 ························· 174

一、急性会厌炎患者的护理 ······················ 175

二、急性喉炎患者的护理 ························· 177

三、慢性喉炎患者的护理 ························· 179

四、喉阻塞患者的护理 ··························· 181

五、喉癌患者的护理 ····························· 185

第五章　口腔科患者的护理概述 ··················· 190

第一节　口腔科患者的特征 ······················ 190

第二节　口腔科患者的评估 ······················ 191

一、收集护理病史 ······························· 191

二、评估心理社会状况 ··························· 191

三、评估常见的症状与体征 ······················ 191

第三节　口腔科患者的检查及护理配合 ·········· 193

一、检查前准备 ································· 193

二、各部检查 ……………………………………………………… 193

三、特殊检查 ……………………………………………………… 195

第四节 口腔科手术常规护理 …………………………………… 195

一、口腔科术前常规护理 ………………………………………… 195

二、口腔科术后常规护理 ………………………………………… 196

第五节 口腔科护理管理 ………………………………………… 197

一、口腔门诊护理管理 …………………………………………… 197

二、颌面外科病房管理 …………………………………………… 198

三、口腔科医院感染管理 ………………………………………… 198

第六节 口腔卫生保健 …………………………………………… 199

一、口腔卫生 ……………………………………………………… 199

二、定期口腔检查 ………………………………………………… 200

三、纠正口腔不良习惯 …………………………………………… 201

四、消除口腔不利因素 …………………………………………… 201

五、合理营养 ……………………………………………………… 201

六、改善劳动环境 ………………………………………………… 201

第七节 儿童口腔保健 …………………………………………… 202

一、保健时间 ……………………………………………………… 202

二、检查内容 ……………………………………………………… 202

三、口腔保健指导 ………………………………………………… 202

四、转诊 …………………………………………………………… 203

第八节 口腔科常用护理技术操作 ……………………………… 203

一、口腔四手操作技术 …………………………………………… 203

二、口腔科常用护理配合操作技术 ……………………………… 205

三、玻璃离子黏固剂的调拌 ……………………………………… 206

四、印模材料的调拌方法 ………………………………………… 206

第六章 口腔科患者的护理 ……………………………………… 208

第一节 口腔内科患者的护理 …………………………………… 208

一、龋病患者的护理 ……………………………………………… 208

二、牙龈炎患者的护理 …………………………………………… 212

三、牙周炎患者的护理 …………………………………………… 214

四、复发性阿弗他溃疡患者的护理 ……………………………… 217

第二节 口腔颌面外科患者的护理 ……………………………… 219

一、口腔颌面部损伤患者的护理 ………………………………… 219

二、唇裂患者的护理 ……………………………………………… 222

三、腭裂患者的护理 ……………………………………………… 225

# 第一章 | 眼科患者的护理概述

**要点导航**

**知识目标**

1. 掌握眼科患者的护理评估内容。
2. 熟悉眼科患者手术前后的常规护理要点。
3. 熟悉眼科护理管理的基本要求。
4. 熟悉视力保健和盲及低视力患者的康复护理。
5. 了解眼科患者心理特点。

**技能目标**

1. 熟练掌握眼科检查方法并能进行专科检查的护理配合。
2. 熟练掌握对眼科患者进行护理评估。
3. 学会眼科常用护理技术。
4. 学会眼科手术前后的护理配合。

**素质目标**

1. 理解眼科患者的心理特点，并在护理关怀中体现。
2. 具有实事求是的学习态度，养成爱护实验器材的良好习惯。
3. 具有敬业精神及团结合作的合作精神和服务意识。

## 第一节　眼科患者的特征

现代护理观认为，护理的着眼点不仅是"病"，而且更应该强调"人"，了解眼科患者的特征，有利我们从人的身心、社会的需要出发去考虑患者的健康和护理问题。眼科患者具有以下五个特征。

**1. 临床表现突出**　由于眼的结构精细和功能特殊，发生病变时的临床表现突出，如视功能障碍、眼痛、流泪、角膜混浊、结膜充血等。

**2. 心理症状明显**　由于眼是人体最重要的感觉器官之一，患眼病时的痛苦感受尤为显著，容易产生恐惧、紧张、焦虑的心理。例如，情绪激动可诱发闭角型青光眼；突然的视力障碍可使患者产生焦虑、恐惧心理。

**3. 多伴有其他全身疾病**　一些眼病是全身性疾病的眼部表现或并发症，如糖尿病可引起白内障和视网膜病变，高血压动脉硬化及某些血液疾病可引起眼底出血；还有许多眼病可引起全身性反应，如急性闭角型青光眼可引起恶心、呕吐等消化道反应，眼眶蜂窝织炎可引起头痛、高热等全身症状。

1

**4. 存在安全隐患**　由于视力低下、视野缺损，增加了坠床、跌倒、撞伤的危险性。

**5. 对视力恢复期望值高**　由于病情复杂以及目前医疗水平的局限性，导致相当一部分疾病在治疗后视力不能得到有效提高，如视网膜脱离修补术、青光眼滤过性手术等。若患者对视力恢复的期望值高，易引起医患纠纷。

另外，随着生活方式提高，眼科疾病谱发生变化。高血压、糖尿病的患病率增高，视网膜病变也随之上升；由于电脑、空调的广泛应用，干眼症的患病率大增，且年龄结构低龄化；数字阅读的增多，也使青少年的屈光不正患病率居高不下。这些都给眼科工作者提出新的任务及挑战。

# 第二节　眼科患者的评估

## 一、收集护理病史

### （一）现病史

询问患者起病情况，患病时间，主要症状和特点，病情的发展与演变，接受检查与治疗的详细经过及效果，引起病变的可能原因或诱因（如情绪激动、长时间阅读、过度疲劳易诱发急性闭角型青光眼的发作）以及发病后的精神状态、睡眠、食欲、大小便、体重等情况。

### （二）既往史

了解患者既往的健康状况，注意眼疾病与全身性疾病之间的关系。许多全身性疾病可引起眼部异常的症状和体征，如糖尿病、高血压、血液病可引起眼底改变；颅脑外伤可导致瞳孔大小不等；颅内占位性病变可引起视神经乳头水肿和视神经萎缩；维生素 A 缺乏可引起角膜软化；甲状腺功能亢进可引起眼球突出和眼外肌运动障碍。

### （三）生活史

了解患者出生地、生活地、年龄、文化层次、职业、饮食习惯，尤其是引发眼部疾病的不良生活习惯，如长时间使用电脑、生活在空调和烟尘等环境里易发生干眼症；紫外线照射过多、长期吸烟等可导致白内障的形成；使用角膜接触镜的方法不当及个人卫生习惯不佳可引起角结膜疾病。

### （四）家族史

了解家族中是否有类似患者，如肝豆状核变性、先天性色觉异常、白化病、视网膜母细胞瘤、高度近视等。

## 二、评估心理社会状况

**1. 疾病知识**　评估患者及家属对疾病发生的原因、转归、治疗和自我护理等方面知识的知晓程度。

**2. 心理状态**　眼病患者的心理症状明显，因此应及时、准确评估患者的心理状态。

**3. 社会支持系统**　评估患者的家庭、经济、文化背景对患者在精神上支持程度，了解单位、同事、朋友间的鼓励与支持程度等。

## 三、评估常见的症状与体征

### （一）症状评估

眼病患者的自觉症状通常包括视觉异常、感觉异常和外观异常。

**1. 视觉异常** 主要表现为视力下降、视物模糊、视物变形、视野缩小、眼前黑影、复视等，见于屈光不正、白内障、视网膜脱离、年龄相关性黄斑变性、青光眼、视网膜中央动脉或静脉阻塞等疾病。

**2. 感觉异常** 主要表现为眼干、眼痛、眼痒、有异物感、畏光流泪、眼睑痉挛等，多见于急性结膜炎、结角膜异物、急性虹膜睫状体炎、青光眼等。

**3. 外观异常** 主要表现为眼睑肿胀、眼部充血、分泌物增多、突眼、瞳孔区发白或发黄等，多见于眼部各种炎症或过敏反应、白内障、甲状腺疾病等。

☞ 考点：视觉异常、感觉异常和外观异常是眼病患者常见的症状。

### （二）体征评估

**1. 视功能检查** 视功能检查包括视觉心理物理学检查（如视力、视野、色觉、暗适应、立体视觉、对比敏感度）和视觉电生理检查两大类。检查顺序一般为先右后左、由表及里、先健后患、由简入繁。

（1）视力（visual acuity） 是指眼辨别最小物像的能力，反映黄斑中心凹的视觉功能，又称中心视力。临床上常把视力≥1.0视为正常视力。

视力分为远视力和近视力，前者用于评估视网膜黄斑中心凹处的视觉敏锐度，后者用于评估近阅读的能力及晶状体调节功能，具体检查方法参见本章第五节眼科常用护理技能操作。

☞ 考点：视功能检查顺序一般为：先右后左、由表及里、先健后患、由简入繁。

### 知识链接

#### 盲和低视力分级标准

世界卫生组织把低视力和盲分成5级，其中1、2级为低视力类，3、4、5级则属于盲的范畴。

1级：较好眼的矫正视力为≥0.1～<0.3且视野半径>10度。

2级：较好眼的矫正视力为一级低视力 ≥0.05～0.1且视野半径>10度。

3级：较好眼的矫正视力为≥0.02～<0.05；或视野半径<10度。

4级：较好眼的矫正视力为<0.02～无光感；或视野半径<5度。

5级：较好眼的矫正视力为无光感。

（2）视野（visual field） 是指眼向前固视所见的空间范围，相对于中心视力而言，又称为周边视力，反映视网膜黄斑中心凹以外的视觉功能。距注视点30°以内的视野称为中心视野，距注视点30°以外的视野称为周边视野。正常人动态视野平均值为：上方56°、下方74°、鼻侧65°、颞侧90°。病理性视野改变常见的有向心性缩小、偏盲性缺损、扇形视野缺损、暗点等。正常人生理盲点在注视点颞侧15.5°、在水平中线下1.5°、其垂直径为7.5°，横径5.5°。在视野范围内，除生理盲点外出现的任何暗点均为病理性暗点。

按检查范围不同，视野检查分为中心视野检查和周边视野检查；按检查方法不同，视野检查分为动态视野检查法和静态视野检查法。常用的视野检查法有对照法、视野计检查法（包括对比法、弧形视野计检查法、平面视野计检查法、方格视野检查法、自动视野计检查法）。对照法简单易行，但准确性较差，若需获得精确数值，应改为视野计测量。

对照法：被检者背光与检查者相对而坐，等高眼位，相距约为 0.5m。检查右眼时，被检者右眼与检查者左眼相对注视，并各自遮盖另一眼；检查左眼则相反。检查者伸出示指，置于两人等距离处，由八个方向（左、右、上、下、左上、左下、右上、右下）的周边向中心移动，嘱被检者发现手指出现时立即告知。通过比较两者的视野，判定被检查者的视野情况。

（3）色觉（color vision）　是指人眼辨别三原色（红、绿、蓝）的能力，反映视锥细胞光敏色素的比例。根据辨色能力缺陷程度不同，分为色弱和色盲。根据发病时间不同，分为先天性色觉障碍和获得性色觉障碍，绝大多数先天性色觉障碍为性连锁隐性遗传，最常见的先天性色觉障碍是红绿色弱（盲）。常用检测方法有假同色图检查法（色觉检查图）、色相排列检测、色盲镜检查法，在招工、招生体检中常用假同色图检查法。

假同色图检查法：在明亮自然光下，把假同色图放置被检查者前约50cm处，先示教被检者判读，再要求被检者在 5s 内读出图中的图形或数字。若判读异常，可进一步分辨其为全色盲、绿色盲、红色盲、红绿色盲或色弱。检查注意事项：①被检查者视力应 >0.5。②一般双眼同时检查。③屈光不正者可戴矫正眼镜。④照明为弥散光，不使用有色光源。

（4）暗适应（dark adaptation）　是指眼从明处进入暗处，最初一无所见，经过一定时间视觉敏感度逐渐增高，并达到视觉最佳状态的过程，称为暗适应。暗适应检查是评估被检者的光觉敏锐度。常用的检查方法有对比法和暗适应计检查法。

对比法即由被检者与暗适应正常的检查者同时进入暗室，通过对比两者在从明室到暗室辨别周围物体的能力，粗略判断受检者的暗适应功能。暗适应计检查法是借助暗适应计，绘制出被检眼的暗适应曲线（即为被检眼在光亮度变更过程中感光阈值的曲线），它能较精确判断被检者的暗适应功能。

（5）立体视觉（stereoscopic vision）　也称为深度觉，是感知物体立体形状及不同物体相互远近关系的能力，可利用同视机或立体检查图进行检查。从事驾驶员、绘画、雕塑、机械零件精细加工的职业必须有良好的立体视觉。

**知识链接**

**双眼视功能**

良好视觉功能的形成，需要具备三个条件：一是双眼的屈光正常，能在视网膜上形成清晰的图像；二是视神经传输功能正常，能在眼与大脑间畅通地传递信息；三是大脑的视区要能识别传入的图像，有正确的融合功能，并上升为立体视觉。

双眼视功能分为三级，一级为同时视，二级为融像，三级为立体视。

（6）对比敏感度（contrast sensitivity） 是指眼识别明暗不同、宽窄不同的条栅图的能力，反映空间、明暗对比的二维频率的形觉功能，可用 Arden 光栅图表检查。视力检查是反映在高对比度下眼的分辨能力，在日常生活中物体间明暗对比并非如此强烈，因此对比敏感度检查是视力检查有力补充。

（7）视觉电生理检查（visual electric - physiological examining） 是利用视觉电生理仪测定视网膜被光照射或图形刺激时，在视觉过程中发生的生物电活动，包括眼电图（EOG）、视网膜电图（ERG）、视觉诱发电位（VEP）。它们为诊治视觉系统疾病提供依据。

**2. 眼各部检查** 包括眼附属器检查、眼前段检查、眼后段检查。检查顺序一般按先右后左、先健后患、由外到内，由前到后。

（1）眼附属器检查 常在明室里用视诊和触诊检查，有时在暗室内借助裂隙灯显微镜或聚光灯泡手电筒和放大镜观察。

**眼睑** 观察有无红肿、瘀血、气肿、瘢痕或肿物；有无内翻或外翻；两侧睑裂是否对称，上睑提起及睑裂闭合是否正常；睫毛是否整齐，方向是否正常，有无变色、脱落、倒睫，根部有无充血、鳞屑或溃疡等。

**泪器** 注意泪小点有无外翻或闭塞；泪囊区有无红肿压痛或瘘管，挤压泪囊有无分泌物自泪小点溢出。可行泪道冲洗来检查泪道有无阻塞及阻塞的部位。

**结膜** 将眼睑向上、下翻转，检查睑结膜及穹窿部结膜的颜色及透明度，注意有无充血、水肿、滤泡增生、瘢痕、溃疡、睑球粘连，有无异物或分泌物。检查球结膜时，以拇指和示指将上下眼睑分开，嘱患者向上下左右各方向转动眼球，观察有无充血、出血、异物、色素沉着或新生物等。注意区分睫状充血与结膜充血（表1-1）。

表1-1 结膜充血与睫状充血的鉴别要点

| | 结膜充血 | 睫状充血 |
|---|---|---|
| 血管来源 | 结膜后动静脉 | 睫状前动静脉 |
| 位置 | 表浅 | 深部 |
| 充血部位 | 近穹窿部显著 | 近角膜缘显著 |
| 颜色 | 鲜红色 | 紫红色 |
| 形态 | 网状、树枝状 | 放射状或轮廓不清 |
| 移动性 | 移动 | 不移动 |
| 充血原因 | 结膜炎 | 角膜炎、虹膜睫状体炎及青光眼 |

**眼球位置及运动** 注意两眼直视时，角膜是否位于睑裂中央，有无眼球震颤、斜视。眼球大小有无异常、有无突出或内陷。检查眼球运动时，嘱患者向正中、左、右、上、下及右上、右下、左上、左下各个方向注视，以了解眼球向各方向转动有无障碍。

**眼眶** 观察两侧眼眶是否对称，眶缘触诊有无缺损、压痛或肿物。

（2）眼前段检查 在暗室里通过视诊检查，常借助裂隙灯显微镜检查，也可用聚光灯泡手电筒和放大镜观察。

**裂隙灯显微镜**

　　裂隙灯显微镜是眼科极为常用的检查仪器，由光源投射系统和放大系统组成。通过调节焦点和裂隙宽度，形成光学切面，可细微地观察眼前段的变化，若加用前置镜、前房镜和三面镜可详细检查前房角、玻璃体和眼底变化。

　　**角膜**　注意角膜大小、弯曲度、透明度及表面是否光滑及感知，有无异物、新生血管及混浊（瘢痕或炎症），有无角膜后沉着物（keratic precipitate，KP）。

　　①角膜上皮检查：是检测角膜上皮有无缺损或溃疡，可用荧光素钠染色。1～2min后在裂隙灯显微镜下观察，正常角膜不着色，上皮缺损或溃疡的部位呈黄绿色。

　　②角膜知觉检查：从消毒棉签抽出一束细棉丝，用其尖端从被检者侧面移近并触及角膜，如不引起瞬目反射，或两眼所需触力有明显差别，则表明角膜知觉减退，多见于疱疹病毒引起的角膜炎或三叉神经受损者。

　　③角膜内皮镜检查：将光线照在角膜上，在角膜内皮与房水界面之间发生反射而形成暗线，从而显示出角膜内皮细胞的镶嵌式六边形外观。角膜内皮的状况与角膜营养代谢密切相关，临床上常用于白内障、青光眼、内眼手术的术前检查以及安全配戴角膜接触镜的随访。

　　④角膜地形图检查：通过计算机图像处理系统数字化分析角膜形态，然后将所获得的信息以不同特征的彩色形态图来表示。在临床上主要用于检查圆锥角膜等所致的不规则散光，屈光手术前筛查角膜病变，以及记录角膜屈光手术前后的角膜曲率等。

　　**巩膜**　注意有无黄染、充血、结节及压痛。

　　**前房**　检查前房深度，前房有无积脓、积血，前房角开放的情况。评估前房角的宽窄对诊断和治疗各种青光眼有重要价值。常用Scheie前房角分级法：将前房角分为宽房角（wide angle，W）和窄房角（narrow angle，N）两型，窄房角又分四级（NⅠ、NⅡ、NⅢ、NⅣ）。NⅢ和NⅣ属高危房角，有潜在闭合可能，NⅠ和NⅡ应作随访。

　　**虹膜**　观察颜色、纹理，有无新生血管、色素脱落、萎缩、结节，有无与角膜前粘连、与晶状体后粘连，有无根部离断及缺损，有无震颤等。

　　**瞳孔**　观察两侧瞳孔是否等大、等圆，位置是否居中，边缘是否整齐。正常成人瞳孔直径约为2.5～4.0mm，幼儿及老年人稍小。检查瞳孔反射对于视路及某些全身病的诊断有重要意义。①直接对光反射是在暗室内用手电筒照射受检眼，该眼的瞳孔迅速缩小的反应。②间接对光反射是在暗室内用手电筒照射另侧眼，受检眼瞳孔迅速缩小的反应。③集合反射是指先嘱被检者注视一远方目标，然后嘱其立即改为注视15cm处视标，这时两眼瞳孔缩小的反应。

　　**晶状体**　观察晶状体有无混浊及程度，晶状体形态及位置有无异常。必要时需散瞳检查。

　　（3）眼后段检查　常在暗室内用检眼镜对玻璃体、视网膜、脉络膜进行检查。直接检眼镜检查右眼时，检查者站在被检查者右侧，右手持检眼镜，用右眼检查。检查左眼时则相反。

①玻璃体：常于散瞳后，将检眼镜镜盘转至 +8 ~ +10D，距被检眼 10 ~ 20cm 处，观察瞳孔区内有无浮动性黑影。

②眼底：通常在自然瞳孔下进行检查，如瞳孔过小或欲详查眼底各部，可滴快速散瞳药，散大瞳孔后再详细检查。对 40 岁以上的人要注意因散瞳诱发青光眼发作的可能。先将检眼镜移至受检眼前约 2cm 处，将转盘拨动到 "0 ~ −2" 范围，如果检查者和被检眼都是正视眼，则可清晰看到眼底，看不清时可拨动转盘直至看清为止。眼底检查为眼科常用而重要的检查方法，它不仅对眼科疾病的诊断及疗效观察有重要意义，而且可为某些全身性疾病的诊断及治疗提供重要线索和依据。

正常眼底呈橘红色，在视网膜中央偏鼻侧，有一椭圆形、大小约 1.5mm × 1.75mm、境界清楚的视盘（又称视乳头），其中央色泽稍淡的小凹陷区称为视杯。视网膜中央动脉和静脉由此通过，并分为颞上、颞下、鼻上及鼻下支，分布于视网膜上，动脉及静脉相伴行。动脉较细，呈鲜红色；静脉较粗，呈暗红色，动静脉管径比值为 2:3。视盘颞侧约 3.0mm 处有一颜色稍暗的无血管区，因该区含有丰富的黄色素而称为黄斑，其中央有一小凹，称为黄斑中心凹。

**3. 眼的特殊检查**

（1）眼压检查 眼压是眼球内容物作用于眼球内壁的压力，眼压正常范围为 10 ~ 21mmHg，眼压升高常见于青光眼患者。眼压测量包括指测法及眼压计测量法，后者又包括接触式和非接触式二类。指测法只能粗略估计眼压，且需要一定的临床实践经验，需精确数值时，应改用眼压计测量。接触式眼压计测量的精确度比非接触式高，但被检者的舒适度差，且存在交叉感染的危险。

指测法：嘱患者向下方注视，检查者以双手的中指和无名指固定于患者前额，两手的示指尖放在上睑皮肤上，交替轻压眼球，感知眼球的软硬度，估计眼压的高低。若如同触压前额、鼻尖及嘴唇，则判为眼压增高、正常、降低。眼压正常记录为 $T_n$，轻度、中度和重度增高分别记为 $T_{+1}$、$T_{+2}$ 和 $T_{+3}$，轻度、中度和重度降低分别记为 $T_{-1}$、$T_{-2}$ 和 $T_{-3}$。

（2）眼屈光检查 测定患者的屈光状态，并以此为配镜或治疗的依据。

①主觉验光法插片法 最为常用，无需散瞳，根据患者的裸眼视力，通过试镜求得最佳矫正视力，所佩戴球、柱镜片的读数与轴位，即为该眼的屈光不正度数。此法简单易行，但易受眼调节的影响，结果不够精确，供验光时参考。

②他觉验光法 又称检影验光法，是一种较准确的客观测量屈光不正的方法。先滴散瞳剂使睫状肌充分麻痹，然后在暗室内用检影镜观察被检眼瞳孔区的影动，寻找中和点确定屈光不正的度数。若使用散瞳剂应特别注意其副作用。

③电脑验光法 操作简单，能迅速测定患者的屈光度，但不精确，需与主观试镜法配合使用，对配镜度数进行调整。

**4. 眼科影像学检查** 近年眼科影像学检查发展很快，逐渐成为眼科临床诊断常用方法。

（1）眼部超声检查 眼部超声检查包括 A 型超声、B 型超声、彩色超声多普勒成像（CDI）和超声生物显微镜（UBM）。A 型超声显示一维图像，多用于眼球生物测量，如眼轴测量和角膜厚度测量等；B 型超声显示二维切面图像，实时动态扫描可提供病灶的位置、大小、形态及与周围组织的关系，协助眼后段、眼眶及眶周组织病变等的诊断。CDI 以血液彩色作为指示，可检测眼部动静脉，协助眼后段疾病、眶内肿瘤等的诊断。UBM 利用超高频率超声对眼前部结构进行检查，协助眼前段疾病的诊断。

（2）眼科计算机图像分析　眼科计算机图像分析主要包括电子计算机体层扫描（CT）、磁共振成像（MRI）、光学相干断层扫描（OCT）。CT 和 MRI 主要用于眼内、眼眶肿瘤的诊断。OCT 对黄斑部多种疾病（如水肿、裂孔、劈裂、神经上皮及色素上皮脱离等）的诊断有重要价值，也可用于青光眼的神经纤维层厚度定量测量及随诊检查等。

（3）眼底血管造影　是将造影剂从肘前静脉注入人体，利用特定滤光片的眼底照相机拍摄眼底血管及其灌注的过程。眼底血管造影分为荧光素血管造影（FFA）和吲哚青绿血管造影（ICGA），前者以荧光素钠为造影剂，主要反映视网膜血管的情况，后者以吲哚青绿为造影剂，主要反映脉络膜血管情况。

# 第三节　眼科手术常规护理

手术是眼科的重要治疗手段，术前、术后的护理对患者的顺利康复有重要意义。

## 一、眼科术前常规护理

### （一）做好患者的入院宣教

介绍管床医生和护士，消除患者的陌生感，了解患者对疾病的认知程度，给予针对性的健康宣教，向患者讲解疾病治疗和手术方面的知识，消除患者恐惧、焦虑等情绪，根据病情及拟行的手术向患者或家属说明手术前后应注意的问题，取得患者及家属的理解与配合。

### （二）指导患者完成术前准备

**1. 全身准备**　高血压、糖尿病患者应监测血压和血糖，若异常应及时通知医生处理，如有发热、咳嗽、月经来潮、面部脓肿及全身感染等情况须通知医生，以便进行必要的治疗和考虑延期手术。做好全身的清洁工作，洗头时注意脏水勿入眼内。

**2. 术眼准备**　遵医嘱给予术前用药。一般在术前 3 天开始滴抗生素眼药，预防术后感染。术前一天做抗生素的过敏试验并记录结果。对白内障及视网膜脱离患者行术前散瞳；青光眼患者用 20% 甘露醇 250ml 快速静脉滴注。

**3. 眼位准备**　训练患者向各方向转动眼球，以便术中配合。指导患者避免咳嗽及打喷嚏，以免术中、术后因剧烈震动，引起前房出血、玻璃体溢出或切口裂开。

**4. 饮食护理**　局麻手术前不宜过饱；全麻手术成人术前禁食 8～12h，禁饮 4h，小儿禁食（奶）4～8h，禁水 2～3h，保证胃排空，以免麻醉时发生意外。手术患者宜多食蔬菜水果，保持大便通畅，嘱患者勿用力排便，以免引起视网膜脱落或眼压增高。三天无大便者，须通知医生进行处理。

**5. 心理护理**　评估患者有无恐惧、焦虑、自卑、悲伤、孤独、无望感、自我形象紊乱等表现。评估患者亲属、朋友、社会的支持程度以及经济状况等，有针对性进行心理护理。介绍治疗方案，手术过程、预后、手术前、中、后注意事项，取得患者配合。保证术前晚充足睡眠，必要时给予镇静安眠药。

**6. 术晨护理** ①监测生命体征，如有异常马上通知医生。②术眼护理：根据需要在术前完成剪睫毛、冲洗泪道、结膜囊，并用无菌纱布包扎术眼等。③物品保管：协助患者取下义齿、义眼、眼镜、发夹等物品，更换好手术衣裤。④药品准备：遵医嘱执行术前用药，并准备好术中药品等。⑤护送患者：嘱患者排空大小便，携带病历及药品、物品等，护送患者到手术室。

## 二、眼科术后常规护理

**1. 了解手术情况** 患者术后回到病房，护士应向医生、麻醉师及手术室护士了解手术过程，做好交接班。

**2. 保持体位** 根据不同的手术选择合适体位。如玻璃体手术后填充硅油的患者需保持面向下位，视网膜脱离的患者需根据裂孔的位置采取左侧或右侧、头低或头高位，并注意更换姿势，避免皮肤长时间受压，尤其是年老、肥胖患者。

**3. 保护术眼** 注意观察局部伤口的渗血情况，眼垫、绷带有无脱落。术眼加盖保护眼罩，防止碰撞。嘱患者勿剧烈运动、勿揉眼、勿用力咳嗽，避免手术切口裂开或眼内出血。敷料如有污染及时更换。

**4. 疼痛护理** 对患者进行疼痛评分，根据评分结果给予相应处理，并向患者解释疼痛的原因，缓解患者的紧张情绪，指导患者以听音乐等方式分散注意力以减轻痛苦，如果发生剧烈疼痛，及时通知医生查看处理。

**5. 饮食护理** 饮食宜清淡易消化，嘱患者禁食辛辣刺激的食物，多食蔬菜和水果、富含纤维素食物，保持大便通畅。

**6. 心理护理** 加强巡视，及时与患者沟通交流，鼓励患者说出自身感受和焦虑原因并分析，尽量帮助其解决问题，缓解患者焦虑和恐惧。

**7. 出院指导** 叮嘱其按医嘱正确用药和定期复查，如眼部不适及时就医。

**知识链接**

### 眼科分级护理

一级护理：病情趋于稳定的重症患者；如青光眼术后、白内障术后、角膜移植术后、眼眶肿瘤、前房积血等，需要严格卧床或双眼包扎的患者；生活完全不能自理且病情不稳定的患者；生活部分自理、病情随时可能发生变化的患者。

二级护理：病情稳定，仍需卧床的患者；生活部分自理的患者；如眼科手术后恢复期，一般眼外伤，眼球穿孔伤及球内异物取出，虹膜睫状体炎、翼状胬肉、睑内翻等。病情许可且自己有床上活动能力，离床活动时需要给予帮助者。

三级护理：生活完全自理；病情稳定和康复期的患者。

# 第四节　眼科护理管理

## 一、眼科门诊管理

眼科门诊护理管理的主要任务是做好开门前准备，组织患者就诊，协助医生检查，做好护理指导和健康教育等。

### （一）环境与物品

搞好诊室卫生，保持诊室清洁、整齐、明亮、通风。检查准备好诊桌上的物品，包括手电筒、近视力表、表面麻醉剂、荧光素钠滴眼液、抗生素眼液、散瞳及缩瞳眼药水、棉签等。

### （二）工作内容

**1. 就诊管理**　根据患者病情及挂号先后次序进行分诊。急诊患者应随到随诊，如电光性眼炎、化学烧伤、眼球穿通伤、异物伤患者等。

**2. 协助检查**　就诊前做好视力检查和眼压测量，遵医嘱给患者滴散瞳眼药。对双眼视力低下行动障碍者应给予护理照顾，检查时护士应站在患者一侧，引导前行，并协助其上诊查椅或检查床，配合医师进行检查。

**3. 健康教育**　利用板报、电视、宣传画册等形式，宣传常见眼病防治知识。

**4. 护理指导**　根据患者的具体情况，运用护理知识，给予生活、用药、预防等方面的护理指导，需要时预约登记复诊时间。

## 二、眼科暗室管理

暗室是眼科必备的特殊检查环境，眼部许多检查要在暗室进行，室内有许多精密检查仪器，应加强暗室护理管理。

### （一）环境与物品

1. 暗室内地面应不反光、不打滑，墙壁为深灰色或墨绿色，窗户应设置遮光窗帘，以保证室内黑暗状态，利于眼科细微观察。

2. 保持暗室清洁　定期清扫、消毒，注意通风、换气与防潮，以免损坏室内仪器。

3. 合理放置仪器　暗室常设仪器有裂隙灯显微镜、检眼镜、验光仪、镜片箱等，应合理安放，以利于检查操作和患者安全。

### （二）工作内容

1. 建立仪器使用规程，保养严格按规程操作，镜头、镜片等光学仪器配件，可用擦镜纸或95%乙醚轻拭污渍。

2. 暗室环境特殊，应给予患者护理指导和帮助，以避免发生意外。

3. 每天下班前，应把暗室内各种检查仪器恢复到原位，切断电源，加盖防尘罩，并关好水电、门窗等。

## 三、眼科病房管理

眼科病房是术后患者恢复的重要场所，护士应做好病房的管理。

**（一）环境与物品**

1. 保持病房整洁、安静、空气流通，做到四轻（走路轻、关门轻、操作轻、说话轻）。室内禁止吸烟。

2. 创造安全的病区环境，病房用防滑地板，拖地时要拧干拖把，并立即擦干。病区内布局合理，简化走廊墙壁上的各种设施，不可摆放任何障碍物，照明充分，以免碰撞。室内物品摆放遵循方便安全的原则，放置位置固定。卫生间内应设扶手，放防滑垫，以防患者摔倒。针对老年患者视力较差者，嘱其有需要时按呼叫器，由护士给予帮助。病床加护栏，防止老年人和儿童坠床。到暗室做检查时，要搀扶患者，避免撞伤。

**（二）工作内容**

1. 做好入院介绍，包括病房环境、住院制度等，嘱其贵重物品妥善放置，遵守作息制度，保证午休及夜间睡眠时间。

2. 定期巡视病房，及时发现患者因视力不佳引起的危险因素。对视力较差的患者给予生活照顾，行走要有人搀扶或教会患者使用拐杖。

3. 加强安全教育，避免意外发生。告知术后或卧床时间过长的患者起床时动作应缓慢。遵循三个3min原则：即醒来不要立即站立，先在床上躺3min，再在床边坐3min后再站立3min才能行走，以免发生体位性低血压。视力障碍、视野缺损的患者外出时要征得医生同意，不得擅自单独外出。床尾柄及时归位，以免患者碰撞而跌倒。

4 患者手术前后、出院时，对患者或家属进行健康指导，嘱其定期来院复查。

# 第五节　盲与低视力患者的康复护理

盲和低视力是世界范围内的严重的公共卫生、社会和经济问题。2010年WHO公布的最新数据，中国视力损伤者人数7551万人，其中低视力人数为6726万人，盲人为825万人。盲和低视力的患病率随年龄增加明显增加，女性比男性高，农村地区比城市高。各地在调查中发现，半数以上盲和低视力是可以康复的。

## 一、病因

**1. 白内障**　目前我国盲的主要原因依次为白内障、角膜病、青光眼、视网膜脉络膜病、先天性和遗传性眼病、视神经病、屈光不正和弱视、眼外伤。其中白内障是我国主要致盲性疾病，约占致盲性眼病的46.1%。一般认为白内障不能预防，但通过手术可将大多数盲人恢复到接近正常视力。

**2. 青光眼**　虽然"视觉2020"行动没有将青光眼列入防治重点，但青光眼是我国主要致盲眼病之一。青光眼引起的视功能损伤是不可逆的，后果极为严重。只有早发现，合理治疗，绝大多数患者可终生保持有用的视功能。

**3. 角膜病**　各种角膜病引起角膜混浊也是我国致盲的主要原因，其中以感染所致的角膜炎症为多见。

**4. 沙眼**　对于沙眼防治，"视觉2020"行动已制订"SAFE"（即手术、抗生素、清洁脸部和改善环境）的防治策略，只要加强防治，沙眼是可以控制的。

**5. 儿童盲**　儿童盲是"视觉2020"行动提出的防治重点。主要由维生素A缺乏、麻疹、新生儿结膜炎、先天性或遗传性眼病和早产儿视网膜病变引起。通过孕期保健、优生优育和加强眼病的防治，可以减少儿童盲的发生。

**6. 屈光不正和低视力**　WHO估计目前有3500万人需要屈光不正和低视力保健服务。"视觉2020"行动将通过初级保健服务、学校中视力普查和提供低价格的眼镜，努力向大多数人提供能负担得起的屈光服务和矫正眼镜。

**7. 糖尿病性视网膜病变**　由于糖尿病发病率的上升，糖尿病性视网膜病的发病率也越来越高，已成为致盲的重要眼病。

**知识链接**

> **"视觉2020，享有看见的权利"行动**
>
> 为了在2020年全球根治可避免盲，世界卫生组织（WHO）及一些国际非政府组织于1999年2月联合发起"视觉2020，享有看见的权利"行动，这次行动将通过加强现有的眼保健设施和机构；采用适当和能负担得起的技术；动员和开发资源进行防治盲。已确定白内障、沙眼、河盲、儿童盲、屈光不正和低视力等五个方面作为行动的重点。该行动的实施，已经在防治眼病中发挥了积极的作用。

## 二、康复护理

**1. 一般护理**　指导患者学会日常生活技巧，协助患者生活护理，使患者生活物品固定摆放，取放方便，注意安全，避免滑倒、碰伤等意外发生。

**2. 康复护理**

（1）低视力康复训练方法　指导和协助患者依据屈光度、放大率、视野等选择合适的助视器，向患者讲解助视器的使用方法及注意事项，最大程度提高残存视力。助视器可分为光学助视器和非光学助视器。光学助视器可分为远用和近用两种类型，远用助视器较常用的是望远镜，可以使低视力患者看清远、中距离目标；近用助视器常用的有立式放大镜、手持放大镜、眼镜式助视器、双合透镜放大镜、电子助视器等。非光学助视器包括大号字的印刷品、改善照明、阅读用的支架、有声读物等。

（2）提高视觉对比敏感度和减少眩光　戴琥珀色或黄色的滤光镜有助于改善对比敏感度，戴浅灰色的滤光镜可减少光的强度。

**3. 心理护理**　耐心向患者说明病情及治疗情况，消除其心理障碍，使之配合治疗护理，坚持进行低视力康复训练，树立生活自信心。

**4. 健康教育**　向患者讲解低视力和盲的知识，鼓励患者开发残余视力，阐明低视力患者经过恰当的助视训练和辅以助视器械，提高自理能力。

# 第六节　儿童眼及视力保健

大部分的外界信息是通过眼传入大脑的，视功能的好坏直接影响儿童的智力和体能发育，视力发育的关键期从学龄前婴幼儿期开始，因此视力保护要从学龄前儿童抓起。通过眼保健宣传教育、视力评估和相关眼病的筛查，早期发现影响儿童视力发育的眼病，及早矫治或及时转诊，以预防儿童可控制性眼病的发生发展，保护和促进儿童视功能的正常发育。

## 一、保健时间

1. 健康儿童应当在出生后 28～30 天进行首次眼病筛查，分别在 3、6、12 月龄和 2、3、4、5、6 岁健康检查的同时进行阶段性眼病筛查和视力检查。

2. 具有眼病高危因素的新生儿，应当在出生后尽早由眼科医师进行检查。新生儿眼病的高危因素包括：

（1）新生儿重症监护病房住院超过 7 天并有连续吸氧（高浓度）史。

（2）临床上存在遗传性眼病家族史或怀疑有与眼病有关的综合征，例如先天性白内障、先天性青光眼、视网膜母细胞瘤、先天性小眼球、眼球震颤等。

（3）巨细胞病毒、风疹病毒、疱疹病毒、梅毒或毒浆体原虫（弓形体）等引起宫内感染。

（4）颅面形态畸形、大面积颜面血管瘤，或者哭闹时眼球外凸。

（5）出生难产、器械助产。

（6）眼部持续流泪、有大量分泌物。

3. 出生体重 <2000g 的早产儿和出生低体重儿，应当在出生后 4～6 周或矫正胎龄 32 周，由眼科医师进行首次眼底病变筛查。

## 二、检查内容和方法

**1. 内容**　儿童健康检查时应当对 0～6 岁儿童进行眼外观检查，对 4 岁及以上儿童增加视力检查。有条件的地区可增加与儿童年龄相应的其他眼部疾病筛查和视力评估：满月访视时进行光照反应检查，以发现眼部结构异常；3 月龄婴儿进行瞬目反射检查和红球试验，以评估婴儿的近距离视力和注视能力；6 月龄婴儿进行视物行为观察和眼位检查（角膜映光加遮盖试验），1～3 岁儿童进行眼球运动检查，以评估儿童有无视力障碍和眼位异常。

**2. 方法**

（1）眼外观　观察眼睑有无缺损、炎症、肿物，眼睫毛有无内翻，两眼大小是否对称；结膜有无充血，结膜囊有无分泌物，持续溢泪；角膜是否透明呈圆形；瞳孔是否居中、形圆、两眼对称、黑色外观。

（2）光照反应　检查者将手电灯快速移至婴儿眼前照亮瞳孔区，重复多次，两眼分别进行。婴儿出现反射性闭目动作为正常。

（3）瞬目反射　受检者取顺光方向，检查者以手或大物体在受检者眼前快速移动，不接触到受检者。婴儿立刻出现反射性防御性的眨眼动作为正常。如 3 月龄未能完成，6 月龄继续此项检查。

（4）红球试验　用直径 5cm 左右色彩鲜艳的红球在婴儿眼前 20～33cm 距离缓慢移

动，可以重复检查 2~3 次。婴儿出现短暂寻找或追随注视红球的表现为正常。如 3 月龄未能完成，6 月龄继续此项检查。

（5）眼位检查（角膜映光加遮盖试验）　将手电灯放至儿童眼正前方 33cm 处，吸引儿童注视光源；用遮眼板分别遮盖儿童的左、右眼，观察眼球有无水平或上下的移动。正常儿童两眼注视光源时，瞳孔中心各有一反光点，分别遮盖左右眼时没有明显的眼球移动。

（6）眼球运动　自儿童正前方，分别向上、下、左、右慢速移动手电灯。正常儿童两眼注视光源时，两眼能够同时同方向平稳移动，反光点保持在两眼瞳孔中央。

（7）视物行为观察　询问家长儿童在视物时是否有异常的行为表现，例如不会与家人对视或对外界反应差，对前方障碍避让迟缓，暗处行走困难，视物明显歪头或距离近，畏光或眯眼、眼球震颤等。

（8）视力检查　采用国际标准视力表或对数视力表检查儿童视力，检测距离 5m，视力表照度为 500Lux，视力表 1.0 行高度为受检者眼睛高度。检查时，一眼遮挡，但勿压迫眼球，按照先右后左顺序，单眼进行检查。自上而下辨认视标，直到不能辨认的一行时为止，其前一行即可记录为被检者的视力。对 4 岁视力≤0.6、5 岁及以上视力≤0.8 的视力低常儿童，或两眼视力相差两行及以上的儿童，都应当在 2 周~1 个月复查一次。

## 三、眼及视力保健指导

**1. 早期发现，及时就诊**　识别儿童常见眼部疾病，儿童若出现眼红、畏光、流泪、分泌物多、瞳孔区发白、眼位偏斜或歪头视物、眼球震颤、不能追视、视物距离过近或眯眼、暗处行走困难等异常情况，应当及时到医院检查。儿童应当定期接受眼病筛查和视力评估。

**2. 注意用眼卫生**

（1）培养良好的用眼卫生习惯，包括培养正确的看书、写字姿势，正确的握笔方法，在良好的照明环境下读书、游戏。

（2）儿童持续近距离注视时间每次不宜超过 30min，操作各种电子视频产品时间每次不宜超过 20min，每天累计时间建议不超过 1h。2 岁以下儿童尽量避免操作各种电子视频产品。眼睛与各种电子产品荧光屏的距离一般为屏面对角线的 5~7 倍，屏面略低于眼高。

（3）屈光不正儿童要到具有相应资质的医疗机构或眼镜验配机构进行正规散瞳验光，调整眼镜屈光度，不要使用劣质及不合格眼镜。

（4）不要盲目使用眼保健产品，要在专业医师指导下合理、适度使用。

（5）合理营养，平衡膳食。经常到户外活动，每天不少于 2h。

**3. 防止眼外伤**

（1）儿童应当远离烟花爆竹、锐利器械、有害物质，不在具有危险的场所活动，防范宠物对眼的伤害。

（2）儿童活动场所不要放置锐利器械、强酸强碱等有害物品，注意玩具的安全性。

（3）儿童眼进异物，或眼球扎伤、撞伤，要及时到设有眼科的医疗机构就诊。

**4. 预防传染性眼病**

（1）教育和督促儿童经常洗手，不揉眼。

（2）不要带领患有传染性眼病的儿童到人群聚集的场所活动。

（3）社区或托幼机构应当注意隔离患有传染性眼病的儿童，防止疾病传播蔓延。

## 四、转诊

出现以下情况之一者，应当及时转诊至上级妇幼保健机构或其他医疗机构的相关专科门诊进一步诊治。

1. 具有眼病高危因素的新生儿和出生体重 <2000g 的早产儿和出生低体重儿。

2. 眼睑、结膜、角膜和瞳孔等检查发现可疑结构异常。

3. 检查配合的婴儿经反复检测均不能引出光照反应及瞬目反射。

4. 注视和跟随试验检查异常。

5. 具有任何一种视物行为异常的表现。

6. 眼位检查和眼球运动检查发现眼位偏斜或运动不协调。

7. 复查后视力，4 岁儿童≤0.6、5 岁及以上儿童≤0.8，或两眼视力相差两行及以上。

# 第七节　眼科常用护理技能操作

## 一、视力检查

### （一）远视力检查

**1. 目的**　评估视网膜黄斑中心凹处的视觉敏锐度，常用于协助眼病诊断以及预后的判断。

**2. 用物准备**　标准对数视力表、遮眼板、视力棒、平面反射镜、眼科小手电筒。

**3. 操作步骤**

（1）着装整齐、核对患者姓名。告知操作目的和注意事项，以取得患者配合。

（2）被检查者距视力表 5m，如空间小于 5m，可使用平面反光镜，距离 2.5m。

（3）视力表 1.0 行的视标与被检查者眼睛等高。

（4）在照明充足下，由上向下指示视标，嘱被检查者在 5s 内说出或用手势表示该视标的缺口方向。检出被检者的最佳辨认行，此行即为该眼的远视力。如 0.3 行有 2 个视标不能辨认，可记录为 $0.3^{-2}$，如 0.3 行下一行仅能辨出 2 个视标，可记录为 $0.3^{+2}$。戴镜者应记录裸眼视力及戴镜的屈光度和矫正视力。

（5）如果在 5m 处不能认出最大的视标（0.1），则嘱患者逐步走近视力表直到能辨识视标为止，再根据换算公式 $V = d/D \times 0.1$ 进行换算。V 为实际视力，d 为看见 0.1 视标的实际距离，D 为正常距离（5m），例如在 3m 处看见，则其实际视力应为 $V = 3m/5m \times 0.1 = 0.06$。

（6）如走到距离视力表1m处仍不能辨认最大视标的缺口方向，则改查指数，即被检查者背光，检查距离从1m处开始，逐渐移近，辨认检查者伸出手指的数目，并记下该距离，如"指数/30 cm"或"FC/30 cm"。

（7）如指数在5 cm处仍不能辨认，则改查手动，即检查者在患者眼前1m处开始逐渐移近，并缓慢摆动手掌，嘱患者辨认检查者的手是否摆动，并记录该距离，如"手动/30cm"或"HM/30cm"。

（8）如果眼前手动仍不能辨认，则检查光感。在暗室中用手电照亮患者受试眼，检测患者是否能感觉眼前光亮，记录为光感（LP）或无光感（NLP）。

（9）对于有光感者应进行光定位检查：被检眼固视正前方，通常在距离眼1m处检测被检眼9个方位（左上、左中、左下、中上、正中、中下、右上、右中、右下），能正确辨认光源记为"＋"，不能正确辨认光源记为"－"。如被检眼右眼颞侧视野缺损，则记录为：右眼：

| － | ＋ | ＋ |
|---|---|---|
| － | ＋ | ＋ |
| － | ＋ | ＋ |

**4. 注意事项**　①视力表光线照明必须充足。②遮眼板不能压迫眼球。③检查的顺序一般为先右眼后左眼；先健眼后患眼；先测裸眼视力，再测矫正视力。④检查视力时身体不能前倾或眯眼，以免影响检查结果。⑤传染性眼病患者检查视力时须做好消毒隔离工作，避免发生交叉感染。⑥婴幼儿可采用幼儿视力表或简单图形及跟随反射来检查判断。

**（二）近视力检查**

**1. 目的**　评估近阅读能力及晶状体调节功能，常用于协助选择合适的镜片。

**2. 用物准备**　标准近视力表或Jaeger近视力表、遮眼板、指示杆。

**3. 操作步骤**

（1）着装整齐、核对患者姓名。告知近视力检查的目的和注意事项，以取得患者配合。

（2）被检查者取坐位，手持近视力表。

（3）被检查者眼距标准近视力表或Jaeger近视力表30cm。由上向下指示视标，嘱被检查者在5s内说出或用手势表示该视标的缺口方向。记录同远视力。

（4）如不能看清最大字符，可移近距离检查，但需同时记录实际距离。记录时以厘米为单位，如1.0/10cm。

**4. 注意事项**　参考远视力检查。

## 二、滴眼药水法

**（一）目的**
预防、治疗眼部疾病或散瞳、缩瞳及眼表麻醉。

**（二）用物准备**
治疗盘、眼药水、棉签。

**（三）操作步骤**

1. 着装整齐、评估患者病情及眼部情况、药物过敏史。告知操作目的和药物不良反应，以取得患者配合。

2. 洗手，核对患者姓名、眼别、用法、药名、检查药物浓度、性状和有效期。

3. 协助患者取坐位或卧位，头后仰，用棉签擦去患眼分泌物。

4. 用示指或棉签拉开下眼睑，嘱患者眼睛向上方看，充分暴露下穹窿部结膜，先废弃1~2滴眼药水，再将眼药水滴入结膜囊1~2滴，轻提起患者上眼睑盖住下眼睑，棉签拭去外溢药水，按压泪囊1~2min。

5. 整理用物，做好健康宣教，洗手、记录。

**（四）注意事项**

1. 眼药应一人一药，专眼专用。新开启时，注明开瓶时间，超过一个月应丢弃。滴药时，先健眼后患眼，瓶口距眼睑1~2cm，勿触及睑缘、睫毛和手指，以免污染。

2. 滴药时勿压迫眼球，特别是对角膜溃疡和角膜有伤口的患者。药液应滴入结膜下穹窿部，勿直接滴在角膜上，避免患者受到刺激眨眼使药液流出眼外。

3. 散瞳药如阿托品、托吡卡胺等，滴后应压迫泪囊2~3min，以免药液经泪道进入鼻腔黏膜吸收，引起中毒反应。

4. 混悬液的眼药水如地塞米松眼液使用前应充分摇匀。

5. 同时滴数种眼药水时，先滴刺激性弱的药物，再滴刺激性强的药物，各药物间隔5~10min；需同时使用眼药水和眼药膏时，先滴眼药水后涂眼膏。

## 三、涂眼药膏法

**（一）目的**
治疗眼部疾病、保护角膜或润滑等作用。

**（二）用物准备**
治疗盘、眼药膏、棉签、治疗执行单、快速手消毒剂。

**（三）操作步骤**

1. 着装整齐、评估患者病情及眼部情况、药物过敏史。告知操作的目的和药物不良反应，以取得患者配合。

2. 洗手，核对患者姓名、眼别、用法、药名。

3. 协助患者取坐位或卧位，头后仰，用棉签擦去患眼分泌物。

4. 用左手示指或棉签拉开下眼睑，嘱患者眼睛向外上方看，充分暴露下穹窿部结膜，挤去一小段后，将眼药膏挤入结膜囊内，轻提起上眼睑盖住下眼睑，患者闭眼，转动眼球，棉签拭去外溢药膏。

5. 整理用物，做好健康宣教，洗手、记录。

**（四）注意事项**

1. 涂管装眼药膏时，管口勿触及睫毛及睑缘，以免污染。

2. 挤眼药膏时，勿用力过猛，特别是凝胶类的眼药膏，避免浪费。

3. 眼药膏作用时间长，适宜在睡前使用。

## 四、结膜囊冲洗法

### （一）目的

清除结膜囊内的异物、脓性分泌物和酸碱化学性物质或眼科术前准备。

### （二）用物准备

冲洗用吊瓶或洗眼壶、受水器、治疗巾、棉签、纱布、冲洗液。

### （三）操作步骤

1. 着装整齐、评估患者病情及眼部情况、药物过敏史。告知操作目的和药物不良反应，以取得患者配合。

2. 洗手，核对患者姓名、眼别、冲洗液类别。

3. 协助患者取坐位或卧位，头偏向患侧，用棉签擦去患眼分泌物，颌下垫治疗巾，受水器紧贴患眼颊部或颞侧。

4. 先冲洗眼睑皮肤，待患者适应后，分开上下睑，充分暴露结膜囊，冲洗上穹窿部须翻转眼睑，嘱患者往下看，冲洗下穹窿部时，嘱患者向上看，同时眼球向上、下、左、右各个方向转动，充分冲洗。

5. 用纱布拭净面部水滴。

6. 整理用物，将受水器冲洗干净后消毒备用。

### （四）注意事项

1. 冲洗压力不宜过大，洗眼壶距眼 3～5cm，不可触及眼睑及眼球。

2. 冲洗液不可直接冲于角膜上，也不可进入健眼。

3. 有眼球穿通伤及较深角膜溃疡者禁忌冲洗。

4. 化学烧伤冲洗应充分暴露上下穹窿部，反复冲洗，防止化学物质残留。

5. 如有大块异物不易冲去，可用棉签擦去，冲洗液要足够，冲洗时间不少于15min。

6. 冲洗液应保持适宜的温度，一般在 32～37℃为宜。

7. 受水器注意紧贴患眼颊部或颞侧，以免浸湿患者衣服。

## 五、泪道冲洗法

### （一）目的

检查泪道有无狭窄或阻塞、治疗慢性泪囊炎或眼科术前准备。

### （二）用物准备

治疗盘、一次性注射器、泪道冲洗针头、冲洗液、泪点扩张器、表面麻醉剂、棉签、抗生素滴眼液，必要时备泪道探针。

### （三）操作步骤

1. 着装整齐、评估患者病情及眼部情况。告知操作目的和注意事项，以取得患者配合。

2. 洗手，核对患者姓名、眼别。

3. 协助患者取坐位或仰卧位，头偏向患侧，压迫泪囊区将其中的分泌物挤出，并用棉签拭去，滴表麻药作用于泪小点3min。

4. 左手向外下方轻轻牵拉下眼睑，暴露下泪小点，右手持注射器，将泪道冲洗针头垂直插入下泪小点 1～2mm，再沿泪小管走行水平方向推入 5～6mm，缓慢注入冲洗液 2～3ml。询问患者有无液体流入口咽部，观察有无液体或脓液返流。

5. 擦净眼睑及周围皮肤，滴抗生素滴眼液。

6. 整理用物，做好健康宣教，洗手、记录。

7. 泪道阻塞部位的判断：

（1）冲洗无阻力，液体顺利流入鼻腔或咽部，提示泪道通畅。

（2）冲洗液完全从注入原路返回，提示泪小管阻塞。

（3）冲洗液自下泪小点注入，由上泪小点返流，提示为泪总管、泪囊或鼻泪管阻塞。

（4）冲洗有阻力，部分自泪小点返回，部分流入鼻腔，提示为鼻泪管狭窄。

（5）冲洗液自上泪小点返流，同时有黏液脓性分泌物，提示为鼻泪管阻塞合并慢性泪囊炎。

**（四）注意事项**

1. 动作要轻柔，以免损伤角膜及结膜。

2. 泪小点狭窄冲洗针头不能进针时，可先用泪点扩张器扩张泪小点再进行冲洗。

3. 进针如有阻力，不可强行推进，以免损伤造成假道。

4. 短时间内勿反复冲洗，避免黏膜损伤或粘连引起泪小管阻塞。

5. 急性泪囊炎患者禁止泪道冲洗。

## 六、结膜下注射法

**（一）目的**

提高药物在眼内的浓度，延长药物时间，常用于治疗眼前段疾病或营养眼前段的作用。

**（二）用物准备**

治疗盘、无菌纱布、胶布、抗生素眼膏、1ml 或 2ml 注射器、注射药物、表面麻醉剂、棉签。

**（三）操作步骤**

1. 着装整齐、评估患者病情及眼部情况。告知操作目的和注意事项，以取得患者配合。

2. 洗手，核对患者姓名、眼别、医嘱、药物名称及剂量。

3. 协助患者取坐位或仰卧位，点表面麻醉剂 2 次，间隔 3～5min。

4. 左手示指和拇指分开眼睑，嘱患者眼球注视进针方位的相反方向，右手持注射器，针头与角膜缘方向平行，避开血管刺入结膜下，缓慢注药，见鱼泡状隆起，观察有无出血，涂抗生素眼膏，包扎患眼。

5. 整理用物，做好健康宣教，洗手、记录。

**（四）注意事项**

1. 注射时，针头斜面向上，刺入的方向应指向穹窿部，远离角膜，以防刺伤角膜。

2. 进针时要避开血管，注射后如有出血，可用棉签压迫。

3. 如多次注射，须更换注射部位，以免形成瘢痕。

4. 散瞳类药物遵医嘱选择注射方位，以利瞳孔散开，并注意观察患者的全身情况。

5. 结膜有明显感染、出血倾向者，以及眼球有穿通伤口未缝合者不宜进行结膜下注射。

6. 刺激性强的药物不宜结膜下注射，以免造成局部坏死。

## 七、剪眼睫毛法

### （一）目的

用于眼科手术前准备，暴露手术部位，使术野清洁，便于手术者操作及消毒。

### （二）用物准备

弯剪刀、眼药膏或凡士林、无菌棉签、消毒棉球和眼垫。

### （三）操作步骤

1. 着装整齐、评估患者病情、眼部情况。告知操作目的和注意事项，以取得患者配合。

2. 洗手，核对患者姓名、医嘱、眼别。

3. 协助患者取坐位或仰卧位，涂眼药膏或凡士林膏于剪刀两侧，以便粘住剪下的睫毛，剪上睑睫毛时嘱患者向下看，手指压住上睑皮肤，使睑缘稍外翻，剪下睑睫毛时嘱患者向上看，手指压住下睑皮肤，使下睑轻度外翻，检查结膜囊内有无睫毛落入。

4. 整理用物，做好健康宣教，剪刀消毒备用，洗手、记录。

### （四）注意事项

1. 剪睫毛前与患者沟通好，取得理解配合。

2. 在剪睫毛过程中，叮嘱患者眼球不要转动，防止伤及角膜和睑缘皮肤。

3. 皮肤松弛的老年患者，剪睫毛时应绷紧眼睑皮肤，以免造成损伤，延误手术。

4. 如有睫毛落入结膜囊内，应立即用湿棉签拭出或用生理盐水冲洗干净。

## 八、眼部加压包扎法

### （一）目的

保护患眼，使患眼充分休息；术后保持眼部清洁，避免感染；局部加压包扎，可止血；促进术后浅前房患者的前房形成；预防角膜溃疡穿孔。

### （二）用物准备

眼科用绷带、无菌纱布、眼垫、胶布、眼药膏、消毒棉签。

### （三）操作步骤

1. 着装整齐、评估患者病情及眼部情况。告知操作目的和注意事项，以取得患者配合。

2. 洗手，核对患者姓名、眼别，包扎方式，协助患者摆体位，取坐位。

（1）单眼绷带包扎　在健眼眉中心处置一条长约20cm绷带纱条，绷带头端向健眼，经耳上方绕头 2 周后再经患眼由上而下斜向患侧耳下，绕过枕骨至额部，再如上述绕眼数周，最后将绷带绕头 1～2 周后用胶布固定，眉中心处绷带纱条结扎。

（2）双眼绷带包扎　绷带以"8"字形包扎双眼，绷带头端从右侧或左侧耳上开始，在前额绕一圈后，经前额向下包右眼，由右耳下方向后经枕骨绕至左耳上方，经前额至右耳上方，向后经枕骨下方至左耳下方，向上包扎左眼，如此重复斜绕数次，最后在前额水平固定。

3. 整理用物，做好健康宣教。

**（四）注意事项**

1. 包扎时注意询问患者的感受，不可过松或过紧，切勿压迫耳廓和鼻孔。

2. 绷带末端必须固定在前额部，避免患者仰卧或侧卧时引起不适或摩擦造成绷带松脱。

3. 患者眼部加压包扎期间，加强巡视，发现绷带松脱及时处理。

## 九、眼部热敷法

**（一）目的**

利用热能，促进局部血液循环，使炎症消散，并利于药物吸收，增强药效。

**（二）用物准备**

保温杯或保温瓶、热水袋、纱布、毛巾、凡士林软膏。

**（三）操作步骤**

1. 着装整齐、评估患者病情及眼部情况。告知操作目的和注意事项，以取得患者配合。

2. 洗手，核对患者姓名、眼别、热敷方式。

3. 协助患者摆体位，坐位或仰卧位。

（1）蒸汽热敷法　将保温杯或保温瓶装上开水，打开杯或瓶盖，嘱患者闭眼靠近。温度以眼部距杯或瓶口的距离来调整，以患者能耐受为度。每次 10～20min，每日 3 次。

（2）湿性热敷法　嘱患者闭上眼睛，先在患眼部涂上凡士林，再用消毒的湿热纱布拧干盖在患处，温度以患者能耐受为宜，每 3～5min 更换一次，每次更换 3～5 遍，每日 2～3 次。

（3）干性热敷法　用装有 2/3 水的小热水袋，外裹毛巾或多层纱布，直接敷于患眼，温度在 40℃左右，每次 15～20min，每日 3 次。

4. 整理用物，做好健康宣教，洗手，记录。

**（四）注意事项**

控制好温度，温度以患者能耐受为宜，避免烫伤，过低达不到热敷效果。

# 目标检测

1. 简述眼科患者的评估要点。
2. 简述视力检查的步骤与记录。
3. 简述眼科术晨的护理要点。
4. 简述眼科术后的术眼观察要点。
5. 简述我国盲的主要原因。
6. 简述儿童眼保健的流程。
7. 简述滴眼药的注意事项。
8. 简述泪道冲洗的意义。

（韩　樱　王珊珊）

# 第二章 | 眼科患者的护理

## 第一节　眼睑病患者的护理

**要点导航**

**知识目标**

1. 掌握睑腺炎、睑板腺囊肿、睑内翻、睑外翻患者的护理评估、护理问题及护理措施。

2. 熟悉睑腺炎、睑板腺囊肿、睑内翻、睑外翻患者的治疗要点和健康指导。

3. 了解眼睑疾病的病因、发病机制及专科新进展。

**技能目标**

1. 熟练运用护理程序对睑腺炎、睑板腺囊肿、睑内翻、睑外翻患者进行护理评估，明确护理问题。

2. 学会对睑腺炎、睑板腺囊肿、睑内翻、睑外翻患者实施正确的护理措施，并能结合患者情况实施健康教育。

**素质目标**

1. 理解眼睑病患者的心理特点，并在护理关怀中体现。

2. 具有互相帮助、团结协作的团队精神。

眼睑呈帘状结构，分上睑和下睑，位于体表，易受微生物、风尘等的侵袭发生炎症反应，影响容貌。眼睑覆盖于眼球表面，许多眼睑病的发生，与眼睑开闭功能或眼球位置关系失常有关。眼睑常见的疾病主要有炎症（包括睑腺炎、睑板腺囊肿）、位置和功能异常（包括睑内翻与倒睫、睑外翻）及肿瘤三大类。

眼睑组织学上由外向内分5层：皮肤层、皮下组织层、肌层、睑板层和结膜层。皮肤和黏膜的交汇处是睑缘，睑缘有前唇和后唇，前唇有睫毛，后唇有睑板腺开口。上下睑缘之间的裂隙称睑裂，正常平视时，睑裂之间距离约8mm。

### 一、睑腺炎患者的护理

患者男性，15岁，2天前发现左眼上眼睑长出一个红色黄豆粒大小的疙瘩，今天早晨发现疙瘩变大，疼痛明显。初步诊断为：左眼急性睑腺炎。

1. 请列出该患者主要护理问题。
2. 请列出该患者主要护理措施。

---

睑腺炎（hordeolum）是化脓性细菌侵入眼睑腺体而引起的一种急性炎症，又称为麦粒肿。按其感染的腺体不同，可分为内、外睑腺炎。睑板腺感染，称为内睑腺炎；睫毛毛囊或其附属的皮脂腺或变态汗腺感染，称为外睑腺炎。

金黄色葡萄球菌感染是常见的原因：结膜炎、用眼过度、屈光不正、体质虚弱或有糖尿病者等易患本病。

【护理评估】

（一）收集健康史

了解有无糖尿病等慢性病；评估患者眼睑肿痛时间、程度，有无体温升高、寒战，有无挤压或针挑，以及用药史，了解患者用眼卫生情况。

（二）评估身体状况

**1. 症状** 患处常表现为红、肿、热、痛等急性炎症症状，通常水肿越重，疼痛就越重。如并发眼睑蜂窝织炎或败血症，可伴有发热、寒战及头痛等全身中毒症状。

**2. 体征**

（1）外睑腺炎 炎症反应主要位于睑缘的睫毛根处，初起红肿范围较弥散，触痛明显，同侧耳前淋巴结肿大。如果外睑腺炎临近外眦，疼痛加重，可引起反应性球结膜水肿。2～3天后，红肿局限，中央出现黄白色脓点，红肿热痛减轻，之后硬结软化，形成脓肿，破溃于皮肤面。

（2）内睑腺炎 在睑结膜面呈局限性充血、肿胀，2～3天后硬结软化，形成黄色脓点，常破溃于睑结膜面。

**3. 辅助检查** 可进行细菌培养及药物敏感试验，但临床上很少使用。

（三）评估心理社会状况

睑腺炎起病较急，出现红肿疼痛，影响外观，患者较为焦虑。

【护理问题】

**1. 疼痛** 与睑腺炎症有关。

**2. 知识缺乏** 缺乏睑腺炎相关知识。

**3. 潜在并发症** 眼睑蜂窝织炎、海绵窦脓毒血栓、败血症。

【护理措施】

处理原则：局部热敷、超短波理疗、应用抗生素控制感染；若脓肿形成，应切开排脓。

**1. 一般护理**

（1）嘱患者清淡饮食，多食新鲜水果、蔬菜，保持大便通畅。

（2）指导患者早期局部热敷，每日3次，每次15min，有助于炎症消散和疼痛减轻。热敷时要注意温度，避免烫伤。

**2. 用药护理** 遵医嘱滴用抗生素眼药水或涂用眼膏，指导正确使用眼药的方法。

**3. 手术护理**　脓肿形成后，如未溃破或引流排脓不畅者，应切开引流，外睑腺炎应在皮肤面切开，切口与睑缘平行；内睑腺炎则在结膜面切开，切口与睑缘垂直。

**4. 心理护理**　嘱患者保持心情舒畅，解释疾病发展、转归，使患者积极配合治疗。

**5. 病情观察**　观察患者局部病灶的变化，检测体温，局部炎症明显并有全身症状或反复发作者，遵医嘱全身应用抗生素。

**6. 健康教育**

（1）培养良好的卫生习惯，避免用脏手或不洁的手帕揉眼。

（2）脓肿成熟时及时切开排脓，切忌挤压或用针挑，以免细菌进入海绵窦，导致颅内、全身感染等严重并发症。

（3）保持充足睡眠，注意营养，加强锻炼，增强体质。

（4）有睑缘炎、慢性结膜炎或屈光不正者应及时防治或矫正；有糖尿病或其他慢性病时应加以控制。

**【护理评价】**

**1. 患者在近期内是否达到**　①自诉疼痛感减轻，引流排脓后疼痛消失。②无眼睑蜂窝织炎、海绵窦脓毒血栓等并发症发生。③焦虑、恐惧感减轻。

**2. 患者在远期内是否达到**　①了解睑腺炎的防治知识。②积极治疗糖尿病、结膜炎等疾病，以防复发。

## 二、睑板腺囊肿患者的护理

　　患者女性，16岁，3月前发现右眼上睑皮下豆粒大硬结，伴有眼睑异物感、重坠感，无疼痛，无分泌物增加，无视力障碍。初步诊断为：右眼睑板腺囊肿。

　　1. 请列出该患者主要护理问题。

　　2. 请列出该患者主要护理措施。

睑板腺囊肿（chalazion）是睑板腺特发性无菌性慢性肉芽肿性炎症，又称为霰粒肿，是常见的眼睑无菌性炎症。多见于青少年或中年人，多发生于上睑，进展缓慢。

由于慢性结膜炎或睑缘炎的长期刺激，睑板腺分泌过盛或上皮增生，导致睑板腺出口阻塞，腺体的分泌物潴留，对周围组织产生慢性刺激引起。

**【护理评估】**

**（一）收集健康史**

了解患者有无慢性结膜炎、睑缘炎病史；了解发病时间及诊治经过。

**（二）评估身体状况**

**1. 症状**　较小的囊肿可无自觉症状，较大者可有眼睑异物感。若继发感染，临床表现同内睑腺炎。

**2. 体征** 眼睑皮下可触及大小不等、无粘连的无痛性肿块，与肿块相对应的睑结膜面呈紫红色或灰红色病灶。囊肿偶可自结膜面破溃，排出胶样内容物，在睑结膜面形成肉芽组织。

**3. 辅助检查** 对于反复发作或老年人的睑板腺囊肿，应将切除标本送病理检查，以排除睑板腺癌的可能。

**（三）评估心理社会状况**

对于反复发作患者，注意是否情绪低落，对治疗缺乏信心，患者易产生焦虑情绪。

【护理问题】

**1. 舒适改变** 与睑板腺囊肿较大引起的不适、异物感有关。

**2. 知识缺乏** 缺乏睑板腺囊肿相关知识。

**3. 有感染的危险** 与睑板腺囊肿继发感染有关。

【护理措施】

处理原则：小而无症状的睑板腺囊肿无需治疗。睑板腺囊肿大者行手术治疗。

**1. 一般护理**

（1）注意休息，保持睡眠充足，防止过度疲劳。

（2）指导患者清淡饮食，多食新鲜水果、蔬菜，保持大便通畅。

**2. 用药护理** 小而无症状的睑板腺囊肿无需治疗，待其自行吸收；大者可通过热敷，或向囊肿内注射糖皮质激素促其吸收；若继发感染，按内睑腺炎治疗。

**3. 手术护理** 若囊肿不消退，可在结膜面行手术治疗；睑板腺囊肿刮除术护理同外眼手术护理，术后压迫手术部位 10～15min，观察局部有无出血等病情变化。术后涂抗生素眼膏，并用眼垫遮盖。术后次日眼部换药。

**4. 心理护理** 嘱患者保持心情舒畅，解释疾病发展、转归，使患者积极配合治疗。

**5. 病情观察** 注意观察睑板腺囊肿的变化，有无红肿、疼痛等改变，预防并发症的发生。

**6. 健康教育**

（1）平时注意保持眼部清洁，皮脂腺分泌旺盛者要注意眼睑部清洁，清淡饮食，不用脏手或不洁毛巾揉眼。

（2）反复发作者或老年人需注意排除睑板腺癌。

【护理评价】

**1. 患者在近期内是否达到** ①眼部不适感减轻或消失。②睑板腺囊肿得到及时有效处理，无继发感染发生。③焦虑减轻。

**2. 患者在远期内是否达到** ①了解睑板腺囊肿的防治知识。②积极治疗慢性结膜炎、睑缘炎等疾病，以防复发。

### 三、睑内翻与倒睫患者的护理

 **案例** ------------------------------------------------

患儿，5岁，家长发现双眼下睫毛倒向角膜，频繁眨眼，眼睛经常发红，眼部分泌物较多2月。检查发现：双眼下睑缘部向眼球方向内卷，睫毛倒向角膜，刺激角膜，球结膜轻度充血。初步诊断为：双眼睑内翻。

1. 请列出该患者主要护理问题。
2. 请列出该患者主要护理措施。

------------------------------------------------

睑内翻（entropion）是指眼睑，特别是睑缘向眼球方向卷曲的位置异常。当睑内翻达一定程度时，睫毛也倒向眼球。倒睫（trichiasis）是睑缘位置正常，睫毛倒向眼球。睑内翻常与倒睫并存，但也可只有倒睫而没有睑内翻。

**1. 瘢痕性睑内翻**　常因睑结膜与睑板瘢痕性收缩所致。常见于沙眼、眼睑化学伤、白喉性结膜炎等疾病。

**2. 痉挛性睑内翻**　以老年人为多发，多发生于下眼睑。老年性睑内翻是由于下睑缩肌无力、眶隔和下睑皮肤松弛，失去了对眼轮匝肌的牵制作用；再加上眶脂肪减少，眼睑后面缺少足够的支撑所致。也可因炎症刺激引起眼轮匝肌反射性痉挛，导致睑缘向内倒卷形成暂时性的睑内翻，称为急性痉挛性睑内翻。

**3. 先天性睑内翻**　多见于婴幼儿，女性多于男性，大多由于内眦赘皮、睑缘部轮匝肌过度发育或睑板发育不全所引起。婴幼儿较胖，鼻梁发育不饱满，也可引起下睑内翻。

**【护理评估】**

**（一）收集健康史**

了解眼部疾病史、外伤史，了解发病时间及诊治经过等。

**（二）评估身体状况**

**1. 症状**　异物感、畏光、流泪、刺痛、眼睑痉挛、摩擦感等。

**2. 体征**　先天性睑内翻常为双侧，痉挛性和瘢痕性睑内翻多为单侧。睑板，尤其是睑缘部向眼球方向卷曲，刺激结膜、摩擦角膜，若角膜上皮脱落、继发感染，可发展为角膜溃疡。长期不愈合，形成角膜新生血管及角膜瘢痕，引起视力下降。

**3. 辅助检查**　裂隙灯检查，角膜染色检查。

**（三）评估心理社会状况**

眼部刺痛、异物感、畏光、流泪、眼睑痉挛等症状持续存在，患者易产生焦虑心理。

**【护理问题】**

**1. 舒适改变**　与睫毛刺激角膜有关。

**2. 知识缺乏**　缺乏睑内翻与倒睫相关知识。

☞ 考点：舒适改变是睑内翻的主要护理问题。

**3. 潜在并发症** 结膜炎、角膜炎、角膜混浊、角膜瘢痕形成等。

【护理措施】

处理原则：解除睫毛对眼球的摩擦，并用药物治疗结膜炎、角膜炎。

**1. 一般护理** 症状明显但暂无条件进行手术治疗者，可用胶布法或缝线法在眼睑皮肤面牵引，使睑缘向外复位。

**2. 用药护理** 遵医嘱滴用抗生素眼药水或涂用眼膏，预防角膜炎的发生；老年性睑内翻可行肉毒杆菌毒素局部注射；对急性痉挛性睑内翻应积极控制炎症，减少炎症刺激。

**3. 手术护理** 仅有数根倒睫，可用专用镊子连根拔除，或采用睫毛电解法治疗。大量倒睫和睑内翻者，遵医嘱做好手术矫正准备，按外眼手术常规护理。随鼻梁发育，部分先天性睑内翻患者可自行消失；年龄较大或内翻严重的先天性睑内翻患者应考虑手术治疗；老年性睑内翻可切除多余的松弛皮肤和切断部分眼轮匝肌纤维；瘢痕性睑内翻必须手术治疗，可采用睑板楔形切除术或睑板切断术。

**4. 心理护理** 向患者解释眼部不适感的原因，及时缓解患者焦虑情绪。

**5. 病情观察** 注意观察倒睫是否引起角膜损伤，如有眼部刺痛、畏光、流泪等继发感染表现时，及时就医。

**6. 健康教育**

（1）指导患者注意眼部卫生，勿用脏手和毛巾揉擦眼部。

（2）向患者讲解睑内翻与倒睫的危害，注意预防角膜感染的发生。

【护理评价】

**1. 患者在近期内是否达到** ①自诉异物感、畏光、流泪、刺痛感减轻或消失。②无角膜炎症、角膜混浊、角膜瘢痕形成等并发症发生。③焦虑减轻。

**2. 患者在远期内是否达到** ①了解睑内翻与倒睫的防治知识。②积极预防、治疗沙眼等眼部炎症和眼外伤。

知识链接

**眼睑闭合不全**

眼睑闭合不全又称兔眼，指上下眼睑不能完全闭合，导致部分眼球暴露。少数正常人睡眠时，睑裂也有一缝隙，但角膜不会暴露，称为生理性眼睑闭合不全。最常见病因为面神经麻痹后下睑松弛下垂；其次为瘢痕性睑外翻；也见于眼眶容积与眼球大小比例失调如甲状腺相关性眼病、先天性青光眼等引起的眼球突出；全身麻醉或重度昏迷时也可发生暂时性的眼睑闭合不全。眼睑闭合不全导致暴露性角膜炎，首先应治疗原发病，同时应采取有效措施保护角膜。

## 四、睑外翻患者的护理

 **案例** - - - - - - - - - - - - - - - - - - - - - - - - - - - - - - - - - - - - - - -

患者男性，65 岁，眼部皮肤松弛，双眼下眼睑睑缘翻向眼球外侧，伴有流泪症状半年。检查发现双眼下睑外翻，睑缘离开眼球，下方球结膜局部充血、干燥。初步诊断为：双眼睑外翻。

1. 请列出该患者主要护理问题。

2. 请列出该患者主要护理措施。

- - - - - - - - - - - - - - - - - - - - - - - - - - - - - - - - - - - - - - - - - - - - - - - - -

睑外翻（ectropion）是指睑缘向外翻转离开眼球，睑结膜不同程度地暴露在外，常合并睑裂闭合不全。

**1. 瘢痕性睑外翻** 可发生上睑或下睑。由于创伤、烧伤、化学伤、眼睑溃疡或睑部手术等引起眼睑皮肤面瘢痕性收缩所致。

**2. 老年性睑外翻** 仅限于下睑。由于老年人眼轮匝肌功能减弱，眼睑皮肤及外眦韧带松弛所致。

**3. 麻痹性睑外翻** 也仅限于下睑。由于面神经麻痹，眼轮匝肌收缩功能丧失所致。

**【护理评估】**

**（一）收集健康史**

了解有无既往疾病史、手术史，了解发病时间及诊治经过。

**（二）评估身体状况**

**1. 症状** 轻度，溢泪；重者，出现畏光、疼痛、视力减退。

**2. 体征** 轻者，仅有睑缘带着泪点离开泪湖，导致泪溢。重者，还可发现部分或全部睑结膜暴露在外，引起结膜充血、干燥、肥厚及角化，甚至还伴有眼睑闭合不全，引起暴露性角膜炎，甚至角膜溃疡形成，严重危害视力。

**3. 辅助检查** 角膜染色检查。

**（三）评估心理社会状况**

严重影响外观，患者易产生自卑等心理；对手术矫正期望值很高，患者对手术的效果易产生焦虑。

**【护理问题】**

1. **舒适改变** 与睑外翻导致睑结膜暴露有关。

2. **自我形象紊乱** 与睑外翻导致面容受损有关。

3. **知识缺乏** 缺乏睑外翻相关知识。

4. **潜在并发症** 暴露性角膜炎、角结膜干燥症等。

**【护理措施】**

处理原则：根据睑外翻程度选择手术的术式，并用药物预防并发症。

**1. 用药护理** 遵医嘱滴用抗生素眼药水或涂用眼膏，防止角膜炎发生；严重睑外

☞ 考点：
暴露性角膜炎和角结膜干燥症是睑外翻的潜在并发症。

翻患者手术治疗前可涂眼膏、盖眼垫，也可用"湿房"保护角膜，即用透明塑料片或胶片做成锥形空罩，覆盖于眼，周围以眼膏固定密封，利用泪液蒸发保持眼球表面湿润。

**2. 手术护理**　按外眼手术护理常规进行。瘢痕性睑外翻常用游离植皮术；老年性睑外翻可行整形手术（"Z"形皮瓣矫正，或"V-Y"成形术）；麻痹性睑外翻关键在于积极治疗原发病，也可用眼膏、牵拉眼睑保护角膜，或作暂时性睑缘缝合术。

**3. 心理护理**　向患者解释睑外翻的病因及治疗方法，缓解患者自卑及焦虑情绪。

**4. 病情观察**　观察角膜变化，如有眼痛、畏光、流泪等继发感染表现，应及时就医。

**5. 健康教育**

（1）教会患者掌握正确揩拭泪液的方法：用手帕由下睑往上擦拭，不要将下睑向下方牵拉，以免加重病情。

（2）注意安全宣教，积极防治眼外伤。

【护理评价】

**1. 患者在近期内是否达到**　①自觉溢泪、畏光症状减轻或消失。②无暴露性角膜炎、角结膜干燥症等并发症发生。③焦虑减轻。

**2. 患者在远期内是否达到**　①了解睑外翻的防治知识。②能树立自信心正确地对待疾病。

知识链接

**上睑下垂**

　　上睑下垂（ptosis）是指提上睑肌和Müller平滑肌的功能不全或丧失，以致上睑呈现部分或全部下垂状态，即在向前方注视时上睑遮盖角膜上缘超过2mm。轻者仅遮盖部分的角膜；重者遮盖部分或全部瞳孔，为了克服视野缺损，患者需仰首视物，形成一种仰头皱额的特殊姿态。

　　治疗目的是防止视力减退和改善外貌。若是轻度上睑下垂且不影响视力发育，可择期手术改善外观。先天性上睑下垂如果影响视力发育，应早期手术矫正，手术时间最好在6岁以前，以防形成弱视。

# 目标检测

1. 简述内睑腺炎患者的护理评估。
2. 简述外睑腺炎患者的护理措施。
3. 简述睑板腺囊肿患者的护理问题。
4. 简述睑内翻患者的主要护理问题。
5. 简述睑外翻患者的主要护理问题。

## 第二节　泪器病患者的护理

　　泪器在结构和功能上可分为泪液分泌系统和泪液排出系统。泪液分泌系统包括泪腺、副泪腺和结膜杯状细胞等；泪液排出系统包括上下泪小点、上下泪小管、泪总管、泪囊和鼻泪管，其主要功能是引流泪液入鼻腔。鼻泪管下端的开口处有一半月形瓣膜称 Hasner 瓣，有阀门作用。泪液排出到结膜囊后，经眼睑瞬目运动分布于眼球的前表面，并汇聚于内眦处的泪湖，再通过虹吸作用，进入泪囊、鼻泪管到鼻腔，经黏膜吸收。当眼部遭到刺激时，则反射性地分泌大量泪液，以冲洗和稀释有害物质。

　　泪器病是眼科的常见病和多发病，包括泪腺和泪道的炎症、外伤、肿瘤和先天异常等病变。流眼泪是泪器病的主要症状，分为泪溢和流泪。泪液排出受阻，不能流入鼻腔而溢出眼睑之外，称为泪溢；泪液分泌增多，排出系统来不及排走而流出眼睑之外，称为流泪。泪腺疾病相对较少；泪道疾病主要包括泪道阻塞或狭窄和泪囊炎。泪囊炎是泪囊黏膜的卡他性或化脓性炎症。可分为急性泪囊炎、慢性泪囊炎。

### 一、急性泪囊炎患者的护理

　　患者女性，65 岁，5 天前感冒后发现右眼内眦部红肿，疼痛，流泪，伴黄色脓性分泌物，既往流泪病史 2 年。初步诊断为：右眼急性泪囊炎。

　　1. 请列出该患者主要护理问题。

2. 请列出该患者主要护理措施。

---

急性泪囊炎（acute dacryocystitis）是泪囊黏膜的急性卡他性或化脓性炎症。

最常见的致病菌为金黄色葡萄球菌或溶血性链球菌。儿童常为流感嗜血杆菌感染，如不采取快速、有效的治疗，易演变为眼眶蜂窝织炎。大多在慢性泪囊炎的基础上发生，与侵入细菌毒力强或机体抵抗力低有关。新生儿的急性泪囊炎并不多见。

【护理评估】

（一）收集健康史

了解是否有慢性泪囊炎病史，了解发病时间及诊治经过。

（二）评估身体状况

**1. 症状** 泪溢，泪囊区红肿、疼痛、有脓性分泌物。严重时可伴畏寒、发热等全身症状。

**2. 体征** 泪囊区皮肤红肿，局部压痛明显，严重时可波及眼睑、鼻根及面颊部，甚至引起眼眶蜂窝织炎。眼睑肿胀，结膜充血、水肿，颌下淋巴结及耳前淋巴结肿大。数日后脓肿形成，可自行穿破皮肤，脓液排出后炎症减轻，或形成泪囊瘘管，经久不愈。感染可逆泪道而上，导致角膜、结膜感染。

**3. 辅助检查** 血常规，泪道分泌物做细菌培养和药物敏感试验。

（三）评估心理社会状况

由于起病急，症状重，严重影响患者的舒适度及外观，易产生焦虑心理。

【护理问题】

**1. 疼痛** 与泪囊区急性炎症有关。

**2. 知识缺乏** 缺乏急性泪囊炎的防治知识。

**3. 潜在并发症** 结膜炎、角膜炎、眼眶蜂窝织炎。

【护理措施】

处理原则：热敷、抗生素控制感染；脓肿形成后应切开排脓。

**1. 一般护理**

（1）炎症初期，尚未成脓时，行湿热敷，每日 3~4 次。

（2）宜清淡饮食，忌食辛辣等刺激性食物，以防病情加重。

**2. 用药护理** 局部热敷和理疗，遵医嘱滴用抗生素眼药水或涂用眼膏，病情严重时，全身应用抗生素。

**3. 手术护理** 如炎症未能控制，脓肿形成，则应切开排脓或用注射器抽取脓液，待脓液排尽后，向脓腔里注入抗生素并放置橡皮引流条，注意不挤压患处。待炎症完全消退后按慢性泪囊炎处理；有瘘管时必须切除。在急性炎症期，切忌泪道冲洗或泪道探通，以免感染扩散。

**4. 心理护理** 嘱患者保持心情舒畅，解释疾病发展、转归，使患者积极配合治疗。

☞ 考点：
在急性炎症期，切忌泪道冲洗或泪道探通，以免感染扩散。

**5. 病情观察** 观察患者局部病灶的变化，监测体温，局部炎症明显并有全身症状者，遵医嘱全身应用抗生素。

**6. 健康教育**

（1）讲解泪囊炎的防治知识及挤压泪囊区的危险性，有慢性泪囊炎者，待急性炎症控制后，积极治疗慢性泪囊炎，防止急性发作。

（2）养成良好的卫生习惯，勿用手或脏物揉擦眼部。

**【护理评价】**

**1. 患者在近期内是否达到** ①自觉泪囊区红肿、疼痛消失。②无眼眶蜂窝织炎等并发症。③焦虑减轻。

**2. 患者在远期内是否达到** ①了解急性泪囊炎的防治知识。②积极治疗慢性泪囊炎，增强抵抗力，防止急性发作。

## 二、慢性泪囊炎患者的护理

 - - - - - - - - - - - - - - - - - - - - - - - - - - - - - - - - - - - - - -

患者女性，61岁，近期发现左眼不自主流泪，外出时加重。挤压泪囊区有少量脓性分泌物外溢，初步诊断为：左眼慢性泪囊炎。

1. 请列出该患者主要护理问题。

2. 请列出该患者主要护理措施。

- - - - - - - - - - - - - - - - - - - - - - - - - - - - - - - - - - - - - - - - - - - -

慢性泪囊炎（Chronic dacryocystitis）是泪囊黏膜受到细菌感染引起的慢性炎症，是常见的泪器疾病，多发于中老年女性，特别是绝经期妇女。

多继发于鼻泪管狭窄或阻塞，泪液滞留于泪囊内，伴发细菌感染引起，多为单侧发病。常见致病菌为肺炎球菌和白色念珠菌等。鼻泪管狭窄或阻塞与以下因素有关：泪道外伤、角膜炎、结膜炎、沙眼的慢性炎症蔓延；鼻腔疾病的阻塞或鼻腔炎症的逆行感染；女性鼻泪管较细长或随年龄增长泪囊周围皮肤松弛，导致泪液泵功能下降等。

**【护理评估】**

**（一）收集健康史**

了解有无沙眼、泪道外伤、鼻炎、鼻中隔偏曲、下鼻甲肥大等疾病史，了解发病情况及诊治经过。

**（二）评估身体状况**

**1. 症状** 主要症状为泪溢。

**2. 体征** 泪囊部皮肤潮红、糜烂、湿疹，鼻侧球结膜充血，泪囊区可见一囊样隆起，用手指压迫泪囊区，可见大量黏液或黏脓性分泌物自上、下泪小点溢出。如泪囊内分泌物长期引流不畅，则泪囊扩张形成泪囊黏液囊肿。

慢性泪囊炎是眼部的感染病灶，结膜囊长期处于带菌状态。如果发生眼外伤或施行内眼手术，极易引起化脓性感染，导致细菌性角膜炎或化脓性眼内炎。因此，在内眼手术前要常规检查泪道的情况，有炎症者必须对病灶做彻底处理。

**3. 辅助检查** 泪道冲洗术，X 线泪道造影，分泌物细菌培养和药物敏感试验。

**（三）评估心理社会状况**

由于反复发病，严重影响外观，患者易产生焦虑心理；对视力影响不大，患者易拖延就医，耽误治疗。

【护理问题】

**1. 舒适改变** 与泪道阻塞引起泪溢有关。

**2. 知识缺乏** 缺乏慢性泪囊炎相关知识。

**3. 潜在并发症** 角膜炎和眼内炎等。

【护理措施】

处理原则：抗生素药物治疗炎症；用泪道冲洗或鼻泪管插管术、泪道探通、泪囊鼻腔吻合术或泪囊摘除术等解除泪道阻塞。

**1. 一般护理**

（1）指导患者及时清除泪囊分泌物。

（2）宜清淡饮食，忌食辛辣等刺激性食物，以防引发急性泪囊炎。

**2. 用药护理** 遵医嘱用抗生素眼水滴眼，每日 4~6 次，滴眼前先挤出泪囊分泌物，并向患者解释药物治疗仅能控制炎症，不能解除阻塞。

**3. 手术护理** 开通阻塞的鼻泪管是治疗慢性泪囊炎的关键。解除泪道阻塞的方法有泪道冲洗、泪道探通或鼻泪管插管术、泪囊鼻腔吻合术或泪囊摘除术等。

对患病不久或鼻泪管未完全堵塞的患者，可遵医嘱每周 1~2 次冲洗泪道。冲洗泪道，先挤出泪囊的脓液，再选用生理盐水加抗生素进行冲洗，直至水清无脓液为止。

对鼻泪管仅部分狭窄，可试做泪道探通术或鼻泪管插管术。

对泪点和泪小管正常者，可做泪囊鼻腔吻合术。如泪囊过分狭小，或患者年老体弱，或伤后合并有严重瘢痕者，可行泪囊摘除术。如果进行泪囊摘除术者，应向患者及家属说明，可去除病灶，但术后溢泪症状依然存在。对行泪囊鼻腔吻合术或泪囊摘除术的患者，应进行以下的术前和术后护理。

（1）术前护理 术前向患者解释手术方式及预期疗效，消除其紧张、恐惧的心理。术前 3 天应用抗生素眼药水并冲洗泪道，术前 1 天用 1% 麻黄素溶液滴鼻，利于引流和预防感染。

（2）术后护理 术后宜采用半卧位，利于伤口积血的引流，切口应加压包扎 2 天。术后注意鼻腔填塞物和引流管的正确位置，嘱患者勿牵拉填塞物及用力擤鼻。术后第 3 天开始连续冲洗泪道，以保持泪道通畅。术后 7 天拆除皮肤缝线，同时拔去引流管，嘱患者定期复查。

**5. 心理护理** 解释疾病及治疗情况，介绍手术方式，消除患者焦虑、紧张情绪，

☞ 考点：
抗生素眼液滴眼仅能控制炎症，不能解除鼻泪管阻塞。

使患者积极配合治疗。

**6. 病情观察** 观察畏光、流泪、眼部分泌物、视力等情况，注意角膜炎和眼内炎等并发症。

**7. 健康教育**

（1）提高患者对慢性泪囊炎的认识，及早治疗沙眼、鼻炎、鼻中隔偏曲和慢性鼻炎等疾病，预防慢性泪囊炎的发生。

（2）积极治疗慢性泪囊炎，预防角膜溃疡和眼内感染等并发症的发生。

（3）养成良好的卫生习惯，勿用手或脏物揉擦眼部。尤其是泪道阻塞或狭窄者。

（4）清洁婴儿睑部，要遵循由内眦向外眦的擦拭顺序。

**知识链接**

新生儿泪囊炎

泪液排出器在胚胎发育中逐渐形成，其中鼻泪管形成最迟。鼻泪管若到出生时还没有完成"管道化"，可出现泪溢，并继发感染，形成新生儿泪囊炎。部分新生儿泪囊炎可随着鼻泪管开口发育开放而自愈，有些患儿需通过局部按摩法（用手指由上向下挤压泪囊区，坚持数周。每天按摩2次，每次大约1min。在做压迫按摩前一定要注意清洁双手，将指甲剪短，以防伤到患儿的眼球以及柔嫩的眼部肌肤）促使鼻泪管下端开放，若保守治疗无效，可考虑泪道探通术。

**【护理评价】**

**1. 患者在近期内是否达到** ①自觉溢泪症状消失。②无黏液或黏脓性分泌物自上、下泪小点溢出；③无角膜炎和眼内炎等并发症发生；④焦虑减轻。

**2. 患者在远期内是否达到** ①了解慢性泪囊炎的防治知识。②积极治疗沙眼、鼻炎、鼻中隔偏曲和慢性鼻炎等疾病，预防慢性泪囊炎的发生。

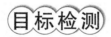

1. 简述泪道排出系统的组成。
2. 简述急性泪囊炎患者的护理问题。
3. 简述慢性泪囊炎患者的护理评估。
4. 简述慢性泪囊炎患者的护理措施。

# 第三节 结膜病患者的护理

结膜是由眼睑缘间部末端开始，覆盖于眼睑后和眼球前的一层半透明黏膜组织，表面光滑，与角膜一起在眼球前面形成一个以睑裂为开口的囊状间隙，称结膜囊。由球结膜、睑结膜和穹窿部结膜三部分构成，结膜上皮与角膜上皮、泪道黏膜上皮及泪腺开口的上皮相延续，关系密切，因此这些部位的疾病容易相互影响。结膜大部分暴露于外界，易受外界环境的刺激和微生物感染而致病，最常见的疾病为结膜炎，其次为变性疾病。

结膜炎是眼科最常见的疾病之一，其致病原因可分为微生物性和非微生物性两大类，最常见的是微生物感染，致病微生物可为细菌、病毒或衣原体。根据结膜炎的发病快慢可分为超急性（24h内）、急性或亚急性（几小时至几天）、慢性结膜炎（数天至数周）。

**知识链接**

## 一、急性细菌性结膜炎患者的护理

 案例 ----------------------------------------

患者，15 岁。诉今晨起床后右眼红、灼热感、异物感、视物模糊、眼屎多并将睫毛粘住，既往视力正常，5 天前感冒。检查：双眼视力 1.0，右眼结膜充血明显，伴较多的黄色黏脓性分泌物，初步诊断为：右眼急性细菌性结膜炎。

1. 请列出该患者主要护理问题。
2. 请列出该患者主要护理措施。

----------------------------------------

急性细菌性结膜炎（acute bacterial conjunctivitis）又称急性卡他性结膜炎，俗称"红眼病"，是由细菌所致的结膜急性炎症，发病急，潜伏期 1～3 天，传染性强，传播途径主要是接触传播。多见于春秋季节，可散发感染，也可流行于学校、工厂等集体生活场所。

常见致病菌为肺炎双球菌、流感嗜血杆菌和金黄色葡萄球菌等。病原体可随季节变化，冬季主要是肺炎双球菌感染，春夏季节主要是流感嗜血杆菌。流感嗜血杆菌是儿童急性细菌性结膜炎的最常见病原体。

**【护理评估】**

**（一）收集健康史**

了解有无急性细菌性结膜炎患者的接触史，了解生活工作环境及卫生习惯。

**（二）评估身体状况**

**1. 症状** 自觉灼热感、异物感、发痒、畏光、流泪及大量分泌物。视力一般不受影响，如分泌物附于角膜表面时，可致一过性视力模糊或虹视。少数患者可有上呼吸道感染的表现。

**2. 体征** 结膜充血、水肿，严重者可有结膜下点状、片状出血；睑结膜滤泡生成；结膜的分泌物常为黏液性或脓性分泌物，早晨起床后，上下睑睫毛常被粘在一起，睁眼困难。有些病变在结膜表面可覆盖一层假膜，易擦去。

**3. 辅助检查** 分泌物涂片或结膜刮片检查可见多形核白细胞及细菌，必要时可作细菌培养加药物敏感试验。

**（三）评估心理社会状况**

由于起病急，体征明显，常影响患者外观；如果患者被施行接触性隔离，容易产生孤独、自卑心理。

**【护理问题】**

**1. 舒适改变** 与结膜炎有关。
**2. 知识缺乏** 缺乏急性细菌性结膜炎相关知识。
**3. 有感染传播的危险** 与细菌性结膜炎的传染性有关。
**4. 潜在并发症** 发生角膜炎。

**【护理措施】**

处理原则：祛除病因，避免刺激，处理分泌物，局部抗感染治疗，必要时辅以全身治疗并注意消毒隔离。

**1. 一般护理**

（1）室内光线宜暗，外出戴有色眼镜，以避免强光及烟尘刺激。

（2）禁忌包扎患眼，因包盖患眼，使分泌物排出不畅，不利于结膜囊清洁，反而有利于细菌生长繁殖，加剧炎症。

（3）眼局部冷敷和使用血管收缩剂可减轻充血和疼痛。

（4）保护健眼，如单眼患者，取患侧卧位。

（5）嘱患者清淡饮食，多食蔬菜、水果等，多饮水，忌刺激性食物。

（6）消毒隔离，安置患者于单人间或同病种同一房。

**2. 用药护理**

（1）抗感染治疗　遵医嘱白天滴眼药水，睡觉时涂眼药膏，病情严重者需全身应用抗生素治疗。正确使用眼药水的用药频率：急性期每 $15\sim30min$ 滴眼 1 次，症状缓解后改为 $1\sim2h1$ 次，目前常使用广谱氨基糖苷类或喹诺酮类药物，如 0.3% 妥布霉素、0.3% 氧氟沙星、0.3%～0.5% 左氧氟沙星滴眼剂或眼膏，在特殊情况下也可使用合成抗生素滴眼剂，如甲氧西林、万古霉素滴眼剂等。

（2）眼分泌物处理　保持眼部清洁，当患眼分泌物少时，可以无菌棉球、纱布块擦拭；当患眼分泌物多时，可用无刺激性的冲洗剂如 3% 硼酸液或生理盐水冲洗结膜囊。冲洗时要小心操作，避免损伤角膜上皮，冲洗液勿流入健眼，以免造成交叉感染。

**3. 心理护理**　关心体贴患者，耐心向患者解释疾病发展、转归，消除恐惧和焦虑心理，使患者积极配合治疗。

**4. 病情观察**　观察患者有无眼痛等刺激症状加重，疑有角膜浸润时，应立即报告医生并协助护理。

**5. 健康教育**

（1）保护易感人群　指导患者养成健康的个人卫生习惯，避免生活用品混用等情况；注意眼部卫生，不用脏手及脏物揉眼，提倡一人一巾一盆。

（2）切断传播途径　指导患者及家属做好接触性隔离。要求患者一眼一瓶眼药水；患者用过的毛巾、手帕、脸盆及水源等物品要消毒；患者尽量避免去公共场所活动，尤其禁止去游泳，以免传播流行。

（3）预防交叉感染　接触患者前后双手要立即彻底冲洗与清洁；接触患者分泌物的仪器、用具等要及时消毒；用过的敷料等废弃物要焚烧。

**【护理评价】**

**1. 患者在近期内是否达到**　①异物感、灼热感、发痒、畏光、流泪等症状缓解或消失。②能阻止感染的传播。③无角膜炎发生。④焦虑减轻。

**2. 患者在远期内是否达到**　①了解急性细菌性结膜炎的防治知识。②养成健康的个人卫生习惯及良好的用眼习惯，预防急性细菌性结膜炎的发生。

## 二、病毒性结膜炎患者的护理

 案 例 ----------------------------------------

　　患者女性，26 岁。诉 2 天发现双眼红肿、疼痛明显、畏光、流泪、伴水样分泌物增多，既往视力正常，7 天前感冒。检查：双眼视力 0.8，双眼眼睑水肿，结膜充血明显，可见结膜下点状出血，角膜可见点状上皮浸润，双侧耳前淋巴结肿大和压痛。初步诊断为：双眼病毒性结膜炎。

　　1. 请列出该患者主要护理问题。

　　2. 请列出该患者主要护理措施。

----------------------------------------

　　病毒性结膜炎（viral conjunctivitis）是一种急性传染性结膜炎，多为双眼发病，病变程度因个人免疫状况、病毒毒力大小不同而存在差异，通常有自限性。包括流行性角结膜炎、流行性出血性结膜炎、单纯疱疹病毒性结膜炎等，临床上以流行性角结膜炎、流行性出血性结膜炎最常见。

　　**1. 流行性角结膜炎**　由 8、19、29 和 37 型腺病毒引起，传染性强。

　　**2. 流行性出血性结膜炎**　由 70 型肠道病毒引起的一种暴发流行的自限性眼部传染病，又称"阿波罗 11 号结膜炎"。

　　【**护理评估**】

　　（一）收集健康史

　　了解有无与病毒性结膜炎患者接触史，了解发病情况及诊治经过等。

　　（二）评估身体状况

　　**1. 症状**　起病急、症状重，双眼发病，表现为眼红、疼痛、畏光和流泪等眼刺激征。部分患者可有头痛、发热等全身症状。

　　**2. 体征**　结膜充血，睑结膜滤泡明显，分泌物呈水样，伴有耳前淋巴结肿大和压痛。流行性角结膜炎于 48h 内出现睑结膜滤泡和结膜下出血，发病数天后，角膜可出现弥散的斑点状上皮损害，而后融合成较大的、粗糙的上皮浸润，主要散布于角膜中央区，角膜敏感性正常；发病 3～4 周后，角膜上皮下浸润加剧。流行性出血性结膜炎的球结膜有点状或片状出血，从球结膜上方开始向下方蔓延，多数患者有滤泡形成，伴有上皮角膜炎和耳前淋巴结肿大。

☞ 考点：病毒性结膜炎的分泌物呈水样。

　　**3. 辅助检查**　分泌物涂片镜检，结膜刮片检查。

　　（三）评估心理社会状况

　　病毒性结膜炎出现异物感、疼痛、畏光和流泪等症状，患者较为焦虑。如果患者被施行接触性隔离，容易产生孤独、自卑心理。

　　【**护理问题**】

　　**1. 急性疼痛**　与病毒侵犯角膜有关。

　　**2. 知识缺乏**　缺乏病毒性结膜炎相关知识。

**3. 有感染传播的危险**　与病毒性结膜炎的传染性有关。

**4. 潜在并发症**　角膜炎。

【护理措施】

处理原则：局部使用抗病毒药物为主。

☞ 考点：
一旦发现
急性出血
性结膜
炎，应及
时按丙类
传染病要
求，向当
地疾病预
防控制中
心报告。

**1. 用药护理**　遵医嘱滴用抗病毒眼药水或涂用眼膏，指导正确使用眼药的方法。

（1）根据医嘱选择药物，急性期可使用抗病毒药物抑制病毒复制如干扰素滴眼剂、0.1%阿昔洛韦、0.15%更昔洛韦等，每小时 1 次滴眼。

（2）合并细菌感染者加用抗生素眼药水；角膜基质浸润者可酌情使用糖皮质激素滴眼剂，病情控制后逐渐减量。

**2. 防治感染传播护理**　一旦发现流行性出血性结膜炎，应及时按丙类传染病要求，向当地疾病预防控制中心报告。

**3. 其余护理措施**　同本节的急性细菌性结膜炎患者的护理。

【护理评价】

**1. 患者在近期内是否达到**　①疼痛感减轻或消失；②无感染传播及交叉感染发生；③无角膜炎症、溃疡等并发症发生；④焦虑恐惧减轻。

**2. 患者在远期内是否达到**　①了解病毒性结膜炎的防治知识。②养成健康的个人卫生习惯及良好的用眼习惯，预防病毒性结膜炎的发生。

## 三、沙眼患者的护理

案例 ------------------------------------------------

患者女性，26 岁。近 3 月双眼痒、异物感、干燥和灼热感。检查发现双眼结膜慢性充血，结膜肥厚，上睑结膜乳头及滤泡增生明显，上方角膜缘可见血管翳。行结膜刮片检查可见包涵体。初步诊断为：双眼沙眼。

1. 请列出该患者主要护理问题。

2. 请列出该患者主要护理措施。

----------------------------------------------------

沙眼（trachoma）是由沙眼衣原体感染所致的一种慢性传染性结膜炎。主要通过接触眼分泌物或污染物间接传播，部分通过节肢昆虫进行传播。其感染率和严重程度与患者的卫生习惯、居住环境、营养状况、医疗条件等因素密切相关。全世界有 3 亿~6 亿人感染沙眼，20 世纪 50 年代以前该病曾在我国广泛流行，20 世纪 70 年代后随着生活水平的提高、卫生常识的普及和医疗条件的改善，其发病率大大降低。

沙眼是由 A、B、C 或 Ba 抗原型沙眼衣原体感染所致。易感因素包括不良的卫生条件、营养不良、酷热或沙尘气候。热带、亚热带区或干旱季节容易传播。

【护理评估】

**（一）收集健康史**

了解有无沙眼接触史、环境卫生、生活居住条件和个人卫生习惯，了解发病时间及诊治过程，询问儿童期间是否患有本病。

**（二）评估身体状况**

急性沙眼感染主要发生于学前及低学龄儿童，一般起病缓慢，多双眼发病，但轻重程度可有不等，潜伏期 5～14 天。幼儿患沙眼后，症状隐匿，可自行缓解，不留后遗症。成人沙眼为亚急性、急性发病过程，早期即出现并发症。

**1. 症状** 急性期有异物感、畏光、流泪、较多黏液或黏液性分泌物。慢性期症状不明显，仅有眼痒、异物感、干燥和烧灼感。并发感染时，刺激症状加重，可出现不同程度视力障碍及角膜炎症表现。

**2. 体征**

（1）急性期 可出现眼睑红肿、结膜明显充血，乳头增生，上下穹窿结膜滤泡形成，可合并弥漫性角膜上皮炎及耳前淋巴结肿大。

（2）慢性期 结膜充血减轻，结膜污秽肥厚，可见乳头增生和滤泡形成，以上穹窿结膜最为显著，可出现垂帘状的角膜血管翳。在病变进展中，结膜病变逐渐形成瘢痕。沙眼性角膜血管翳及睑结膜瘢痕为沙眼的特有体征。

（2）晚期 发生睑内翻与倒睫、上睑下垂、睑球粘连、角膜混浊、实质性角结膜干燥症、慢性泪囊炎等并发症，导致症状加重，可严重影响视力，甚至失明。

**3. 辅助检查** 结膜刮片行 Giemsa 染色可找到包涵体；应用荧光抗体染色法或酶联免疫法，可测定沙眼衣原体抗原。

**（三）评估心理社会状况**

沙眼症状不明显者，患者对治疗不重视，导致治疗效果不佳；沙眼容易复发，治疗时间长，患者较为焦虑。如果患者被施行接触性隔离，容易产生孤独、自卑心理。

**【护理问题】**

**1. 舒适改变** 与结膜炎及角膜受损有关。

**2. 知识缺乏** 缺乏沙眼相关知识。

**3. 有传播感染的危险** 与沙眼的传染性有关。

**4. 潜在并发症** 倒睫、睑内翻、上睑下垂、睑球粘连、慢性泪囊炎、实质性角结膜干燥症、角膜混浊等。

**【护理措施】**

处理原则：运用 WHO 提出了 SAFE 战略防治沙眼。

**1. 一般护理** 同本节的急性结膜炎患者的护理。

（1）局部治疗用 0.1% 利福平、0.1% 酞丁胺、0.5% 新霉素滴眼液等滴眼，每天 4 次，晚上涂红霉素类、四环素类眼膏，疗程至少 10～12 周。

（2）急性期或严重的沙眼应全身应用抗生素治疗，疗程为 3～4 周。可口服阿奇霉素、多西环素、红霉素和螺旋霉素等，注意药物副作用。

**3. 手术护理** 手术矫正倒睫、睑内翻，是防止晚期沙眼瘢痕形成导致失明的关键措施，按照外眼手术常规护理。

**4. 心理护理** 关心体贴患者，耐心向患者解释疾病发展、转归，疾病传播途径及预防措施，消除患者的恐惧和焦虑心理，使患者积极配合治疗。

**5. 病情观察** 观察沙眼并发症和后遗症的发生，如发现异常及时报告医生并协助护理。

**6. 健康教育**

（1）沙眼病程长，容易反复，向患者说明坚持长期用药的重要性。

（2）向患者说明沙眼并发症的危害性，介绍沙眼并发症及后遗症的临床表现及防治知识。

（3）培养良好的卫生习惯，不与他人共用毛巾、脸盆，不用手揉眼，防治交叉感染。

（4）指导患者和家属做好消毒隔离，接触患者分泌物的物品，通常选用煮沸消毒法或75%酒精消毒法。

（5）培养良好的卫生习惯，避免接触传染，改善环境，加强公共卫生管理。

**【护理评价】**

**1. 患者在近期内是否达到** ①异物感减轻或消失。②无倒睫、睑内翻、上睑下垂、睑球粘连、慢性泪囊炎、实质性角结膜干燥症、角膜混浊等并发症发生。③无沙眼传染发生。④焦虑恐惧减轻。

**2. 患者在远期内是否达到** ①了解沙眼的防治知识。②避免沙眼的易感危险因素。

## 四、免疫性结膜炎患者的护理

患儿，7岁。近半月双眼痒伴畏光流泪。检查发现双眼上睑结膜呈硬而扁平的粗大乳头，呈铺路石样改变，球结膜暗红色充血。既往有花粉过敏病史。初步诊断为：双眼过敏性结膜炎。

1. 请列出该患者主要护理问题。

2. 请列出该患者主要护理措施。

免疫性结膜炎（immunologic conjunctivitis）是结膜对外界过敏原的一种超敏性免疫反应，又称变态反应性结膜炎。临床上常见春季角结膜炎和泡性角结膜炎两种。春季角结膜炎（vernal keratoconjunctivitis）又名春季卡他性结膜炎、季节性结膜炎等，是一种反复发作、季节性、速发型免疫性结膜炎，可持续5～10年，有自限性，青春期前起病，多为双眼，男性好发，春夏季节多见，可有家族过敏史。

泡性角结膜炎（phlyctenular keratoconjunctivitis）是由微生物蛋白质引起的，以结膜角膜疱疹结节为特征的迟发型免疫反应性疾病，本病易复发，多发生于女性、儿童及青少年。

**1. 春季角结膜炎** 病因尚不明确。常认为和花粉敏感有关，各种微生物的蛋白质成分、动物皮屑和羽毛等也可致敏。可能是体液免疫和细胞免疫均参与的超敏反应。

**2. 泡性角结膜炎** 常见致病微生物包括结核杆菌、金黄色葡萄球菌、白色念珠菌、球孢子菌属等。

【护理评估】

**（一）收集健康史**

了解有无既往过敏史，了解发病经过和治疗经过等。

**（二）评估身体状况**

**1. 春季角结膜炎**

（1）症状 眼部奇痒，大量的黏丝状分泌物，夜间症状加重；可有疼痛、异物感、畏光、流泪等其他症状。

（2）体征 根据体征不同可分3型。①睑结膜型：睑结膜呈典型的粉红色，上睑结膜巨大乳头扁平，呈铺路石样，乳头形状不一，包含有毛细血管丛。②角结膜缘型：上下睑结膜均出现小乳头，角膜缘有黄褐色或污红色胶样增生，以上方角膜缘明显。多见于黑色人种。③混合型：上述两种表现同时存在。

**2. 泡性角结膜炎**

（1）症状 起病时有轻微异物感，如侵犯角膜，可有刺痛、畏光、流泪及眼睑痉挛等刺激症状。

（2）体征 泡性结膜炎初起为实性、隆起的红色小病灶（1～3mm），周围有充血区。在角膜缘处三角形病灶，尖端指向角膜，顶端易溃烂形成溃疡，多在10～12天内愈合，不留瘢痕。病变发生在角膜缘时，有单发或多发的灰白色小结节，结节较泡性结膜炎者为小，病灶处局部充血，病灶愈合后可留有浅淡的瘢痕。反复发作后，疱疹可向中央进犯，新生血管长入，称为束状角膜炎。

**3. 辅助检查** 结膜刮片可发现嗜酸性粒细胞。

**（三）评估心理社会状况**

因眼部奇痒不适，对学习、工作和生活的影响，患者易产生焦虑心理。

【护理问题】

**1. 舒适改变** 与变态反应有关。

**2. 知识缺乏** 缺乏免疫性结膜炎相关知识。

**3. 潜在并发症** 角膜炎。

【护理措施】

处理原则：春季角结膜炎有自限性，以短期对症治疗为主；泡性角结膜炎积极消除诱发因素，局部应用激素药物治疗。

**1. 一般护理**

（1）积极寻找过敏原，避免接触过敏原，保持空气流通。

（2）嘱患者保持清淡饮食，多食用富含维生素的新鲜水果、蔬菜等，不宜使用鱼、虾、蟹等易过敏食物。

☞ 考点：春季角结膜炎和泡性角结膜炎是常见的免疫性结膜炎。

（3）指导眼睑冷敷，以减轻眼部红肿、奇痒等不适感。

**2. 用药护理**  遵医嘱使用抗过敏的眼药水或涂用眼膏，指导正确使用眼药的方法，观察药物不良反应。积极治疗诱发此病的潜在性疾病。

（1）春季角结膜炎  局部和全身应用糖皮质激素，但长期使用会引起青光眼和白内障等并发症；使用非甾体消炎药、抗组胺药物、血管收缩剂可缓解症状及体征；不含防腐剂的人工泪液可以稀释炎症介质，改善异物感；细胞膜稳定剂如色甘酸钠、奈多罗米钠可预防病情发作。如经一系列药物治疗仍畏光，无法正常生活者，可根据医嘱局部应用2%环孢素或0.05%他克莫司（FK506）。

（2）泡性角结膜炎  局部可用糖皮质激素如0.1%地塞米松眼药水点眼，一般24h可缓解症状，继续用24h病灶可以消失。伴有相邻组织的细菌感染者，同时给予足量的抗生素治疗；补充各种维生素，并注意营养，增强体质。

**3. 手术护理**  对于严重的角膜瘢痕影响视力，需行角膜移植术。按照内眼手术常规护理。

**4. 心理护理**  向患者耐心解释疾病发展、转归及治疗情况，消除焦虑情绪，使患者积极配合治疗。

**5. 病情观察**  观察患者有无眼疼痛等刺激症状加重，疑有角膜浸润时，应立即报告医生并协助护理。

**6. 健康教育**

（1）讲解免疫性结膜炎的防治知识，注意环境及眼部卫生，避免接触诱发因素。

（2）增加营养，加强锻炼，增强体质。

**【护理评价】**

**1. 患者在近期内是否达到**  ①痒、异物感减轻或消失。②无角膜炎等并发症发生。③焦虑减轻。

**2. 患者在远期内是否达到**  ①了解免疫性结膜炎的防治知识。②避免接触诱发因素。

## 五、翼状胬肉患者的护理

患者男性，58岁，发现右眼内眼角有肉样组织向角膜表面生长5年，偶尔发红，不影响视力。初步诊断为：右眼翼状胬肉。

1. 请列出该患者主要护理问题。

2. 请列出该患者主要护理措施。

翼状胬肉（pterygium）是一种慢性炎症性病变，是向角膜表面生长的与结膜相连的纤维血管样组织，呈三角形，形似翼状，故名为翼状胬肉，中医称为"胬肉攀睛"。常发生于鼻侧的睑裂区，多在睑裂斑的基础上发展而成，单眼或双眼受累。

病因尚未完全清楚，可能与紫外线照射、烟尘等有一定关系。流行病学显示，有两个因素与它的发生有密切关系，一是所居住地区的地理位置，二是暴露于日光及风沙下的时间。其他与遗传因素、局部泪液异常、I 型变态反应、人乳头瘤病毒感染等因素有关。

【护理评估】

（一）收集健康史

了解患者是否为长期户外工作者，有无风沙、日光等刺激病史，有无眼部疾病史，了解发病时间及诊治经过。

（二）评估身体状况

**1. 症状** 一般无明显自觉症状，或仅有轻度异物感，当病变接近或直接遮挡角膜瞳孔区时，引起角膜散光、视野缺损或遮挡瞳孔区而引起视功能下降。

**2. 体征** 睑裂区肥厚的球结膜及其下纤维血管组织呈三角形向角膜侵入，典型的胬肉可分为三部分：在角膜的尖端为头部，跨越角膜缘的为颈部，覆盖于球结膜上的为体部。按其发展与否，分为进展期和静止期两型，进展期的胬肉充血肥厚，静止期的胬肉色灰白，较薄，呈膜状。

（三）评估心理社会状况

翼状胬肉影响美观，引起视力下降时，对工作、学习、生活会造成一定的影响。并且容易复发，患者常因此失去治疗信心，产生焦虑心理。

【护理问题】

**1. 感知觉受损** 与翼状胬肉遮挡瞳孔有关。

**2. 自我形象紊乱** 与翼状胬肉生长影响容貌有关。

**3. 知识缺乏** 缺乏翼状胬肉相关知识。

☞ 考点：手术是治疗进行性翼状胬肉的关键。

【护理措施】

处理原则：小而非进行性翼状胬肉，一般不需手术；进行性发展者，需手术治疗。

**1. 一般护理** 小而静止时的胬肉一般不需治疗，但应尽可能减少风沙、阳光等刺激。

**2. 手术护理** 手术是治疗翼状胬肉的有效方法，按外眼手术常规护理，术前 3 天滴抗生素眼液，介绍手术过程，消除紧张心理，使患者积极配合手术。术后嘱患者注意眼部卫生，一般 7～10 天后拆除缝线。定期复查、观察是否复发。

**3. 心理护理** 嘱患者保持心情舒畅，解释疾病发展、转归，使患者积极配合治疗。

**4. 病情观察** 密切观察视力变化、术后出血、感染等情况，发现异常，立即报告医生，并协助处理。

**5. 健康教育**

（1）户外活动时，可戴防护眼镜，减少风沙、紫外线等对眼部的刺激。

（2）小而静止胬肉无须治疗者，应做好病情解释工作，日常饮食要清淡，避免辛辣食物和饮酒，定期门诊复查。

**【护理评价】**

1. **患者在近期内是否达到** ①视力稳定或提高。②自我形象好转。③焦虑减轻。
2. **患者在远期内是否达到** ①了解翼状胬肉的防治知识。②避免接触易感因素。

**知识链接**

睑裂斑

睑裂斑是睑裂区角巩膜连接处水平性的、三角形或椭圆形、隆起的、灰黄色的球结膜结节，内含黄色透明弹性组织。鼻侧发生多见且早于颞侧，多为双侧性。可能是由紫外线或光化学性暴露引起。一般无需治疗。发生睑裂斑炎，给予作用较弱的糖皮质激素或非甾体消炎药局部点眼即可。严重影响外观、反复慢性炎症或干扰角膜接触镜的配戴时，可考虑予以切除。

## 六、干眼症患者的护理

患者，32岁，因工作需要，长时间用电脑工作。近2年来出现双眼干涩，不能持续使用电脑，被诊断为"慢性结膜炎"，遵医嘱长期用抗生素眼药水，但症状无改善。近来加重，难于胜任工作。检查：双眼矫正0.6，睑缘无明显充血，睑板腺开口正常。泪河高度<3mm，双眼结膜中度充血，角膜弥漫上皮点状荧光素染色。泪液分泌量测定（Schirmer）5min后：右眼3mm，左眼2mm；泪膜破裂时间右眼4s，左眼5s。眼后节检查无特殊。初步诊断为：双眼干眼症。

1. 请列出该患者主要护理问题。
2. 请列出该患者主要护理措施。

☞ **考点：**

泪腺、眼球表面（角膜、结膜和睑板腺）和眼睑，以及连接它们的感觉与运动神经构成了一个完整的功能单位，这个功能单位中任何因素发生病变，都能引起干眼。

干眼症（dry eye syndrome）又称角结膜干燥症（keratoconjunctivitis sicca），是指任何原因引起的泪液质和量异常或动力学异常，导致泪膜稳定性下降，并伴有眼部不适，引起眼表病变为特征的多种病症的总称。

泪膜覆盖在角结膜的表面，通过眼睑瞬目运动，将泪液均匀覆盖于角结膜表面形成的超薄膜。泪膜从外至内分别是由脂质层、水液层、黏蛋白层。泪膜的生理功能为：①湿润及保护角膜和结膜上皮；②填补角膜上皮之间的不规则界面，使角膜光滑；③通过机械冲刷及抗菌成分的作用，抑制微生物病原体生长；④为角膜提供氧气和所需的营养物质；⑤含有大量的蛋白质和细胞因子，调节角膜和结膜的多种细胞功能。由泪腺、眼球表面（角膜、结膜和睑板腺）和眼睑，以及连接它们的感觉与运动神经构成了一个完整的功能单位，这个功能单位中任何因素发生病变，都能引起干眼。临床上常分为两类：泪液生产不足型和蒸发过强型。

病因复杂，目前认为眼表面的改变、基于免疫的炎症反应、细胞凋亡、性激素水平的改变等，是干眼症发生发展的相关因素。长期戴角膜接触镜、长时间注视电脑电视、过度使用空调等均可引起。

**1. 泪液分泌不足型** 是由泪腺疾病或者功能不良引起；沙眼或眼化学伤引起的结膜瘢痕，可以直接堵塞上方穹窿部的泪腺管开口，从而使泪液分泌减少。

**2. 泪液蒸发过强型** 主要由睑板腺功能障碍、睑外翻暴露等原因引起泪液脂质层异常，从而使泪液蒸发过强。

【护理评估】

（一）收集健康史

了解患者有无导致泪液生成不足的病史，如维生素 A 缺乏，营养不良，眼化学伤等；了解有无导致泪液蒸发过强的职业或病史，如长期电脑作业，睑外翻、睑裂闭合不全等。

（二）评估身体状况

**1. 症状** 最常见症状是眼部干涩、异物感，其他还有烧灼感、眼痒、畏光、红痛、视物模糊、易视疲劳、黏丝状分泌物等，晚期可影响视力。

**2. 体征** 球结膜血管扩张、球结膜增厚、皱褶失去光泽，泪河变窄或中断，有时在下穹窿见微黄色黏丝状分泌物，睑裂区角膜上皮不同程度点状脱落；晚期可出现角膜缘上皮细胞功能障碍，角膜变薄、溃疡甚至穿孔，也可形成角膜瘢痕。

**3. 辅助检查**

（1）泪膜破裂时间（BUT） 正常值为 10～45s，小于 10s 为泪膜不稳定。

（2）泪河宽度 泪河高度正常值为 0.5～1.0mm，≤0.35mm 提示为干眼。

（3）泪液分泌试验（Schirmer 试验）正常 10～15mm/5min，低于 10mm/5min 为低分泌，低于 5mm/5min 为干眼。

（4）眼表上皮活性染色 荧光素染色和丽丝胺绿染色可观察角膜上皮缺损情况。

（5）泪液溶菌酶含量测定 如溶菌区 $<21.5mm^2$，或含量 $<1200\mu g/ml$，则提示干眼症。

（6）泪液的渗透压 大于 312mOsm/L，提示有干眼的可能。

知识链接

**睑板腺功能障碍**

睑板腺功能障碍是睑板腺的慢性、非特异性炎症，以睑板腺导管的阻塞或睑板腺分泌物异常为特征。发病机制未完全明了，可能是睑板腺的退行性改变，多见于老年人。睑板腺功能障碍者，睑缘增厚、后层出现永久性血管扩张；睑板腺开口有白色角质蛋白堵塞而突起变形，挤压后分泌物呈泡沫样、颗粒样或牙膏样。睑板腺功能障碍常伴有干眼症，干眼症是引起患者不适症状的主要原因。

（三）评估心理社会状况

干眼症是慢性病，需长期用药，患者常不能坚持治疗；易引起视疲劳，影响工作、学习，患者易出现焦虑。

【护理问题】

**1. 舒适改变** 与角结膜缺乏润滑以及眼表病变有关。

**2. 知识缺乏** 缺乏干眼症相关知识。

**【护理措施】**

处理原则：对症治疗，并补充人工泪液或采用泪小点封闭治疗。

**1. 一般护理**

（1）嘱患者多食富含维生素、胡萝卜素的新鲜水果、蔬菜。

（2）指导患者配戴硅胶眼罩、湿房镜或潜水镜、治疗性角膜接触镜，以减少泪液蒸发。

（3）睑板腺功能障碍患者，注意眼睑卫生，睑板腺阻塞时可热敷眼睑 5～10min 软化睑板腺分泌物，接着将手指放在眼睑皮肤面向睑缘推压，以排出分泌物，最后应用硼酸溶液清洗睑缘和睫毛。

**2. 用药护理**

（1）泪液成分替代治疗　最佳的泪液替代成分是自家血清，但来源受限；人工泪液是主要药物。长期用药者建议使用不含防腐剂的人工泪液，每支药液打开后要在 24h 内使用，超过时限不能继续使用。

（2）促进泪液的分泌　口服溴己新（溴苄环己胺）、盐酸毛果芸香碱、新斯的明等药物促进部分患者泪液的分泌，但疗效尚不肯定。

（3）抗炎与免疫抑制治疗　对于重度干眼症可局部使用皮质类固醇激素和免疫抑制剂治疗，常用的免疫抑制剂有 0.05%～0.1% 的环孢素或 0.05% 他克莫司（FK506），注意观察药物反应。

**3. 手术护理**　自体颌下腺移植治疗重症干眼，做好围术期的护理；泪小点栓塞可以暂时或永久性地减少泪液引流。严重干眼症患者可行永久性泪小点封闭术。

**4. 心理护理**　耐心向患者解释干眼症是慢性病，鼓励患者养成良好的用眼习惯，坚持用药，消除焦虑情绪，积极配合治疗。

**5. 病情观察**　密切观察角膜、结膜情况，发现异常，立即报告医生，并协助护理。

**6. 健康教育**

（1）减少或避免诱因，纠正屈光不正，指导患者科学用眼，注意用眼卫生。

（2）对长期使用电脑工作者，指导患者选择合适的距离和环境亮度，减少视疲劳的发生。

**【护理评价】**

**1. 患者在近期内是否达到**　①干涩和异物感消失。②焦虑减轻。

**2. 患者在远期内是否达到**　①了解干眼症的防治知识。②减少或避免诱因，纠正屈光不正，科学用眼，注意用眼卫生，减少干眼症的发生。

## 目标检测

1. 简述急性细菌性结膜炎患者的护理评估。

2. 简述沙眼的传染途径及其危害性。

3. 简述急性病毒性结膜炎患者的护理措施。

4. 简述干眼症的概念。

# 第四节 角膜病患者的护理

**要点导航**

**知识目标**

1. 掌握细菌性角膜炎、单纯疱疹病毒性角膜炎、真菌性角膜炎患者的护理评估、护理问题及护理措施。

2. 熟悉细菌性角膜炎、单纯疱疹病毒性角膜炎、真菌性角膜炎患者的治疗要点和健康指导。

3. 了解角膜疾病的病因、发病机制及专科新进展。

**技能目标**

1. 熟练运用护理程序对细菌性角膜炎、单纯疱疹病毒性角膜炎、真菌性角膜炎患者进行护理评估，明确护理问题。

2. 学会对细菌性角膜炎、单纯疱疹病毒性角膜炎、真菌性角膜炎患者实施正确的护理措施，并能结合患者情况实施健康教育。

**素质目标**

1. 理解角膜病患者的心理特点，并在护理关怀中体现。

2. 具有互相帮助、团结协作的团队精神。

角膜和巩膜一起构成眼球最外层的纤维膜，对眼球有重要的保护作用。同时角膜也是重要的屈光间质，是外界光线进入眼内在视网膜上成像的必经通路。从前到后角膜可分为上皮细胞层、前弹力层、基质层、后弹力层和内皮细胞层 5 层结构，上皮细胞层表面覆盖有一层泪膜。完整的角膜上皮细胞和泪膜、基质层胶原纤维束的规则排列，角膜无血管以及"脱水状态"共同维持角膜透明性。角膜代谢所需的营养物质主要来源于房水中的葡萄糖、泪膜弥散的氧和来自角膜缘血管供应的氧。角膜是机体神经末梢分布密度最高的器官之一，角膜敏感度是结膜的 100 倍。任何深、浅层角膜病变都能导致疼痛和畏光，眼睑运动可使疼痛加剧，所以角膜的炎症大多伴有畏光、流泪、疼痛等角膜刺激症状。

角膜病是主要致盲性眼病之一，炎症、外伤、变性、营养不良等均可导致角膜病。角膜的防御能力减弱，外界或内源性致病因素侵袭角膜组织引起炎症，称为角膜炎。感染性角膜炎至今仍是世界性的致盲性眼病，感染性角膜炎根据致病微生物的不同进一步分为细菌性、病毒性、真菌性、棘阿米巴性、衣原体性等。细菌仍是感染性角膜炎的主要原因，但近年来真菌性角膜炎有逐年增多的趋势。

角膜炎的病因虽然不一，但其病理变化过程通常有共同的特征，可以分为 4 个阶段。①浸润期：致病因子侵袭角膜，引起角膜缘血管网充血扩张，炎症细胞及炎性渗出侵入病变区，角膜形成灰白色浸润灶，称为角膜浸润。如炎症及时控制，角膜能恢复透明。②溃疡形成期：病情进一步发展，浸润组织发生变性、坏死、脱落形成角膜溃疡，甚至发生角膜穿孔、角膜瘘，导致虹膜脱出，还可使眼内组织发生感染而致眼内炎，最终因眼球萎缩导致失明。③炎症消退期：经正确治疗炎症控制、患者自身免疫力增加，阻止致病因子对角膜损害，溃疡边缘浸润减轻，基质坏死、脱落停止。④愈合期：炎症得到控制，角膜浸润逐渐吸收，溃疡的基底及边缘逐渐清洁平滑，周围角膜上皮再生修复覆盖溃疡面，溃疡凹面为增殖的结缔组织充填，形成瘢痕。溃疡愈合后，根据溃疡深浅程度的不同，而遗留厚薄不等的瘢痕：角膜云翳、角膜斑翳、角膜白斑。如果角膜瘢痕组织中嵌有虹膜组织时，便形成粘连性角膜白斑，提示角膜有穿孔史。

## 一、细菌性角膜炎患者的护理

患者男性，20 岁，右眼红、眼疼、流泪 2 天，自用红霉素眼膏未见明显好转，1 天前出现视物模糊。既往近视佩戴角膜接触镜 1 年。初步诊断为：右眼细菌性角膜炎。

1. 请列出该患者主要护理问题。
2. 请列出该患者主要护理措施。

细菌性角膜炎（bacterial keratitis）是指由细菌感染引起的角膜炎症，导致角膜上皮缺损和角膜基质坏死。病情较危重，如果得不到有效治疗，可发生角膜溃疡穿孔，甚至眼内感染。即使病情能控制也残留广泛的角膜瘢痕、角膜新生血管或角膜基质变性等后遗症，严重影响视力甚至失明。

常见的致病菌有葡萄球菌、铜绿假单胞菌、肺炎链球菌和大肠杆菌等。随着抗生素和皮质类固醇激素的滥用，一些条件致病菌引起的感染也日渐增多，如克雷伯杆菌、棒状杆菌、沙雷菌、丙酸杆菌等。糖尿病、营养不良、免疫缺陷等的全身因素降低机体对致病菌的抵抗力或造成角膜对细菌易感性增加。角膜外伤或剔除角膜异物、干眼症、睑外翻、慢性泪囊炎、倒睫、戴角膜接触镜等局部因素可引发角膜的感染。

【护理评估】

（一）收集健康史

了解有无角膜外伤史、长期佩戴角膜接触镜、有无慢性泪囊炎、倒睫、营养不良、糖尿病等病史；了解发病时间和诊治过程等。

（二）评估身体状况

**1. 症状** 起病急骤，有明显畏光、流泪、疼痛、视力障碍、眼睑痉挛等症状。

**2. 体征** 视力下降；睫状充血或混合性充血；角膜浸润，继而形成溃疡；可伴有不同程度的前房积脓。

（1）革兰阳性球菌感染 角膜出现圆形或椭圆形局灶性脓肿，伴有边界明显的基质浸润。葡萄球菌性角膜炎常发生于已受损的角膜，可导致严重的基质脓肿和角膜穿孔。肺炎球菌性角膜炎表现为椭圆形、带匍行性边缘、较深的中央基质溃疡，伴有前房积脓。

（2）革兰阴性球菌感染　多表现为迅速发展的角膜液化性坏死。以铜绿假单胞菌引起的感染具有特征性，多发生于角膜异物剔除后或戴角膜接触镜引起的感染。发病急骤，发展迅速，严重的睫状充血或混合性充血，球结膜水肿，角膜浸润扩展迅速，基质广泛液化性坏死，溃疡表面有大量黏稠的脓性或黏液脓性分泌物，呈黄绿色，溃疡周围基质可见灰白色或黄白色浸润环，伴有大量前房积脓，可导致角膜坏死穿孔和眼内容物脱出或眼内炎。

**3. 辅助检查**　角膜溃疡表浅刮片，细菌培养和药物敏感试验。

**（三）评估心理社会状况**

起病急、进展快，严重影响视功能。患者担心预后，害怕失明，易出现紧张、焦虑、恐慌等心理。

**【护理问题】**

**1. 疼痛**　与角膜炎症有关。

**2. 感知觉受损**　与角膜溃疡、瘢痕等有关。

**3. 焦虑**　与视力下降及角膜溃疡穿孔等有关。

**4. 知识缺乏**　缺乏角膜炎相关知识。

**5. 潜在并发症**　角膜穿孔、眼内炎等。

☞ 考点：疼痛和感知觉受损是角膜炎患者的主要护理问题。

**【护理措施】**

处理原则：积极控制感染，减轻炎症反应，促进溃疡愈合，减少瘢痕防止角膜穿孔；对药物治疗无效，角膜即将穿孔或已穿孔者，可考虑手术治疗。

**1. 一般护理**

（1）保持环境安静，病房光线宜暗，外出戴有色眼镜保护，避免强光刺激。

（2）嘱患者合理饮食，加强营养，补充多种维生素，促进新陈代谢，提高机体抵抗力，促进溃疡面愈合；多食新鲜水果、蔬菜等易消化食物，保持大便通畅，避免便秘；避免剧烈活动；切勿揉眼、用力咳嗽、打喷嚏、做屏气动作，减少角膜穿孔的可能。

（3）床边隔离，对细菌性角膜炎患者应严格执行消毒隔离护理，应定期消毒眼用物品，严防交叉感染。

**2. 用药护理**　遵医嘱正确用药并观察用药反应。

（1）局部使用抗生素是治疗急性细菌性角膜炎最有效的途径。治疗前应行角膜刮片、细菌培养和药物敏感试验，以便根据试验结果及时调整用药。但在无试验报告前，常选用0.3%氧氟沙星、0.3%妥布霉素滴眼液等治疗。急性期给予高浓度的抗生素滴眼液频繁滴眼，每15～30min滴眼一次。严重病例，可在开始30min内每5min滴药一次。病情控制后，逐渐减少滴眼次数。若选用多种药物，各眼药至少间隔5min，以避免相互冲洗而降低药效。如角膜溃疡发展迅速将要穿孔或患者使用点眼液依从性不佳时，可考虑使用结膜下注射的方式。必要时全身应用抗生素，革兰阳性球菌常选用头孢唑林钠、万古霉素，革兰阴性杆菌常选用妥布霉素、头孢他啶、多黏菌素、喹诺酮类等。

（2）并发虹膜睫状体炎时，按医嘱使用散瞳剂，以防止虹膜后粘连及解除瞳孔括约肌痉挛和睫状肌痉挛，减轻疼痛，如用1%阿托品散瞳，滴药后需指压泪囊区2～3min，避免药物经鼻黏膜吸收引起中毒。

（3）角膜溃疡局部使用半胱氨酸等胶原酶抑制剂，可以延缓角膜溃疡的进一步发展。口服维生素C、维生素B，有助于溃疡愈合。

（4）遵医嘱在洗净眼部分泌物和局部用药后应用消毒眼垫包盖，减少刺激，保护溃疡面，减轻瞬目损害与疼痛，促进上皮生长。

**3. 手术护理**  对于药物治疗无效，病情急剧发展，角膜即将穿孔或已穿孔，可考虑结膜瓣遮盖术或角膜移植术。角膜移植术包括板层角膜移植术和穿透性角膜移植术。向患者讲解手术治疗的必要性，按内眼手术护理常规护理。

（1）术前护理  完善术前眼部检查如视功能、眼压、角膜、晶状体等检查及全身检查；术前半小时开始快速静脉滴注20%甘露醇注射液，降低眼压；术前术眼滴1%毛果芸香碱滴眼液缩小瞳孔，以便术中易于缝合。

（2）术后护理  术后遵医嘱给予抗感染、抗排斥反应药物护理；术后戴硬性眼罩保护术眼，植片平整者可应用眼垫包扎，至刺激症状基本消失为止；术后每日换药，注意密切观察眼部反应，监测眼压，有无角膜感染和角膜排斥反应征象；嘱患者定期复查，根据病情拆除角膜缝线，避免做引起眼压升高的动作如用力挤眼、低头弯腰等。

**4. 心理护理**  嘱患者保持心情舒畅，解释疾病发展、转归，使患者积极配合治疗。

**5. 病情观察**  密切观察视力、眼压、结膜充血和角膜病灶的变化，并注意有无角膜穿孔的症状，如发现及时报告医生并协助护理。

**6. 健康教育**

（1）加强劳动保护，避免角膜外伤发生，如有角膜异物，应及时治疗，消除角膜感染的潜在因素。

（2）长期佩戴角膜接触镜者，教会患者正确佩戴方法及注意事项，如出现眼痛、不适感等症状应立即停止戴镜并及时就诊。

（3）有慢性泪囊炎者，应及时治疗，消除角膜感染的潜在因素。

（4）注意用眼卫生，不用手或不洁手帕揉眼，毛巾、脸盆分开使用，定期消毒。

**【护理评价】**

**1. 患者在近期内是否达到**  ①疼痛减轻或消失。②视力稳定或提高。③无角膜穿孔、眼内炎等并发症发生。④紧张、焦虑和恐慌减轻。

**2. 患者在远期内是否达到**  ①了解细菌性角膜炎的防治知识。②减少或避免诱因，减少细菌性角膜炎的发生。

**角膜接触镜**

角膜接触镜，亦称隐形眼镜，是戴在角膜上达到矫正视力或保护眼睛的镜片。由于镜片与角膜、结膜、泪膜等直接接触，容易影响眼表正常生理。随着接触镜的使用增多，并发症也较常见，影响因素较多如镜片质量、适应证的选择、持续戴镜时间、戴取镜片、清洗消毒的方法及个人卫生习惯等。其并发症大多轻微，但严重者可致盲。在佩戴接触镜前应检查是否适合佩戴，选择合适的镜片类型、注意眼部卫生，如有不适，应停止佩戴，及时就诊。

## 二、单纯疱疹病毒性角膜炎患者的护理

患者女性，42 岁，左眼红、畏光、流泪 2 天，既往有单纯疱疹病毒性角膜炎病史。检查见左眼睫状充血，角膜知觉减退，角膜荧光素钠染色可见树枝状上皮溃疡。初步诊断为：左眼单纯疱疹病毒性角膜炎。

1. 请列出该患者主要护理问题。
2. 请列出该患者主要护理措施。

单纯疱疹病毒性角膜炎（herpes simplex keratitis，HSK）是由单纯疱疹病毒（herpes simplex virus，HSV）引起的角膜感染，简称单疱角膜炎。HSK 是角膜病致盲的最主要原因。其临床特点为反复发作，多次发作使角膜混浊逐渐加重，最终导致失明。

**1. 病因** 多由单纯疱疹病毒 Ⅰ 型感染引起，少数由 Ⅱ 型引起。原发感染后，HSV 潜伏在三叉神经节，三叉神经任何一支支配区的皮肤、黏膜等靶组织的原发性 HSV 感染均可导致三叉神经节的感觉神经元的潜伏感染。

**2. 诱因** 常因疲劳、发热、感冒等疾病、全身或局部使用糖皮质激素及免疫抑制剂等药物时，潜伏病毒被激活，活化的病毒在三叉神经内逆行到达角膜上皮细胞，可引起 HSK 复发。

【护理评估】

（一）收集健康史

了解有无感冒、高热、慢性疾病或劳累史，是否有明确的诱发因素。了解发病情况及诊治经过等。

（二）评估身体状况

**1. 原发感染** 常见于幼儿。表现为唇部、皮肤疱疹，眼部受累常表现为急性结膜炎、点状或树枝状角膜炎，伴有耳前淋巴结肿大，全身发热等症状。

**2. 复发感染** 常见症状有畏光、流泪、眼睑痉挛，中央角膜受累时视力明显下降。因角膜敏感性下降，患者早期自觉症状轻微。根据角膜病变累及部位和病理生理特点进行分类。

（1）上皮型角膜炎　是最常见类型。角膜知觉减退是典型体征。感染初期角膜上皮层可见灰白色、近乎透明、稍隆起的针尖样小疱，点状或排列成行或聚集成簇，一般仅持续数小时至十余小时，因此常被忽视，此时角膜上皮荧光素染色阴性，但虎红染色阳性。如及时发现及处理，痊愈后几乎不留痕迹。HSV 引起角膜上皮的病变形态多样，树枝状溃疡是最常见的形式。溃疡形态似树枝状线性走行，边缘羽毛状，末端球样膨大，荧光素染色后，溃疡形态更易观察。在进展期病例，HSV 沿树枝状病灶、呈离心性向周边部及基质浅层扩展，形成地图状溃疡，溃疡边缘失去羽毛状形态，角膜敏感性下降。浅层溃疡经积极治疗，可在 1~2 周内愈合，但基质浅层的浸润需要历时数周至数月才能吸收，可留下角膜云翳，一般对视力影响较小。

（2）神经营养性角膜病变　病因包括基底膜损伤、泪膜不稳定及神经营养障碍等。抗病毒药物的毒性作用可使病情加重，致使无菌性溃疡难以愈合。多发生在 HSV 感染的恢复期或静止期。病灶可局限于角膜上皮表面及基质浅层，溃疡一般呈圆形或椭圆形，多位于睑裂区，浸润轻微。也可向基质深层发展，处理不正确可能会引起角膜穿孔。

（3）基质型角膜炎　根据临床表现的不同分为免疫性和坏死性两种类型。①免疫性基质型角膜炎：最常见的类型是盘状角膜炎。角膜中央基质盘状水肿，后弹力层皱褶。盘状角膜炎是基质对病毒抗原的迟发超敏反应引起，在病变区有大量致敏的淋巴细胞、浆细胞、巨噬细胞和中性粒细胞聚集。②坏死性基质型角膜炎：表现为角膜基质内单个或多个黄白色浸润灶、胶原溶解坏死以及上皮广泛性缺损，严重者可形成灰白色脓肿病灶、角膜后沉积物、虹膜睫状体炎和眼压增高等。坏死性角膜基质炎常诱发基质层新生血管，少数患者可引起角膜迅速变薄穿孔。

（4）角膜内皮炎　角膜内皮炎可分为盘状、弥漫性和线状三种类型，盘状角膜内皮炎最为常见，为角膜中央或旁中央基质水肿，角膜失去透明性呈现毛玻璃样外观，在水肿区的内皮面由角膜沉着物，伴有轻中度虹膜炎。角膜内皮的功能通常在炎症消退数月后方可恢复，严重者可导致角膜内皮功能失代偿。

**3. 辅助检查**　角膜上皮刮片发现多核巨细胞，角膜病灶分离到单纯疱疹病毒；免疫荧光电镜，单克隆抗体组织化学染色发现病毒抗原；血清学测试病毒抗体等。

**（三）评估心理社会状况**

因病情反复发作，病程持续时间长，严重影响视功能，患者易产生焦虑心理。

☞ 考点：
抗病毒药物是控制HSK 的关键。

**【护理问题】**

**1. 急性疼痛**　与角膜炎症刺激有关。

**2. 感知觉受损**　与角膜炎、溃疡有关。

**3. 焦虑**　与角膜炎反复发作、病程较长以及视力障碍有关。

**4. 知识缺乏**　缺乏单纯疱疹病毒性角膜炎相关知识。

**5. 潜在并发症**　角膜溃疡、穿孔、眼内炎。

**【护理措施】**

处理原则：以抗病毒药物治疗为主，必要时行手术治疗。

**1. 一般护理**

（1）保持环境安静，病房光线宜暗，外出戴有色眼镜保护，避免强光刺激。

（2）嘱患者合理饮食，加强营养，补充多种维生素，促进新陈代谢，提高机体抵抗力，促进溃疡愈合，多食新鲜水果、蔬菜等食物。

**2. 用药护理**　遵医嘱及时用药，并观察药物反应。

（1）常用抗病毒药物有更昔洛韦、阿昔洛韦（无环鸟苷）、利巴韦林、安西他滨、三氟胸腺嘧啶核苷眼液和眼膏。急性期每 1～2h 滴眼一次，晚上涂眼膏，严重感染者需全身使用抗病毒药物，当局部抗病毒药和全身抗病毒药一起使用时，注意监测肝肾功能。

（2）树枝状和地图状角膜溃疡应早期使用有效的抗病毒药，禁用糖皮质激素；盘状角膜炎，可在抗病毒药物应用基础上，适量应用糖皮质激素药物，并观察并发症。

（3）有虹膜睫状体炎者，应及时使用阿托品眼药水或眼膏散瞳，滴药后需指压泪囊区 2～3min。

**3. 手术护理**　已穿孔的患者、对 HSK 痊愈后形成的角膜瘢痕明显影响视力者可行治疗性穿透性角膜移植。向患者讲解角膜移植手术的必要性，按内眼手术常规护理。术后局部使用激素同时局部和全身使用抗病毒药物以预防复发。

**4. 心理护理**　HSK 病程长、反复发作，向患者讲解治疗的意义、过程、注意事项等，减轻焦虑心理，嘱患者保持心情舒畅，积极配合治疗。

**5. 病情观察**　药物治疗无效、反复发作、角膜溃疡面积较大，有穿孔危险者，应及时发现报告医生并协助护理。

**6. 健康教育**

（1）嘱患者加强营养，保证休息，避免疲劳和精神过度紧张。

（2）注意饮食合理，避免刺激性食物。

（3）鼓励患者参加体育锻炼，增强体质，预防感冒，降低复发率。

**【护理评价】**

**1. 患者在近期内是否达到**　①眼痛减轻或消失。②视力稳定或提高。③无角膜溃疡、角膜穿孔、眼内炎等并发症发生。④焦虑减轻或消失。

**2. 患者在远期内是否达到**　①了解单纯疱疹病毒性角膜炎的防治知识。②减少或避免诱因，减少单纯疱疹病毒性角膜炎的复发。

## 三、真菌性角膜炎患者的护理

患者男性，54 岁，右眼被树枝划伤后出现眼红、眼疼、畏光、流泪 4 天，检查见左眼睫状充血，角膜中央可见灰白色角膜浸润灶，溃疡周围可见卫星灶，前房可见灰白色的黏稠脓液。初步诊断为：右眼真菌性角膜炎。

1. 请列出该患者主要护理问题。

2. 请列出该患者主要护理措施。

真菌性角膜炎（fungal keratitis）是一种由致病真菌引起的感染性角膜病。此病致盲率高，多见于温热潮湿气候，在热带、亚热带地区，特别是赤道地区发病率高。在我国南方，特别在收割季节多见。随着广泛抗生素和糖皮质激素的广泛应用，本病的发病率有升高趋势。

**1. 病因** 引起角膜感染的真菌种类较多，主要是曲霉菌属、镰孢菌属、弯孢菌属和念珠菌属 4 大类。

**2. 诱因** 多见于农民或户外工作人群，其工作或生活环境多潮湿，外伤尤其是植物性外伤是主要诱因，其他诱因包括长期使用激素、抗生素造成眼表免疫环境改变或菌群失调、过敏性结膜炎等；眼表疾病如干眼或全身免疫力低下如糖尿病、免疫抑制等。

**【护理评估】**

**（一）收集健康史**

了解有无植物性眼外伤或长期局部应用糖皮质激素等病史，了解发病时间及诊治过程。

**（二）评估身体状况**

**1. 症状** 起病相对缓慢，病程长，自觉症状较轻，轻度畏光、流泪、眼痛、视力下降等。

**2. 体征** 睫状充血或混合性充血，白色或灰白色角膜浸润灶，致密，表面欠光泽，呈牙膏样或苔垢状外观，溃疡周围有基质溶解形成的浅沟或抗原抗体反应形成的免疫环。有时在角膜病灶旁可见"伪足"、"卫星状"浸润病灶，角膜后可见斑块状沉着物、前房积脓为灰白色的黏稠脓液。由于真菌穿透力强，易发生真菌性虹膜炎及瞳孔膜闭，甚至继发性青光眼，还可导致并发性白内障及真菌性眼内炎。

**3. 辅助检查** 角膜刮片 Gram 和 Giemsa 染色、氢氧化钾湿片法等；真菌培养联合药敏试验；角膜共焦显微镜检查等。

**（三）评估心理社会状况**

真菌性角膜炎病程长，影响工作、生活，患者容易产生焦虑、抑郁、悲观心理。

☞考点：抗真菌药物是控制真菌性角膜炎的关键。

**【护理问题】**

**1. 舒适改变** 与角膜炎症刺激有关。

**2. 感知觉受损** 与角膜溃疡有关。

**3. 知识缺乏** 缺乏真菌性角膜炎相关知识。

**4. 潜在并发症** 角膜穿孔、真菌性虹膜炎、真菌性眼内炎等。

**【护理措施】**

处理原则：以抗真菌药物治疗为主，如有穿孔危险或已穿孔者，可考虑手术。

**1. 一般护理**

（1）保持环境安静，病房光线宜暗，外出戴有色眼镜保护，避免强光刺激。

（2）嘱患者合理饮食，补充多种维生素，促进新陈代谢，促进溃疡愈合。

**2. 用药护理**　遵医嘱及时用药，并观察用药反应。

（1）常用抗真菌药物有0.25%两性霉素B、0.50%咪康唑、0.5%那他霉素、0.5%~1%氟康唑。指导给药方法：每0.5~1h滴眼1次，白天用眼药水滴眼，睡前用眼膏。感染明显控制后逐渐减少使用次数。结膜下注射抗真菌药物有明显的毒性且疼痛剧烈，一般不采用，确实需要时再考虑采用。病情严重者可口服或静脉给药，全身用药应注意抗真菌药物的毒副作用，尤其对肝功能的损害。临床治愈后仍要坚持用药一段时间，以防复发。

（2）有虹膜睫状体炎者，可应用1%阿托品眼药水或眼膏散瞳，不宜使用糖皮质激素。

**3. 手术护理**　经及时药物治疗，病情不能控制，需要考虑手术治疗，包括清创术、结膜瓣遮盖术和角膜移植术，向患者讲解手术的必要性，按眼科手术常规护理。术后继续抗真菌药物治疗，以防止术后感染复发。合理使用广谱抗生素和糖皮质激素，避免发生真菌感染。

**4. 心理护理**　耐心向患者讲解疾病的治疗、发展、预后等情况，消除患者焦虑恐惧心理。

**5. 病情观察**　密切观察病情，注意视力、角膜刺激征、结膜充血、角膜病灶、分泌物等变化。若有角膜穿孔、瞳孔膜闭的症状以及继发性青光眼、并发性白内障及真菌性眼内炎等并发症出现，如有异常应及时通知医生并协助护理。

**6. 健康教育**

（1）告诉患者坚持用药对于预防疾病复发的重要性；定期门诊随访。

（2）做好卫生宣传，预防眼外伤。发生植物性角膜损伤应立即就诊。

**【护理评价】**

**1.** 患者在近期内是否达到：①眼痛、畏光、流泪等不适症状减轻或消除。②视力稳定或提高。③无角膜穿孔、真菌性虹膜炎等并发症发生。④焦虑、悲观情绪减轻或消失。

**2.** 患者在远期内是否达到：①了解真菌性角膜炎的防治知识。②减少或避免诱因，减少真菌性角膜炎的复发。

# 目标检测

1. 简述角膜炎的病理变化过程。
2. 简述细菌性角膜炎患者的护理措施。
3. 简述细菌性角膜炎患者的护理问题。
4. 简述单纯疱疹病毒性角膜炎患者的护理评估。
5. 简述真菌性角膜炎患者的护理评价。

## 第五节　白内障患者的护理

**知识目标**

1. 掌握年龄相关性白内障的护理评估、护理问题及护理措施。
2. 熟悉先天性白内障的治疗要点和健康指导。
3. 了解白内障的病因、发病机制及专科新进展。

**技能目标**

1. 熟练运用护理程序对白内障患者进行护理评估，明确护理问题。
2. 学会对白内障患者实施正确的护理措施，并能结合患者情况实施健康教育。

**素质目标**

1. 理解白内障患者的心理特点，并在护理关怀中体现。
2. 具有互相帮助、团结协作的团队精神。

晶状体为双凸面、有弹性、无血管的透明组织，具有复杂的代谢过程，其营养主要来源于房水。正常情况下晶状体能将光线准确聚焦于视网膜，并通过调节作用看清远、近物体，是屈光介质重要的组成部分。主要病变有透明度、位置的改变、先天性晶状体形成和形态异常，都会产生严重的视力障碍。

晶状体混浊称为白内障（cataract），是指晶状体透明度降低或者颜色改变所导致的光学质量下降的退行性改变。白内障是一种常见病，是我国主要的致盲原因之一。白内障的发病机制较为复杂，是机体内外各种因素对晶状体长期综合作用的结果。晶状体处于眼内液体环境中，任何影响眼内环境的因素，如老化、遗传、代谢异常、外伤、辐射、中毒、局部营养障碍以及某些全身代谢性或免疫性疾病等，可引起晶状体囊膜损伤，使其渗透性增加，丧失屏障作用，或导致晶状体代谢紊乱，使晶状体蛋白发生变性，形成混浊。

白内障可按不同方法进行分类：①按病因：分为年龄相关性、外伤性、并发性、代谢性、中毒性、辐射性、发育性和后发性白内障等。②按发病时间：分为先天性和后天性白内障等。③按晶状体混浊的部位：分为皮质性、核性和囊膜下白内障等。

### 一、年龄相关性白内障患者的护理

患者女性，69岁。近10年来右眼逐渐视物模糊不清，加重3月，只能分辨指数。视力：右眼指数/20cm，左眼0.8；右眼晶状体呈乳白色完全混浊；余未见明显异常。

初步诊断为：右眼年龄相关性白内障。

1. 请列出该患者主要的护理问题。

2. 请列出该患者主要的护理措施。

---

年龄相关性白内障（age－related cataract）又称老年性白内障是最常见的白内障类型，多发生在中、老年人，随年龄增加患病率明显增高。根据晶状体开始出现混浊的部位分为皮质性、核性、后囊膜下白内障。

病因较为复杂，是机体内外各种因素如环境、营养、遗传、老化、代谢异常或中毒等多种因素对晶状体长期综合作用的结果。紫外线照射、高血压、糖尿病、心血管疾病、精神病、机体外伤、过量饮酒吸烟等与白内障的形成有关。

【护理评估】

（一）收集健康史

了解有无紫外线照射、高血压、糖尿病、心血管疾病和家族史等，了解发病情况及诊治经过等。

（二）评估身体状况

**1. 症状**　双眼或单眼呈渐进性无痛性视力下降，或有单眼复视或多视，或有虹视、畏光和眩光等。

**2. 体征**

（1）皮质性白内障　最常见。典型的皮质性白内障按其病变发展可分为 4 期。

①初发期：晶状体皮质中可见空泡和水隙形成，在晶状体周边前后皮质混浊形成楔状，尖端指向中央，基底位于赤道部，混浊在赤道部汇合，最后形成轮辐状混浊。早期瞳孔区未受累，一般不影响视力，此期发展缓慢，长达数年。

②膨胀期或未成熟期：混浊加重，视力明显减退，眼底难以看清。皮质吸收水分而肿胀，体积变大，前房变浅，可诱发闭角型青光眼急性发作。晶状体呈灰白色混浊，以斜照法检查时，投照侧虹膜在深层的混浊皮质上形成新月形投影，称虹膜投影。

③成熟期：晶状体全部混浊，呈乳白色，虹膜投影消失，前房深度恢复正常。眼底不能窥入。视力下降至手动或光感。

④过熟期：成熟期持续时间过长，晶状体内水分持续丢失，晶状体体积缩小，囊膜皱缩，前房加深，虹膜震颤。晶状体纤维溶解液化，呈乳白色，棕黄色的晶状体核沉于囊袋下方，可随体位变化而移位。当晶状体核下沉后，视力可突然提高。液化的皮质渗漏到囊外，可引起晶状体蛋白诱发的葡萄膜炎；皮质沉积于前房角，可引起晶状体溶解性青光眼；晶状体悬韧带退行性变化，可发生晶状体脱位或移位。

（2）核性白内障　较少见，发病较早，进展缓慢。初期晶状体核呈黄色混浊，由于晶状体核屈光力的增强，可出现近视，远视力下降缓慢。随病程进展核的颜色逐渐加深而呈黄褐色、棕色、棕黑色甚至黑色，晶状体核混浊严重，眼底不能窥见，视力极度减退。

（3）后囊下白内障　晶状体后囊膜下浅层皮质出现棕黄色混浊，为许多致密小点组成，其中有小空泡和结晶样颗粒，外观似锅巴状。因混浊位于视轴区，早期即可影响视力。

**3. 辅助检查**　检眼镜或裂隙灯显微镜检查；视力、色觉、视觉电生理检查；角膜曲率和眼科 B 型超声检查等。

**（三）评估心理社会状况**

由于视功能障碍，严重影响生活、工作，患者易产生焦虑心理。因惧怕手术和担心手术后复明效果，患者往往有恐惧、紧张心理。

**【护理问题】**

☞ 考点：
感知受损
是晶状体
患者的主
要护理问
题。

**1. 感知受损**　视力障碍，与晶状体混浊有关。

**2. 焦虑**　与担心手术及术后视力是否能恢复有关。

**3. 知识缺乏**　缺乏白内障相关知识。

**4. 潜在并发症**　继发性闭角型青光眼、晶状体过敏性葡萄膜炎、晶状体溶解性青光眼、晶状体脱位、人工晶状体脱位等。

**【护理措施】**

处理原则：目前尚无疗效肯定的药物，主要以手术治疗为主。

**1. 一般护理**

（1）嘱患者多食新鲜水果、蔬菜，注意补充维生素、蛋白质等；禁烟酒。

（2）外出时戴防护眼镜，避免强光刺激。

**2. 用药护理**　目前尚无疗效肯定的药物，早期可试用谷胱甘肽滴眼液、口服维生素 C 等药物，以延缓白内障进展。

**3. 手术护理**　手术治疗是白内障的主要治疗手段。

（1）手术适应证　当白内障引起的视力下降影响到患者工作、学习和生活时，即可进行手术治疗；因晶状体混浊而妨碍眼后节疾病的最佳治疗时；因晶状体引起其他眼部病变时；美容原因等，也是白内障手术治疗的适应证。

（2）手术方式　通常采用的手术方式是在手术显微镜下施行的白内障超声乳化吸除术（phacoemulsification）联合人工晶状体（intraocular, IOL）植入术，此手术切口小，伤口愈合快，视力恢复迅速，是目前常用的手术方法。其他手术方式有：白内障囊内摘除术和白内障囊外摘除术联合人工晶状体植入术等。

（3）术前护理　按照内眼手术进行手术前护理。协助医生进行各项术前检查，全身检查包括血压、血糖、心电图、X 线胸片、肝功能、血尿常规、凝血功能等；眼部检查包括视功能、角膜内皮细胞检查、晶状体混浊的程度及晶状体核的颜色、眼压、角膜曲率半径、眼轴长度及计算人工晶状体的度数等。

（4）术后护理　术后注意眼部卫生，避免剧烈运动，不用力挤眼；遵医嘱按时给予抗生素、激素类药物；做好人工晶状体植入术后的护理，预防人工晶状体移位。

（5）术后视力矫正　白内障摘除后，无晶状体眼呈高度远视状态，一般为 +10D ~

＋12D。矫正方法有佩戴眼镜、角膜接触镜或人工晶状体植入，人工晶状体植入是目前最有效的方法。

**4. 心理护理**　嘱患者保持心情舒畅，介绍白内障的相关防治知识、手术前后的注意事项，消除患者焦虑和恐惧心理，使患者积极配合治疗。

**5. 病情观察**　注意观察晶状体混浊、眼压等变化，预防闭角型青光眼急性发作，如出现头痛、眼痛、眼红、视力下降、恶心、呕吐等，应立即就诊。

**6. 健康教育**

（1）讲解白内障的知识，积极治疗白内障，预防并发症。

（2）如患者伴有高血压、糖尿病、心脏病等全身性疾病者，应积极控制和治疗全身病，再行白内障手术治疗。

（3）慎用散瞳剂如阿托品，尤其在膨胀期，以防诱发急性青光眼。

（4）手术后避免低头弯腰和提重物，尽量避免用力咳嗽或打喷嚏。咳嗽严重时，服镇咳药，以免影响伤口的正常愈合，避免人工晶状体移位。手术切口约三周左右愈合，糖尿病患者还应适当延长时间。此期间内洗脸、洗头注意不要让污水进入手术眼内，防止感染。

**【护理评价】**

**1. 患者在近期内是否达到**　①视力稳定或提高。②无继发性闭角型青光眼、晶状体过敏性葡萄膜炎、晶状体溶解性青光眼、晶状体脱位等并发症发生。③焦虑心理减轻或消失。

**2. 患者在远期内是否达到**　了解年龄相关性白内障的防治知识。

## 二、先天性白内障患者的护理

患儿，4月。家长发现右眼瞳孔区发白1月，检查发现右眼晶状体混浊。初步诊断为：右眼先天性白内障。

1. 请列出该患者主要护理问题。

2. 请列出该患者主要护理措施。

先天性白内障（congenital cataract）为出生时或出生后一年内逐渐形成的先天遗传或发育障碍导致的晶状体混浊，可为家族性或散发病例；可以伴发或不伴发其他眼部异常或遗传性或系统性疾病。先天性白内障是儿童常见的眼病，是造成儿童失明和弱视的重要原因。

病因及发病机制如下。

**1. 遗传**　约1/3患者与遗传有关，以常染色体显性遗传多见。如伴有眼部其他先天异常，则通常是隐性遗传或显性遗传。

**2. 病毒感染** 母亲怀孕前 3 个月宫内病毒性感染，如风疹、单纯疱疹病毒、腮腺炎、麻疹、水痘等，可引起胎儿的晶状体混浊。这是由于此时晶状体囊膜尚未发育完全，不能抵御病毒侵犯，而且晶状体蛋白合成活跃，对病毒感染敏感。

**3. 药物和放射线** 母亲怀孕期，特别是怀孕前 3 个月内应用一些药物，如全身应用糖皮质激素、抗生素，特别是磺胺类药物或暴露于 X 线。

**4. 全身疾病** 母亲怀孕期患有代谢性疾病，如糖尿病、甲状腺功能不足，或有营养极度缺乏等。

**【护理评估】**

**（一）收集健康史**

了解是否存在家族史，妊娠期间是否受环境影响以及用药情况，了解患儿的发病时间与诊治经过。

**（二）评估身体状况**

**1. 症状** 多为婴幼儿，常依靠父母观察发现，多为静止性，少数出生后继续进展。视力障碍或正常，与晶状体混浊的部位及程度有关。

**2. 体征**

（1）晶状体出现不同的混浊状态，一般根据晶状体混浊部位、形态和程度分类，比较常见的是：前极、后极、冠状、点状、绕核、核性、膜性、缝性和全白内障。

（2）常合并其他眼病或异常，如斜视、眼球震颤、先天性小眼球、先天性虹膜缺损、大角膜、永存玻璃体动脉等。

**3. 辅助检查** 染色体核型分析和分带检查；血糖、尿糖和酮体检查；尿常规和尿氨基酸检查；血氨基酸水平检查等可以帮助了解病因。

**（三）评估心理社会状况**

多数患者为幼儿，患儿父母对治疗效果有迫切期待，对手术有恐惧、紧张心理，对患儿视力恢复状况感到焦虑。

**【护理问题】**

**1. 感知受损** 与晶状体混浊有关。

**2. 潜在并发症** 弱视、斜视等。

**【护理措施】**

处理原则：目前尚无疗效肯定的药物，对视力影响不大者，一般不需治疗，宜定期随访观察。对明显影响视力者，应尽早选择手术治疗、屈光矫正和视力训练。

**1. 一般护理**

（1）对视力影响不大者，一般不需治疗，宜定期随访观察。

（2）饮食注意营养搭配，多食新鲜蔬菜、水果，补充维生素和蛋白质。

**2. 手术护理**

（1）对明显影响视力者，应尽早选择手术治疗，如晶状体切除术、晶状体吸出术、白内障囊外摘除术等。一般宜在 3~6 个月手术，最迟不超过 2 岁，手术愈早，获得良好视力的机会愈大；但感染风疹病毒者不宜过早手术，以免因手术使潜伏在晶状体内的病毒释放而引起虹膜睫状体炎、眼球萎缩。

（2）对婴幼儿先天性白内障手术患者，参照年龄相关性白内障手术护理常规和全麻手术护理常规，做好相应护理。术后尽早除去眼垫，以免引起弱视。

（3）术后无晶状体眼者需进行屈光矫正和视功能训练。屈光矫正方法有：框架眼镜、角膜接触镜、人工晶状体植入。考虑到婴幼儿眼球的发育情况，目前认为宜 2 岁左右施行人工晶状体植入手术。

**3. 心理护理**　向患儿父母讲解有关先天性白内障的防治措施、手术治疗的必要性及预后等，消除患儿父母的焦虑和紧张情绪。

**4. 病情观察**　观察有无斜视、弱视等情况。

**5. 健康教育**

（1）视力极差或手术效果不佳者，应进行低视力康复治疗。

（2）先天性白内障具有遗传性，应注意优生优育。

（3）重视孕期保健，特别是母亲怀孕前 3 个月内，避免受病毒、药物、放射线等因素的影响。

【护理评价】

**1. 患者在近期内是否达到**　①视力提高。②无弱视和斜视等并发症发生。

**2. 患者在远期内是否达到**　①了解先天性白内障的防治知识。②先天性白内障具有遗传性，应注意优生优育，重视孕期保健，减少先天性白内障的发生。

知识链接

人工晶状体

　　人工晶状体为无晶状体眼屈光矫正的最好方法，已得到普遍应用。人工晶状体按植入眼内位置主要可分为前房型和后房型两种；按其制造材料可分为硬性和软性（可折叠）两种，均为高分子聚合物，具有良好的光学物理性能和组织相容性。植入后可迅速恢复视力、双眼单视和立体视觉。

目标检测

1. 简述白内障的定义和分类。
2. 简述皮质性白内障的分期和临床特点。
3. 简述皮质性白内障患者的主要护理问题。
4. 简述先天性白内障患者的主要护理问题。

# 第六节　青光眼患者的护理

青光眼（glaucoma）是指眼内压力间断或持续升高，损害眼球各部分组织和视功能，形成以视力下降和视野缩小为共同特征的一种致盲性眼病。病理性眼压增高是其主要的危险因素。眼压升高的水平和视神经对压力损害的耐受性与青光眼视神经萎缩和视野缺损有关。

眼压是眼球内容物作用于眼球壁的压力。我国正常人眼压范围为 11～21mmHg，两眼眼压一般对称，昼夜压力相对稳定，正常人双眼眼压差应≤5mmHg，24h 眼压波动范围应≤8mmHg。由于眼内容物的体积一般变化不大，因而，生理性眼压的稳定主要有赖于房水生成量与排出量的动态平衡。正常情况下，房水生成率、房水排出及眼内容物的体积三者处于动态平衡状态，从而保持了正常眼压的水平。房水自睫状突上皮细胞产生后，进入后房经瞳孔到前房，然后主要通过两个途径外流：①小梁网途径（占80%），经前房角小梁网进入 Schlemm 管，集液管和房水静脉，最后经睫状前静脉进入血循环。②葡萄膜巩膜通道，通过前房角睫状体带进入睫状肌间隙，再进入睫状体和脉络膜上腔，最后经巩膜胶原间隙和神经血管间隙出眼。

根据前房角形态、病因机制及发病年龄三个主要因素，将青光眼分为原发性青光眼、继发性青光眼和先天性青光眼三大类。根据眼压升高时前房角的开放状态，原发性青光眼又分闭角型青光眼和开角型青光眼。原发性闭角型青光眼又可分为急性和慢性闭角型青光眼。

**高眼压症与正常眼压性青光眼**

　　高眼压症是指在眼压高于正常值上限，即 21mmHg，但检测未发现视盘和视野损害，房角开放，临床上称为可疑青光眼。大多数高眼压症经长期随访观察，并不出现视盘和视野损害，仅有约 10% 的个体可能发展为青光眼。高眼压症患者均应定期随访。

　　正常眼压性青光眼是指具有青光眼相似的损害，但在未用任何降眼压药物的情况下，24h 眼压均不超过 21mmHg 且房角结构正常并完全开放。

## 一、急性闭角型青光眼患者的护理

　　患者女性，65 岁。生气后出现头痛、恶心和呕吐，伴视物模糊，眼胀痛 2h。查体：全身状况良好，血压及心电图正常。视力：右眼光感，左眼 1.0，右眼混合性充血，角膜雾状水肿，角膜后可见色素性 KP，前房极浅，房角大部分关闭，瞳孔中等度散大，呈竖椭圆状，光反射消失，房水混浊，可见虹膜节段性萎缩，晶状体前囊下可见局限性混浊，眼底视不清。左眼无充血，角膜透明，前房略浅，余大致正常。初步诊断为：右眼急性闭角型青光眼，急性发作期；左眼急性闭角型青光眼，临床前期。

　　1. 请列出该患者主要护理问题。

　　2. 请列出该患者主要护理措施。

　　急性闭角型青光眼（acute angle – closure glaucoma）是一种以眼压急剧升高并伴有相应症状和眼前段组织病理改变为特征的眼病，50 岁以上女性发病率较高，男女发病比约为 1:2，双眼同时或先后发病，与遗传因素有关。

　　急性闭角型青光眼病因较复杂，目前尚未充分阐明。

　　**1. 解剖因素**　眼球局部的解剖结构变异，被公认为是本病的主要发病因素，包括：眼轴短、角膜小、前房浅、房角窄及晶状体较厚、位置靠前等。发病机制主要是随年龄增加，晶状体厚度增加，前房变浅，瞳孔阻滞加重，一旦周边部虹膜与小梁网发生接触，周边虹膜机械性堵塞了房角，阻断了房水的流出通道而致眼压急剧升高。

　　**2. 诱发因素**　情绪激动、暗室停留时间过长、阅读疲劳、疼痛和抗胆碱类药物等均为本病诱因。

　　**【护理评估】**

　　**（一）收集健康史**

　　了解有无情绪激动或其他诱发因素存在，有无伴随症状，有无青光眼家族史，了解起病时间、起病的缓急、诊治经过等。

　　**（二）评估身体状况**

　　**1. 症状**　表现为眼痛、头痛、虹视、雾视，视力急剧下降，可伴有恶心、呕吐等全身症状。

**2. 体征** 典型的急性闭角型青光眼有六个不同的临床阶段（分期），不同病期各有其特征表现。

（1）临床前期 有青光眼家族史，或眼部具有浅前房、虹膜膨隆、房角狭窄等眼球解剖特征，或激发试验阳性，可诊断为临床前期；当一眼急性发作确诊后，另一眼即使没有临床症状，也可以诊断为临床前期。

（2）先兆期 在急性发作前有一过性或反复多次的小发作，常因劳累或不适后，在晚间发病，突感雾视、虹视，可能有患侧额部疼痛，或伴同侧鼻根部酸胀。上述症状经睡眠或充分休息后可自行缓解或消失。如果即刻检查可发现眼压升高，常在40mmHg 以上，结膜轻度充血，角膜轻度雾状水肿、前房极浅，但房水无混浊，房角大范围关闭，瞳孔稍扩大，光反射迟钝。小发作缓解后，一般不留永久性组织损害。

（3）急性发作期 眼睑水肿，混合性充血；角膜水肿呈雾状或毛玻璃状，角膜后色素沉着；前房极浅，周边部前房几乎完全消失；瞳孔中等散大，常呈竖椭圆形，对光反射迟钝或消失，有时可见局限性后粘连；房水可有混浊，甚至出现絮状渗出物；眼压升高，可突然高达 50mmHg 以上，指测眼压时眼球坚硬如石。高眼压缓解后，眼前段常留下永久性组织损伤，包括角膜后色素沉着、虹膜节段性萎缩及色素脱失、青光眼斑（晶状体前囊下有时可见小片状白色混浊），称为青光眼三联征。

（4）间歇期 小发作后自行缓解，房角重新开放或大部分开放，房水排出功能恢复正常。因瞳孔阻滞的解剖基础没有解除，故有青光眼再发作的可能。

（5）慢性期 急性大发作未能及时治疗或反复小发作后，房角产生广泛粘连，小梁网功能严重损害，瞳孔散大，眼压中度升高，单用缩瞳剂不能控制眼压，视力进行性下降，眼底可见视盘呈杯状凹陷，血管越过视盘的边缘呈爬坡状，称为青光眼杯；并有相应视野缺损。

（6）绝对期 眼压持续升高，眼内组织退行性变。视功能完全丧失且无法复明，称为绝对期青光眼，偶尔可因眼压过高或角膜变性而剧烈疼痛。

**3. 辅助检查** 眼压检查、视野检查、房角镜检查、激发试验及眼底检查等。

**（三）评估心理社会状况**

因突然剧烈的眼痛、头痛，视力明显下降，发病急，严重影响视功能，患者害怕失明，担心手术疗效，易产生焦虑心理。

☞ 考点：
急性疼痛和感知受损是急性闭角型青光眼的主要护理问题。

【护理问题】

**1. 急性疼痛** 与眼压升高有关。

**2. 感知受损** 视力障碍 与眼压升高致角膜水肿、视网膜及视神经损害有关。

**3. 焦虑** 与担心疾病预后不良有关。

**4. 知识缺乏** 缺乏急性闭角型青光眼相关知识。

【护理措施】

处理原则：用药物迅速降低眼压，减少组织损害，积极挽救视力。待眼压恢复正常后，可考虑手术治疗。

**1. 一般护理**

（1）嘱患者清淡饮食，多吃新鲜水果、蔬菜，保持二便通畅。

（2）提供安静、整洁、舒适、安全的休息环境，保证充足的睡眠，保持良好心态，避免情绪激动，避免诱发因素。

**2. 用药护理**　遵医嘱及时给药并观察用药反应。

（1）拟副交感神经药（缩瞳剂）最常用为 0.5% ~ 2% 毛果芸香碱滴眼液滴眼，严重症状者每隔 5 ~ 10min 1 次，瞳孔缩小，眼压降低后，遵医嘱改为每 1 ~ 2h 1 次或每日 3 ~ 4 次。毛果芸香碱通过兴奋虹膜括约肌，缩小瞳孔来解除周边虹膜对小梁网的堵塞，使房角重新开放，从而降低眼压。点眼药后压迫泪囊区 2 ~ 3min，以免药液流入鼻腔吸收中毒。注意观察药物副作用，如出现眉弓疼痛、视物发暗、胃肠道反应、头痛、出汗等全身中毒症状应及时报告医生，并立即停药，严重者可用阿托品解毒。

（2）β 肾上腺能受体阻滞剂　常用 0.25% ~ 0.5% 噻吗洛尔滴眼液，每日滴眼 2 次。β 肾上腺能受体阻滞剂通过抑制房水生成而降低眼压。有心脏房室传导阻滞、窦性心动过缓和支气管哮喘者禁用。

（3）碳酸酐酶抑制剂　常用乙酰唑胺口服，可减少房水生成从而降低眼压。久服可出现口周及手脚麻木、尿路结石、肾绞痛、血尿及小便困难等副作用，故不宜长期服用。目前已研制出碳酸酐酶抑制剂局部用药制剂，如 1% 布林佐胺，其降眼压效果略小于全身用药，但全身副作用也较少。有磺胺类药物过敏史的患者禁用此类药物。

（4）前列腺素衍生物　常用药物有 0.005% 拉坦前列素、0.004% 曲伏前列素和 0.03% 贝美前列素滴眼液，每日滴眼 1 次。前列腺素衍生物可增加房水经葡萄膜巩膜外流通道排出而降低眼压。副作用有结膜充血、刺痛和痒感，长期用药可使睫毛增长、虹膜色素增加、眼周皮肤色素沉着。毛果芸香碱可减少葡萄膜巩膜通道房水外流，理论上与前列腺素制剂有拮抗作用，不宜联合用药。

（5）高渗剂　常用 20% 甘露醇注射液 250ml 快速静脉滴注，年老体弱或有心血管疾病患者，应注意呼吸及脉搏变化，以防发生意外。高渗剂可在短期内提高血浆渗透压，使眼组织特别是玻璃体中水分进入血液，从而减少眼内容积，降低眼压。使用高渗剂后颅内压降低，部分患者出现头痛、恶心等症状，宜平卧休息。

**3. 手术护理**　急性闭角型青光眼药物控制眼压后，行手术治疗。

（1）手术方式　常用的手术方式有：解除瞳孔阻滞的手术如周边虹膜切除术、激光虹膜切开术；解除小梁网阻塞的手术如房角切开术、小梁切开术、氩激光小梁成形术；建立房水外引流通道的手术又称滤过性手术如小梁切除术、非穿透性小梁手术、激光巩膜造瘘术、房水引流装置植入术；减少房水生成的手术如睫状体冷凝术、睫状体透热术和睫状体光凝术。根据青光眼患者不同病情选择不同的手术方式。

（2）术前护理　向患者解释手术目的；按内眼手术护理常规做好术前准备。

（3）术后护理　术后 24h 绝对卧床休息；观察眼压变化，滤过泡形成，前房形成和手术切口愈合情况；指导患者正确按摩滤泡，保证滤过手术后滤道通畅，促进房水排出；告知患者遵医嘱用药；嘱患者定期复查眼压和视野。

**4. 心理护理** 讲解青光眼相关知识，嘱患者保持心情舒畅、勿激动；教会患者控制情绪，消除患者恐惧、焦虑心理，保持良好的心态。

**5. 病情观察** 观察患者术后全身及术眼情况，特别注意观察切口及手术滤过泡的变化，有异常及时报告医生，以防意外发生。

**6. 健康教育**

（1）加强卫生宣教，对有临床前期的患者，应密切观察，以便早诊断，早治疗。

（2）对已确诊的青光眼患者，需长期用药、定期复查；指导患者自我监测病情，如有头痛、眼痛、恶心、呕吐等，应及时就诊。

（2）保证充足睡眠，避免情绪激动，避免引起眼压升高的因素如过度兴奋、暴怒、长时间近距离阅读、黑暗环境中停留时间太久；避免短时间内饮水量过多（一次饮水量 <300ml 为宜），以免加重病情或引起发作；避免增加腹压、眼压的动作；不宜烟酒、浓茶、咖啡和辛辣等刺激性食物；禁用阿托品类滴眼剂或口服药等。

**【护理评价】**

**1. 患者在近期内是否达到** ①眼压控制正常。②眼痛减轻或消失。③视力逐渐恢复或稳定。④焦虑心理减轻或消失，情绪稳定。

**2. 患者在远期内是否达到** ①了解急性闭角型青光眼的防治知识。②避免引起眼压升高的因素，以免加重病情或引起青光眼急性发作。

## 二、原发性开角型青光眼患者的护理

患者女性，55 岁。双眼反复眼胀伴有视物不清 2 年。视力：右眼 0.8，矫正无提高，左眼 0.6，矫正无提高。眼压：右眼 36.0mmHg，左眼 39.0mmHg，双眼角膜透明，前房深度正常，瞳孔圆，光反射迟钝，晶状体轻度混浊，眼底：视乳头边清色淡，杯盘比 =0.8，黄斑反射无。双眼电脑视野检查：双眼管状视野。初步诊断为：双眼开角型青光眼。

1. 请列出该患者主要护理问题。

2. 请列出该患者主要护理措施。

原发性开角型青光眼（primary open - angle glaucoma, POAG）是由于眼压升高引起视盘萎缩和视野缺损，最后导致失明的疾病。其特点是眼压升高，前房角开放，房水外流阻力增加，房水外流受阻于小梁网 - Schlemm 管系统。

病因尚不完全明了，可能与遗传有关；多有青光眼家族史。开角型青光眼的眼压升高是小梁途径的房水排出系统病变使房水流出阻力增加所致。

**【护理评估】**

**（一）收集健康史**

了解患者有无青光眼家族史，有无伴随症状，了解起病时间及诊治经过等。

**（二）评估身体状况**

**1. 症状**　发病隐匿，除少数患者在眼压升高时出现雾视、眼胀外，多数患者可无任何自觉症状，常直到晚期，视功能遭受严重损害时才发现。

**2. 体征**

（1）眼压　早期表现为不稳定性，眼压较正常值略高，随病情进展，眼压逐渐增高。

（2）眼前节　前房深浅正常或较深，虹膜平坦，房角开放。

（3）眼底典型表现　视盘凹陷进行性扩大和加深；视盘上下方局限性盘沿变窄，C/D 值（杯盘比，即视杯直径与视盘直径比值）增大，或形成切迹；双眼凹陷不对称，C/D 差值 >0.2；视盘上或盘周浅表线状出血；视网膜神经纤维层缺损。

（4）视功能改变　视野缺损是开角型青光眼诊断和病情评估的重要指标之一。典型的早期视野改变为旁中心暗点、弓形暗点，随病情发展，可出现鼻侧阶梯、环形暗点、向心性缩小，晚期仅存颞侧视岛和管状视野。

☞ 考点：视野缺损是开角型青光眼诊断和病情评估的重要指标。

**3. 辅助检查**　24h 眼压检查、前房角镜检查、视野检查、视觉电生理检查、OCT 检查、视神经分析仪检查等。

**（三）评估心理社会状况**

因视野改变，视功能受损，严重影响患者工作和生活，易产生焦虑、烦躁心理，担心预后产生恐惧、悲观情绪。

**【护理问题】**

**1. 感知受损**　与眼压升高、视神经纤维受损有关。

**2. 焦虑**　与担心疾病预后不良有关。

**3. 知识缺乏**　缺乏原发性开角型青光眼防治知识。

**【护理措施】**

处理原则：药物控制眼压后，可选用激光治疗或行手术治疗。

**1. 一般护理**

（1）保证充足睡眠，注意劳逸结合，防治过度疲劳。

（2）饮食宜清淡、富含营养，多食蔬菜、水果，忌烟酒、浓茶，保持大便通畅。

**2. 用药护理**　如药物可使眼压控制在安全水平，患者能配合治疗并定期复查，可先应用药物治疗，无效时应用激光治疗或行手术治疗。可根据病情选择一种或不同类几种药物联合使用，如无禁忌证，首选 β 肾上腺能受体阻滞剂。如一种药物仍未控制眼压在安全水平，可联合用药，常用 β 肾上腺能受体阻滞剂或肾上腺能受体激动剂联合缩瞳剂，两种药物滴眼应间隔 5min 以上。前列腺素衍生物也是目前治疗开角型青光眼的重要药物。

**3. 手术护理**　如药物治疗不理想，可试用氩激光小梁成形术；当药物控制眼压效果欠佳或无法坚持长期药物治疗，或没有条件进行药物治疗的病例。可行滤过性手术如小梁切除术治疗，按内眼手术术前准备及术后护理常规进行护理。

**4. 心理护理** 向患者讲解眼胀痛的原因，避免紧张情绪，向患者解释病情，消除其顾虑，帮助其正确对待疾病，配合治疗。

**5. 病情观察** 观察患者术后全身及术眼情况，特别注意观察切口及手术滤过泡的变化，有异常及时报告医生，以防意外发生。

**6. 健康教育**

（1）有青光眼家族史者，若出现不明原因的头痛、眼胀、虹视等症状，应及时到就诊。

（2）指导患者在治疗阶段，强调遵医嘱坚持用药和按时复诊的重要性，以了解眼压和视功能变化，及时调整治疗方案。

【护理评价】

**1. 患者在近期内是否达到** ①眼压是否下降或恢复正常。②视功能稳定或提高。③焦虑心理减轻或消失，情绪稳定。

**2. 患者在远期内是否达到** ①了解原发性开角型青光眼的防治知识。②坚持用药，按时复诊。

### 知识链接

#### 新生血管性青光眼

新生血管性青光眼是一种继发于广泛性视网膜缺血，如视网膜静脉阻塞、糖尿病性视网膜病变等之后的难治性青光眼，特点是在原发性眼病的基础上虹膜出现新生血管，前期由于纤维血管膜封闭了房水外流通道，后期纤维血管膜收缩牵拉，使房角关闭，引起眼压升高和剧烈疼痛。治疗棘手，局部滴用 β - 受体阻滞剂和睫状肌麻痹剂可缓解症状，但难以控制病情发展。常规滤过性手术常失败，房水引流装置或阀门植入术和睫状体破坏手术可控制眼压。

## 目标检测

1. 简述房水的生成和主要的流出途径。
2. 简述急性闭角型青光眼的临床分期和特点。
3. 简述急性闭角型青光眼患者的护理问题。
4. 简述急性闭角型青光眼患者的护理措施。
5. 简述原发性开角性青光眼患者的护理问题。

# 第七节 葡萄膜病患者的护理

葡萄膜是眼球壁的中层组织，富含色素和黑色素相关抗原，易于受到自身免疫、感染、代谢、血源性、肿瘤等因素的影响。葡萄膜病以炎症最为常见。目前在国际上，通常将发生在葡萄膜、视网膜、视网膜血管以及玻璃体的炎症统称为葡萄膜炎，多发生于青壮年，易合并全身性自身免疫性疾病，常反复发作。按解剖位置可将葡萄膜炎分为前葡萄膜炎、中间葡萄膜炎、后葡萄膜炎和全葡萄膜炎。

## 一、急性虹膜睫状体炎患者的护理

患者女性，35岁。右眼红痛伴有视物不清2天，右眼睫状充血，角膜后可见尘状KP，前房深度正常，房水闪辉（＋＋），瞳孔欠圆，虹膜部分后粘连，晶状体前囊可见色素性颗粒沉着，眼底窥不入；左眼无充血，角膜透明，前房深度可，余大致正常。初步诊断为：右眼急性虹膜睫状体炎。

1. 请列出该患者主要护理问题。
2. 请列出该患者主要护理措施。

前葡萄膜炎包括虹膜炎、虹膜睫状体炎和前部睫状体炎3种类型，是葡萄膜炎中最常见的类型。按病程分类，可分为急性前葡萄膜炎和慢性前葡萄膜炎，临床上多见为急性炎症。本节主要介绍急性虹膜睫状体炎。

病因复杂，可分为感染性和非感染性两大类。

**1. 感染性因素** 是由细菌、病毒、真菌、寄生虫等病原体感染所致，直接侵入发病；也可通过诱发抗原抗体及补体复合物而发病，还可通过病原体与人体或眼组织的交叉反应而引起免疫应答和炎症。

**2. 非感染性因素** 分为内源性和外源性两类。内源性因素主要有自身免疫性、过敏性疾病等。外源性因素主要是有外伤、手术等各种物理损伤、酸碱和药物等化学损伤。

【护理评估】

（一）收集健康史

了解是否有自身免疫性疾病如强直性脊柱炎，是否患有病毒性、结节性、结核、梅毒等疾病，了解内眼手术史，了解发病的时间、诱因及诊治经过等。

（二）评估身体状况

**1. 症状** 表现为突发眼痛、畏光、流泪和视力下降等。

**2. 体征**

（1）睫状充血或混合性充血为常见体征。

（2）角膜后沉着物 炎症细胞或色素沉积于角膜后表面，称为角膜后沉着物（KP），其形成需要角膜内皮损伤和炎症细胞或色素的同时存在。

（3）前房闪辉 是由于血－房水屏障功能破坏，蛋白进入房水造成的。裂隙灯检查时表现为前房内白色光束，但前房闪辉并不代表一定有活动性炎症。

（4）前房细胞 前房中出现炎症细胞，裂隙灯检查可见到大小一致的灰白色尘状颗粒。炎症细胞是反映眼前段炎症的可靠指标。

（5）虹膜改变 虹膜可出现水肿、纹理不清等改变，并有虹膜前后粘连、房角粘连、虹膜膨隆等改变。

（6）瞳孔改变 炎症时因睫状体痉挛和瞳孔括约肌的持续性收缩，可引起瞳孔缩小、瞳孔光反射迟钝或消失；虹膜后粘连不能拉开，散瞳后常出现多种形状的瞳孔外观，如梅花状、梨状或不规则状，如虹膜发生 360° 的粘连，称为瞳孔闭锁；如纤维膜覆盖整个瞳孔区，称为瞳孔膜闭。

（7）并发症 并发性白内障、继发性青光眼、低眼压及眼球萎缩。

**3. 辅助检查** 血常规、血沉、HLA－B27 抗原、梅毒血清学试验、结核菌素试验、免疫球蛋白测定等，怀疑病原体感染所致者，应进行相应的病原学检查。

（三）评估心理社会状况

由于发病急，并反复发作，严重影响视力，使患者的生活、工作、学习和社会活动均受到不同程度的影响而产生焦虑和悲观等心理障碍。

【护理问题】

**1. 急性疼痛** 与炎症刺激睫状神经末梢有关。

**2. 感知受损** 视力下降与房水混浊等有关。

**3. 知识缺乏** 缺乏虹膜睫状体炎相关知识。

**4. 潜在并发症** 并发性白内障、继发性青光眼等。

☞考点：急性疼痛和感知受损是急性虹膜睫状体炎的主要护理问题。

**【护理措施】**

处理原则：立即扩瞳，用热敷、药物控制感染，并预防并发症。

**1. 一般护理**

（1）饮食清淡，避免辛辣等刺激性食物。

（2）患眼热敷可促进炎症吸收，减轻炎症反应和疼痛。每次15min，每天2~3次。

（3）做好视力下降患者的生活护理，注意患者安全。

**2. 用药护理** 遵医嘱正确地用药，向患者解释用药目的及药物的副作用，同时注意观察药物疗效及使用过程中出现的副作用。

（1）睫状肌麻痹剂 告知患者局部应用散瞳剂可防止或拉开虹膜后粘连，避免并发症，同时解除睫状肌、瞳孔括约肌的痉挛，以减轻充血、水肿及疼痛，促进炎症恢复。如1%托品酰胺滴眼液、1%后马托品滴眼液、1%阿托品眼药膏，用药后应压迫泪囊区2~3min，以减少药物经鼻腔黏膜吸收引起的全身中毒反应，并告诉患者如果出现口干、面色潮红等症状是药物的正常作用，应多饮水。新鲜的虹膜后粘连不易拉开时，可结膜下注射散瞳合剂（1%阿托品、1%可卡因、0.1%肾上腺素等量混合）0.1~0.2ml。

（2）糖皮质激素 局部应用糖皮质激素。对于严重的患者，可以增加用药频率，根据炎症消退情况逐渐减少滴眼次数。应注意观察眼压和眼底的变化，警惕激素的副作用。

（3）非甾体消炎药 可给予吲哚美辛、双氯芬酸钠等滴眼液滴眼治疗，一般不需口服给药。

（4）病因治疗 由感染因素引起的，应给予相应的抗感染治疗。

**3. 手术护理** 如患者出现并发性白内障应在炎症得到很好控制的情况下，行手术治疗；继发性青光眼患者，出现瞳孔阻滞者应在积极抗炎治疗下，尽早行激光虹膜切开术或行虹膜周边切除术，如房角粘连广泛者可行滤过性手术。

**4. 心理护理** 耐心向患者解释病情及预后情况，使患者积极配合治疗，帮助患者树立战胜疾病的信心。

**5. 病情观察** 观察视力、眼压的变化；警惕并发性白内障、继发性青光眼的发生；观察使用糖皮质激素后有无体形改变、胃出血及骨质疏松等不良反应。

**6. 健康教育**

（1）注意劳逸结合、生活规律、戒烟酒，锻炼身体，增强体质，提高抵抗力。

（2）治疗期间患者因瞳孔散大出现视近物模糊不清，不宜过度用眼，避免强光刺激。

（3）定期复查，按医嘱用药，在炎症完全消退后，经医生同意方可停药。应用激素者，注意观察用药的不良反应。

**【护理评价】**

**1. 患者在近期内是否达到** ①眼痛、畏光、流泪等症状减轻。②视力逐步提高至发病前状况。③无并发性白内障、继发性青光眼等并发症发生。

**2. 患者在远期内是否达到** ①了解急性虹膜睫状体炎的防治知识。②积极治疗相关性的全身性疾病，避免诱发因素，防止复发。

## 二、中间葡萄膜炎患者的护理

患者男性，31 岁。左眼视物不清 1 周，查体：左眼轻度充血，角膜后可见羊脂状 KP，前房深度正常，房水闪辉（＋），瞳孔圆，晶状体透明，玻璃体腔下方可见大小一致的灰白色点状混浊，视盘边界清，周边视网膜小静脉迂曲扩张，伴视网膜浅层出血。初步诊断为：左眼中间葡萄膜炎。

1. 请列出该患者主要护理问题。
2. 请列出该患者主要护理措施。

中间葡萄膜炎（intermediate uveitis）是一组累及睫状体扁平部、玻璃体基底部、周边脉络膜和视网膜的炎症性和增殖性疾病。发病隐匿，病程缓慢，多见于 40 岁以下，男女发病比例相似，常累及双眼，可同时或先后发病。

病因复杂，可由感染因素如细菌、病毒等病原体感染所致及对感染因素产生的变态反应；还可因视网膜 S 抗原、玻璃体成分等诱发的自身免疫反应引起，可伴随自身免疫性疾病发生。

### 【护理评估】

**（一）收集健康史**

了解是否有自身免疫性的全身性疾病如强直性脊柱炎、病毒性、结节性、结核、梅毒等疾病，了解发病的时间、诱因及诊治经过等。

**（二）评估身体状况**

**1. 症状** 轻者可无任何症状或仅出现飞蚊症，重者可出现视物模糊，暂时性近视，少数患者可出现眼红、眼痛等表现。

**2. 体征** 眼前段改变可有羊脂状或尘状 KP，轻度前房闪辉及房水细胞，虹膜出现后粘连、前粘连；睫状体扁平部发生雪堤样的特征性改变，下方玻璃体基底部呈雪球状混浊，眼底周边视网膜炎，视网膜血管炎。

**3. 并发症** 可并发黄斑囊样水肿、并发性白内障、视网膜新生血管、玻璃体积血以及视网膜病变等。

**4. 辅助检查** 病原学检查、眼底荧光血管造影检查、超声生物显微镜检查（UBM）、眼 B 超等。

**（三）评估心理社会状况**

由于病程缓慢，并发症多见，使患者的生活、工作、学习和社会活动均受到不同程度的影响而产生焦虑和悲观等心理障碍。

【护理问题】

**1. 感知受损** 与房水混浊、病变累及黄斑等有关。

**2. 知识缺乏** 缺乏中间葡萄膜炎相关知识。

**3. 潜在并发症** 黄斑囊样水肿、并发性白内障、视网膜新生血管、玻璃体积血以及视网膜病变等。

【护理措施】

处理原则：定期观察，积极药物、激光、手术治疗，预防并发症。

**1. 一般护理**

（1）饮食清淡，避免辛辣等刺激性食物。

（2）对视力大于0.5，且无明显眼前段炎症者，应定期观察，可暂不给予治疗。

（3）做好视力下降患者的生活护理，注意患者安全。

**2. 用药护理** 对视力下降至0.5以下并有明显的活动性炎症者，应积极治疗。遵医嘱正确地用药，先向患者解释用药目的及药物的副作用，同时注意观察药物疗效及使用过程中出现的副作用。

（1）单眼受累，糖皮质激素后Tenon囊下注射。

（2）双侧受累，选用泼尼松口服，随病情好转逐渐减量，用药时间宜在半年以上；炎症难以控制时，可选用免疫抑制剂。需长期治疗者，应注意药物毒副作用。

（3）眼前段受累者，应用糖皮质激素眼液和睫状肌麻痹剂。

**3. 激光护理** 药物治疗无效者，可行睫状体扁平部冷凝；出现视网膜新生血管，可行激光光凝治疗。

**4. 手术护理** 对于顽固性病例可行玻璃体切除术，但需严格把握手术适应证。按照内眼手术常规进行护理。

**5. 心理护理** 耐心向患者解释病情及预后情况，使患者积极配合治疗，帮助患者树立战胜疾病的信心。

**6. 病情观察** 观察视力、眼压的变化；警惕黄斑囊样水肿、并发性白内障、视网膜新生血管、玻璃体积血以及视网膜病变等并发症的发生；观察使用糖皮质激素、免疫抑制剂后有无不良反应发生。

**7. 健康教育**

（1）注意劳逸结合、生活规律、戒烟酒，锻炼身体，增强体质，提高抵抗力。

（2）患病期间视物模糊，不宜过度用眼，避免强光刺激。

（3）定期复查，按医嘱用药，在炎症完全消退后，经医生同意方可停药。应用激素者，注意观察用药的不良反应。

【护理评价】

**1. 患者在近期内是否达到** ①视力逐步提高至发病前状况。②无黄斑囊样水肿、并发性白内障、视网膜新生血管、玻璃体积血以及视网膜病变等并发症发生。

**2. 患者在远期内是否达到** ①了解中间葡萄膜炎的防治知识。②积极治疗相关性的全身性疾病，避免诱发因素，防止复发。

## 三、后葡萄膜炎患者的护理

 **案例** - - - - - - - - - - - - - - - - - - - - - - - - - - - - - - - - - - - - - - - - - -

患者女性，47岁。右眼视物不清伴有眼前闪光感4天，查体：右眼无充血，角膜透明，前房深度正常，房水闪辉（-），瞳孔圆，晶状体透明，眼底：玻璃体腔可见大量炎症细胞，视盘边界清，视网膜散在小出血点，可见血管闭塞，血管白鞘，黄斑区水肿。初步诊断为：右眼后葡萄膜炎。

1. 请列出该患者主要护理问题。
2. 请列出该患者主要护理措施。

- - - - - - - - - - - - - - - - - - - - - - - - - - - - - - - - - - - - - - - - - -

后葡萄膜炎（posterior uveitis）是一组累及脉络膜、视网膜、视网膜血管和玻璃体的炎症性疾病。临床上包括脉络膜炎、视网膜炎、脉络膜视网膜炎和视网膜血管炎等。

病因复杂，与感染、免疫、氧化损伤等因素有关。

【护理评估】

（一）收集健康史

了解是否有相关性的全身性疾病如强直性脊柱炎、病毒性、结节性、结核、梅毒等疾病，了解发病的时间、诱因及诊治经过等。

（二）评估身体状况

1. **症状** 主要取决于炎症的类型，受累部位及严重程度，可有眼前黑影或暗点，闪光感，视物模糊或不同程度的视力下降。

2. **体征** 眼前段无充血及炎性改变，后部玻璃体内可见炎症细胞或混浊。可见大小不一局灶性脉络膜视网膜浸润病灶；视网膜血管炎出现血管鞘、血管闭塞和出血等；视网膜水肿和黄斑水肿。晚期视网膜有色素围绕萎缩斑。此外，还可出现渗出性视网膜脱离、增生性玻璃体视网膜病变、视网膜新生血管、视网膜下新生血管或玻璃体积血等改变。

3. **辅助检查** 眼底荧光血管造影检查（FFA）、吲哚青绿血管造影检查（ICGA）、眼B超、光学相干断层扫描（OCT）检查、CT、MRI、血清学检查等；病原体培养、抗体测定等。

（三）评估心理社会状况

由于疾病严重影响视力，使患者的生活、工作、学习和社会活动均受到不同程度的影响而产生焦虑和悲观等心理障碍。

【护理问题】

1. **感知受损** 与病变累及黄斑等有关。

2. **焦虑** 与担心疾病预后不良有关。

3. **知识缺乏** 缺乏后葡萄膜炎相关知识。

**【护理措施】**

处理原则：病因治疗，激素和免疫抑制剂药物治疗。

**1. 一般护理**

（1）饮食清淡，避免辛辣等刺激性食物。

（2）做好视力下降患者的生活护理，注意患者安全。

**2. 用药护理** 遵医嘱正确地用药，先向患者解释用药目的及药物的副作用，同时注意观察药物疗效及使用过程中出现的副作用。

（1）由感染因素引起的，应给予相应的抗感染治疗。

（2）由免疫因素引起的，主要应用免疫抑制剂治疗。

（3）单侧受累者可给与糖皮质激素后 Tenon 囊下注射治疗。

（4）双侧受累或单侧受累不宜行后 Tenon 囊下注射者，可口服糖皮质激素及其他免疫抑制剂等药物。由于一些类型的后葡萄膜炎较为顽固，免疫抑制剂应用时间应足够长，联合用药常能降低药物的用量和副作用，增强疗效。在治疗过程中需注意药物的毒副作用。

**3. 心理护理** 耐心向患者解释病情及预后情况，使患者积极配合治疗，帮助患者树立战胜疾病的信心。

**4. 病情观察** 观察视力、眼压的变化，及时发现并发症；观察使用糖皮质激素、免疫抑制剂后有无不良反应。

**5. 健康教育**

（1）注意劳逸结合、生活规律、戒烟酒，锻炼身体，增强体质，提高抵抗力。

（2）定期复查，按医嘱用药，在炎症完全消退后，经医生同意方可停药。应用激素和免疫抑制剂者，注意观察用药的不良反应。

**【护理评价】**

**1. 患者在近期内是否达到** ①视力逐步提高至发病前状况。②焦虑减轻。

**2. 患者在远期内是否达到** ①了解后葡萄膜炎的防治知识。②积极治疗相关性的全身性疾病，避免诱发因素，防止复发。

## 目标检测

1. 简述急性虹膜睫状体炎局部应用散瞳剂的目的。

2. 简述急性虹膜睫状体炎患者的护理问题。

3. 简述中间葡萄膜炎患者的护理评估。

4. 简述后葡萄膜炎患者的护理评估。

# 第八节　视网膜病患者的护理

**知识目标**

1. 掌握视网膜中央动脉、视网膜中央静脉阻塞的护理评估、护理问题及护理措施。

2. 熟悉糖尿病性视网膜病变、视网膜脱离的护理评估和护理措施。

3. 了解视网膜疾病的病因、发病机制及专科新进展。

**技能目标**

1. 熟练运用护理程序对视网膜疾病患者进行护理评估，明确护理问题。

2. 学会对视网膜疾病患者实施正确的护理措施，并能结合患者情况实施健康教育。

**素质目标**

1. 理解视网膜疾病患者的心理特点，并在对护理关怀中体现。

2. 具有互相帮助、团结协作的团队精神。

视网膜为眼球壁的最内层，其前界为锯齿缘，后界止于视盘，视网膜是一层对光敏感、精细的膜样结构。视网膜由神经感觉层与色素上皮层组成。神经感觉层三级神经元：视网膜光感受器、双极细胞和神经节细胞，神经节细胞的轴突构成神经纤维层，汇集组成视神经，是形成各种视功能的基础。神经感觉层除神经元和神经胶质细胞外，还包含有视网膜血管系统。视网膜易受自身血管疾病和全身血管性疾病的影响。

视网膜的结构和功能特点与其病理改变和疾病的关系密切。常见的视网膜病变表现出以下特点：视网膜血管改变包括管径变化、视网膜动脉硬化呈"铜丝"甚至"银丝"样改变、血管白鞘和白线状、异常血管；血 - 视网膜屏障破坏的表现包括视网膜水肿、视网膜渗出、视网膜出血、渗出性视网膜脱离；视网膜色素改变；视网膜增生性病变包括视网膜新生血管膜、视网膜增生膜；视网膜变性性改变包括视网膜色素变性、周边视网膜变性。

## 一、视网膜中央动脉阻塞患者的护理

患者男性，60岁。右眼突然视物不见5h，视力：右眼光感，矫正无提高，左眼1.0，双眼无充血，角膜透明，右眼瞳孔约4mm，左眼瞳孔约3mm，右眼直接对光反射极迟钝，间接对光反射存在，晶状体轻度混浊，眼底检查：右眼视乳头边界欠清，视网膜血管变细，后极部视网膜呈灰白色水肿，黄斑区可见一樱桃红斑点，左眼视乳头边界清，视网膜血管细，黄斑区中心凹反光可见。初步诊断为：右眼视网膜中央动脉阻塞。

1. 请列出该患者主要护理问题。
2. 请列出该患者主要护理措施。

视网膜动脉阻塞（retinal artery occlusion，RAO）是指视网膜中央动脉或其分支阻塞。临床上根据阻塞部位的不同，分为视网膜中央动脉阻塞（central retinal artery occlusion，CRAO）和视网膜分支动脉阻塞（branch retinal artery occlusion，BRAO）。视网膜中央血管为终末血管，动脉阻塞后，该血管供应的视网膜营养中断，视网膜发生急性缺血，导致视功能急剧损害或丧失。如果处理不及时将致盲。

常见原因主要为血管栓塞、血管痉挛、血管壁受损和血栓形成，以及血管外部的压迫等；常因筛板水平的视网膜中央动脉粥样硬化栓塞所致，栓子栓塞可能占20%的病例。系统性病因有偏头痛、外伤、凝血障碍、炎症或感染性疾病、结缔组织病包括巨细胞动脉炎等。

【护理评估】

（一）收集健康史

了解是否有高血压、高血脂、糖尿病、心内膜炎、动脉粥样硬化、外伤等病史。了解发病时间及采取治疗措施等。

（二）评估身体状况

**1. 症状** 患眼视力突发无痛性急剧下降至手动或光感，甚至丧失光感，有的患者在发作前有阵发性黑矇的先兆症状。

**2. 体征** 检查见瞳孔散大，直接光反射消失，间接光反射存在。眼底可见视网膜混浊水肿呈灰白色，在中心凹处可透见其深面的脉络膜橘红色反光，与其周围灰白水肿的视网膜形成鲜明对比，称为樱桃红斑。视网膜动脉变细，少见视网膜出血。数周后，视网膜水肿消退，视网膜萎缩，血管变细呈白线状。

**3. 辅助检查** 眼底荧光血管造影、视野、血沉、血脂、血糖等。

（三）评估心理社会状况

由于发病急，严重影响视功能，使患者的生活、工作、学习受到不同程度的影响而产生焦虑、恐惧、紧张心理。

☞ 考点：
1h 内阻塞得到缓解，视力多可恢复，超过4h 则很难恢复。

【护理问题】

**1. 感知受损** 与视网膜中央动脉阻塞有关。

**2. 焦虑** 与视力突然下降有关。

**3. 知识缺乏** 缺乏视网膜中央动脉阻塞防治知识。

【护理措施】

处理原则：争分夺秒抢救视力，关键是通过扩张血管、吸氧、降低眼压和支持营养治疗。

**1. 一般护理**

（1）嘱患者清淡饮食，宜消化，忌烟酒；多休息、保持环境安静。

（2）患者视力未恢复期间要协助患者做好生活护理。

**2. 用药护理**　本病是眼科急症，视网膜完全缺血超过 90min 后即出现不可逆损害。一旦确诊视网膜中央动脉阻塞应立即配合医生对患者进行抢救性治疗。

（1）血管扩张剂　遵医嘱立即应用速效药物，如吸入亚硝酸异戊酯 0.2ml 或舌下含服硝酸甘油 0.5mg；妥拉唑啉球后注射或全身应用血管扩张剂。

（2）吸氧　吸入 95% 氧及 5% 二氧化碳混合气体，每小时吸入 10min。

（3）降低眼压　如按摩眼球、前房穿刺术、球后麻醉或口服乙酰唑胺等。

（4）其他　维生素 $B_1$、$B_{12}$ 营养视神经治疗；全身溶栓治疗；全身应用抗凝剂如口服阿司匹林等；如疑有巨细胞动脉炎，应给予全身皮质类固醇激素治疗，预防另一只眼发病有效；应积极寻找全身病，对因治疗等。

**3. 心理护理**　视力突然完全丧失，患者在短时间内很难接受这一现实，应主动安慰患者，帮助患者树立战胜疾病的自信心，密切配合治疗。

**4. 病情观察**　观察患者视力的恢复情况和药物的副作用，应及时报告医生并协助护理。

**5. 健康教育**

（1）如患者有动脉硬化、高血压、高血脂、糖尿病等慢性疾病，应定期检查，及时治疗，以消除发病的潜在因素。

（2）教会患者预防和自救的方法。告诉患者视网膜中央动脉阻塞发病后，1h 内阻塞得到缓解，视力多可恢复，超过 4h 则很难恢复。因此，一旦出现相关症状，应立即就诊。在院前可通过按摩自救，方法：闭眼后用示指和中指的指腹压迫患者眼球数秒钟、重复数次以改善视网膜血管的灌注。

（3）生活规律，保证睡眠充足，锻炼身体，增强体质，避免劳累。

**【护理评价】**

**1. 患者在近期内是否达到**　①视力有改善。②焦虑消除，情绪稳定。

**2. 患者在远期内是否达到**　①了解视网膜中央动脉阻塞的防治知识。②积极治疗相关性的全身性疾病，避免诱发因素，防止复发。

## 二、视网膜中央静脉阻塞患者的护理

 - - - - - - - - - - - - - - - - - - - - - - - - - - - - - - - - - - - -

　　患者女性，62 岁。左眼视物不清 2 月，视力：右眼 0.6，矫正无提高，左眼 0.1，矫正 0.2，双眼无充血，角膜透明，前房深度正常，晶状体皮质性混浊，眼底检查：右眼视乳头边界清，视网膜在位，左眼视乳头边界欠清，视网膜血管变细，视网膜静脉迂曲扩张，视网膜浅层出血、水肿及棉絮斑。初步诊断为：左眼视网膜中央静脉阻塞，双眼年龄相关性白内障。

　　1. 请列出该患者主要的护理问题。

2. 请列出该患者主要的护理措施。

视网膜静脉阻塞（retinal vein occlusion，RVO）是临床上比较常见的眼底血管病，是一种以伴有大片火焰状浅层出血和渗出为主要临床特征的视网膜血液循环障碍性疾病。临床上根据阻塞部位的不同，分为视网膜中央静脉阻塞和视网膜分支静脉阻塞两种。本病比视网膜中央动脉阻塞更多见，常为单眼发病，是致盲性眼病之一。

病因较复杂，多与血栓形成有关，或视网膜中央动脉粥样硬化的压迫有关，好发于筛板附近或动静脉交叉处；相关的血管性疾病有高血压、动脉硬化、血管炎症等。

【护理评估】

（一）收集健康史

了解有无高血压、高血脂、动脉粥样硬化、血管炎、肾炎等病史，有无情绪激动、过度疲劳等诱发因素，了解发病的时间及诊治经过。

（二）评估身体状况

**1. 症状** 视力突然下降，视力受损程度不等。

**2. 体征** 视网膜水肿，视网膜静脉迂曲扩张，视网膜内出血呈火焰状，沿视网膜静脉分布。根据临床表现和预后可分为非缺血型和缺血型。缺血型多伴有黄斑囊样水肿，易发生虹膜新生血管和新生血管性青光眼等并发症，预后不良。

**3. 辅助检查** 眼底荧光血管造影、视野、视网膜电图检查、血液检查。

（三）评估心理社会状况

由于发病急，病程长，严重影响视功能，患者易产生焦虑、紧张等心理。

【护理问题】

**1. 感知受损** 视力下降，与视网膜出血、渗出有关。

**2. 焦虑** 与视力下降，预后不良有关。

**3. 知识缺乏** 缺乏视网膜中央静脉阻塞防治知识。

**4. 潜在并发症** 玻璃体积血、增殖性玻璃体视网膜病变、视网膜脱离、新生血管性青光眼等并发症。

【护理措施】

处理原则：目前尚无有效治疗药物，积极治疗原发病；预防和治疗并发症。

**1. 一般护理**

（1）嘱患者饮食清淡，低盐、低脂饮食，忌辛辣刺激食物，保持大便通畅。

（2）协助患者在视力未恢复期间的生活护理。

**2. 用药护理**

（1）积极治疗原发病如高血压、糖尿病、动脉硬化等。

（2）溶栓抗凝治疗如尿激酶、链激酶等，不宜用止血剂、抗凝剂及血管扩张剂。

（3）对于黄斑水肿，存在血管炎时，可口服糖皮质激素；玻璃体腔内注射曲安奈德治疗黄斑水肿疗效明显。

（4）营养神经药物如维生素 $B_1$、$B_{12}$ 等。

**3. 激光护理** 对大面积毛细血管无灌注区或已产生新生血管者，应采用全视网膜激光光凝。对于需要激光治疗患者，治疗前向患者及家属解释光凝的目的、过程和注意事项。

**4. 手术护理** 玻璃体积血者可考虑行玻璃体切除术，按照内眼手术常规进行护理。

**5. 心理护理** 嘱患者保持心情舒畅，解释疾病发展、转归，使患者积极配合治疗。

**6. 病情观察** 观察患者视力的恢复情况和药物的副作用，如有视力突然严重下降、部分视野缺损等异常情况，应及时报告医生并协助护理；严密观察虹膜新生血管的发生和眼压的变化，积极预防并发症。

**7. 健康教育**

（1）如有高血压、高血脂、糖尿病、动脉粥样硬化等全身性疾病应积极治疗。

（2）生活规律、稳定情绪、适当活动或定期复诊，发现并发症及时就诊。

【护理评价】

**1. 患者在近期内是否达到** ①视力有改善。②焦虑减轻或消失，情绪稳定。③无玻璃体积血、增殖性玻璃体视网膜病变、视网膜脱离、新生血管性青光眼等并发症发生。

**2. 患者在远期内是否达到** ①了解视网膜中央静脉阻塞的防治知识。②积极治疗相关性的全身性疾病，避免诱发因素，防止复发。

## 三、糖尿病性视网膜病变患者的护理

患者男性，58 岁。双眼视物不清 2 年，视力：右眼 0.4，矫正无提高，左眼 0.3，矫正无提高，双眼无充血，角膜透明，前房深度正常，晶状体后囊下混浊，眼底检查：双眼视乳头边界清，视网膜血管变细，视网膜散在点、片状出血及渗出，黄斑区水肿。初步诊断为：双眼糖尿病性视网膜病变，双眼糖尿病性白内障。

1. 请列出该患者主要护理问题。

2. 请列出该患者主要护理措施。

糖尿病性视网膜病变（diabetic retinopathy，DR）是最常见的视网膜血管病，是糖尿病的并发症之一。与糖尿病的病程、发病年龄、遗传因素和血糖控制程度有关。可造成严重的视功能损害，是当前主要的致盲性眼病之一。

确切发病机制尚不明了，视网膜微血管病变是糖尿病视网膜病变的基本病理改变。目前认为长期的高血糖对视网膜微循环造成损害，使视网膜毛细血管闭塞，导致视网膜缺血，由此引起视网膜水肿和新生血管的形成。

【护理评估】

（一）收集健康史

了解患者糖尿病病史及诊治经过，了解血糖的控制情况及其他全身病史。

（二）评估身体状况

**1. 症状**　多数患者有糖尿病多饮、多食、多尿和体重下降等全身症状。眼部症状主要表现为早期无自觉症状，病变发展到黄斑后出现不同程度的视力减退。

**2. 体征**　视网膜毛细血管的病变表现为微动脉瘤、出血斑点、硬性渗出、棉绒斑、静脉串珠状、视网膜内微循环异常（IRMA），以及黄斑水肿等。广泛缺血会引起视网膜或视盘的新生血管、视网膜前出血、玻璃体积血及牵拉性视网膜脱离。

2002 年国际眼科学术会议上拟定 DR 临床分级标准（表 2 - 1），该标准以散瞳检眼镜检查所见为基础。

表 2 - 1　糖尿病性视网膜病变的国际临床分期标准（2002 年）

| 病变严重程度 | 散瞳眼底检查所见 |
| --- | --- |
| 无明显视网膜病变 | 无异常 |
| 轻度 NPDR | 仅有微动脉瘤 |
| 中度 NPDR | 微动脉瘤，存在轻于重度 NPDR 的表现 |
| 重度 NPDR | 出现下列任一改变，但无 PDR 表现 |
|  | 1. 任一象限中有多于 20 处视网膜内出血 |
|  | 2. 在 2 个以上象限有静脉串珠样改变 |
|  | 3. 在 1 个以上象限有显著的视网膜内微血管异常 |
| PDR | 出现以下一种或多种改变： |
|  | 新生血管形成、玻璃体积血或视网膜前出血 |

NPDR：非增殖性糖尿病性视网膜病变 PDR：增殖性糖尿病性视网膜病变

**3. 辅助检查**　眼底荧光素血管造影，血液检查。

（三）评估心理社会状况

糖尿病为终身性疾病，糖尿病性视网膜病变病程长、严重影响视功能，影响生活、工作，使患者易产生焦虑、悲观心理。

【护理问题】

**1. 感知觉紊乱**　与视网膜出血及渗出等因素有关。

**2. 焦虑**　与血糖控制欠佳及病程长有关。

**3. 知识缺乏**　缺乏糖尿病视网膜病变相关知识。

**4. 潜在并发症**　新生血管性青光眼、玻璃体积血、牵拉性视网膜脱离等。

【护理措施】

处理原则：控制血糖；并采用视网膜光凝术及手术等治疗。

**1. 一般护理**

（1）嘱患者合理饮食，告知患者控制血糖的重要性。

（2）定期散瞳检查眼底，以便能早期发现糖尿病视网膜病变，早期治疗。

☞ 考点：激光光凝治疗是治疗糖尿病视网膜病变有效措施。

**2. 激光护理**　目前无特殊有效的治疗药物。激光光凝是目前治疗本病的有效措施，常用全视网膜光凝治疗；如有黄斑水肿，可行黄斑格栅样光凝。对于需要激光治疗患者，治疗前向患者及家属解释光凝的目的、过程和注意事项。

**3. 手术护理**　对已发生玻璃体积血长时间不吸收、牵拉性视网膜脱离，特别是黄斑受累时，应行玻璃体切除术，术中同时光凝治疗。按照内眼手术常规进行护理。

**4. 心理护理**　解释控制血糖的意义，解释疾病发展、转归，使患者增强信心，配合治疗。

**5. 病情观察**　密切观察眼压、视力变化，定期散瞳查眼底，预防新生血管增殖、新生血管性青光眼、牵拉性视网膜脱离等并发症的发生。

**6. 健康教育**

（1）为防止视力的进一步下降，告知患者控制血糖和减少糖尿病并发症的重要意义。

（2）向患者讲解糖尿病和糖尿病视网膜病变的预防和治疗知识，强调控制血糖的意义，定期检查眼底情况。

**【护理评价】**

**1. 患者在近期内是否达到**　①视力保持稳定。②焦虑减轻或消失，情绪稳定。③无新生血管性青光眼、玻璃体积血、牵拉性视网膜脱离等并发症发生。

**2. 患者在远期内是否达到**　①了解糖尿病性视网膜病变的防治知识。②积极治疗糖尿病，控制血糖平稳。

## 四、高血压性视网膜病变患者的护理

患者女性，65 岁。双眼反复一过性视物不清 2 年，查体：双眼无充血，角膜透明，前房深度正常，瞳孔圆，对光反射存在，晶状体轻度混浊，散瞳查眼底：视盘边界清，视网膜动脉呈银丝状改变，A/V＝1/2，可见动静脉交叉征，黄斑反射无。初步诊断为：双眼高血压性视网膜病变。

1. 请列出该患者主要护理问题。
2. 请列出该患者主要护理措施。

高血压性视网膜病变（hypertensive retinopathy，HRP）是指由于高血压导致视网膜血管内壁损害的总称，可以发生于原发性或继发性高血压。有高血压性视网膜病变者易并发 BRVO、RAO、视网膜大动脉瘤及前部缺血性视神经病变。

视网膜动脉对高血压的反映是血管痉挛、变窄，血管壁增厚，严重时可出现水肿、渗出、出血和棉絮斑。

【护理评估】

（一）收集健康史

了解患者高血压病史及诊治经过，了解血压的控制情况及其他全身病史。

（二）评估身体状况

**1. 症状** 不同程度的视力下降。

**2. 体征** 临床上根据病变进展和严重程度，将高血压性视网膜病变分为四级。Ⅰ级：主要为血管收缩、变窄。视网膜动脉普通轻度变窄，小分支尤为明显，动脉反光带增宽，可出现静脉隐蔽现象，即在动静脉交叉处透过动脉看不到其下的静脉血柱。Ⅱ级：主要为动脉硬化。视网膜动脉普通性缩窄，呈局限性，铜丝或银丝状，反光增强，动静脉交叉处表现为：隐匿合并偏移，远端膨胀或被压呈梭形，并可呈直角偏离。Ⅲ级：主要为渗出，可见棉絮斑、硬性渗出、出血及广泛微血管改变。Ⅳ级：Ⅲ级改变基础上，伴有视盘水肿和动脉硬化的各种并发症。

**3. 辅助检查** 眼底荧光素血管造影，血压检查。

（三）评估心理社会状况

高血压性视网膜病变病程长、严重影响视功能，影响生活、工作，使患者易产生焦虑、悲观心理。

【护理问题】

**1. 感知觉紊乱** 与视网膜及视神经损害有关。

**2. 焦虑** 与血压控制欠佳及病程长有关。

**3. 知识缺乏** 缺乏高血压性视网膜病变相关知识。

【护理措施】

处理原则：控制血压；对症治疗。

**1. 一般护理**

（1）嘱患者低盐、低脂、低胆固醇饮食，告知患者控制血压的重要性。

（2）定期散瞳检查眼底，以便能早期发现高血压性视网膜病变，早期治疗。

**2. 用药护理** 指导患者按医嘱服用降血压药物控制血压，如视网膜渗出或出血可应用维生素 C、芦丁、碘剂及血管扩张剂等药物治疗。

**3. 心理护理** 解释控制血压的意义，解释疾病发展、转归，使患者增强信心，配合治疗。

**4. 病情观察** 密切观察血压、视力变化，定期散瞳查眼底。

**5. 健康教育**

（1）为防止视力的进一步下降，告知患者控制血压的重要意义。

（2）向患者讲解高血压和高血压性视网膜病变的预防和治疗知识，强调控制血压的意义，定期检查眼底情况。

【护理评价】

**1. 患者在近期内是否达到** ①视力保持稳定。②焦虑减轻或消失，情绪稳定。

**2. 患者在远期内是否达到** ①了解高血压性视网膜病变的防治知识。②积极治疗高血压，控制血压平稳。

## 五、视网膜脱离患者的护理

患者女性，39 岁。左眼下方视物遮挡 1 周，视力：右眼 0.2，矫正 1.0，左眼 0.1，矫正不提高，双眼无充血，角膜透明，前房深度正常，晶状体透明，眼底检查：右眼视乳头边界清，视网膜在位，黄斑区反射未见，左眼视乳头边界清，视网膜颞上方可见 1PD 小大撕裂孔，视网膜上方可见青灰色隆起，累及黄斑区。初步诊断为：左眼孔源性视网膜脱离。

1. 请列出该患者主要护理问题。

2. 请列出该患者主要护理措施。

视网膜脱离（retinal detachment，RD）是指视网膜的神经上皮层和色素上皮层之间的分离。根据发病原因可分为孔源性、牵拉性和渗出性三类。孔源性视网膜脱离发生在视网膜裂孔形成的基础上，液化的玻璃体经视网膜裂孔进入视网膜神经感觉层与视网膜色素上皮层之间；牵拉性视网膜脱离是指因增生性膜牵拉引起的视网膜脱离；渗出性视网膜脱离有两种类型，即浆液性视网膜脱离和出血性视网膜脱离，均无视网膜裂孔。

病因及发病机制如下。

1. 孔源性视网膜脱离多见于老年人、高度近视眼和眼外伤，无晶状体眼和人工晶状体眼、一眼有视网膜脱离或有家族史，也是高危因素。

2. 牵拉性视网膜脱离多见于增殖性糖尿病视网膜病变、早产儿视网膜病变、视网膜血管病变并发玻璃体积血及眼外伤等。

3. 渗出性视网膜脱离多见于原田病、葡萄膜炎、后巩膜炎、恶性高血压、Coats 病、特发性葡萄膜渗漏综合征、视网膜血管瘤、脉络膜肿瘤等。

**【护理评估】**

**（一）收集健康史**

了解患者是否为高度近视眼、白内障摘除术后的无晶状体眼、老年人和眼外伤患者；有无高血压、糖尿病、肾炎病史，眼部有无葡萄膜炎、后巩膜炎、玻璃体积血、糖尿病视网膜病变以及特发性葡萄膜渗漏综合征等病史。

**（二）评估身体状况**

**1. 症状** 发病初期有眼前漂浮物，闪光感及黑影遮挡感，与视网膜脱离区相对应，并逐渐扩大。视网膜脱离累及黄斑时视力明显减退。

**2. 体征** 眼底检查见脱离的视网膜呈灰白色隆起，脱离范围可由局限性脱离至全脱离，大范围的视网膜脱离区呈波浪状起伏不平。严重者，视网膜表面增殖，可见固定皱褶。裂孔最多见于颞上象限，裂孔在脱离视网膜灰白色背景下呈红色。

**3. 辅助检查**  三面镜检查，眼 B 超、OCT 检查，眼底荧光素血管造影检查。

**（三）评估心理社会状况**

视网膜脱离患者眼前有黑影遮挡感，视力下降，患者担心视力及视网膜恢复情况，易产生焦虑心理。

**【护理问题】**

**1. 感知受损**  与黄斑裂孔及视网膜脱离有关。

**2. 焦虑**  与视功能损害及担心预后有关。

**3. 知识缺乏**  缺乏视网膜脱离的防治知识。

**【护理措施】**

处理原则：手术封闭裂孔，并积极治疗原发病。

**1. 一般护理**

（1）安静卧床，限制眼球运动，术前卧床体位使裂孔区处于最低位。

（2）做好散瞳患者的生活护理。

**2. 用药护理**  遵医嘱正确地用药治疗原发性疾病。

**3. 手术护理**

（1）术前护理  充分散瞳，协助医生详细检查视网膜，查找所有的裂孔是关键。按照内眼手术术前常规护理。

（2）手术方式  常用的手术方法有巩膜外垫压、巩膜环扎术，复杂病例选择玻璃体切除手术。裂孔封闭方法可采用激光光凝、电凝、冷凝裂孔周围。手术成功率达90%以上，视力预后取决于黄斑是否脱离及脱离的时间长短。

（3）术后护理  安静卧床休息，指导患者正确卧位方法，并告知患者保持正确体位的重要性，保证治疗效果。行巩膜外垫压、巩膜环扎术患者卧床体位使裂孔区位于最低位；行玻璃体切除手术患者卧床体位使裂孔区处于最高位。术后观察患者眼部疼痛性质、程度、伴随症状，监测眼压、视力恢复等情况。

**4. 心理护理**  耐心解释病情及治疗情况，使患者积极配合治疗。

**5. 病情观察**  观察和记录患者视力的恢复情况，术后全身及术眼情况，如有异常变化及时报告医生，并配合医生采取及时有效的措施，以防意外发生。

**6. 健康教育**

（1）术后恢复期遵医嘱继续坚持适当体位；按时用药，定期复查。

（2）出院后嘱患者半年内勿剧烈运动或从事重体力劳动，避免低头持重物，避免眼压升高因素等，以防视网膜再次脱离。

**【护理评价】**

**1. 患者在近期内是否达到**  ①视力提高或稳定。②焦虑减轻或消失，情绪稳定。

**2. 患者在远期内是否达到**  ①了解视网膜脱离的防治知识。②积极治疗相关性疾病，避免诱发因素，防止视网膜再次脱离。

☞ 考点：手术封闭裂孔是治疗视网膜脱离的关键。

## 目标检测

1. 阐述视网膜中央动脉阻塞的急救措施。
2. 阐述视网膜中央静脉阻塞的主要护理问题。
3. 阐述糖尿病性视网膜病变患者的护理评估。
4. 阐述视网膜脱离患者的护理评估。
5. 阐述视网膜脱离患者的护理措施。

# 第九节　屈光不正、斜视和弱视患者的护理

**要点导航**

**知识目标**

1. 掌握屈光不正的护理评估、护理问题及护理措施。
2. 熟悉斜视和弱视的护理评估和护理措施。
3. 了解屈光不正、斜视和弱视的病因、发病机制及专科新进展。

**技能目标**

1. 熟练运用护理程序对屈光不正、斜视和弱视患者进行护理评估，明确护理问题。
2. 学会对屈光不正、斜视和弱视患者实施正确的护理措施，并能结合患者情况实施健康教育。

**素质目标**

1. 理解屈光不正、斜视和弱视患者的心理特点，并在护理关怀中体现。
2. 具有互相帮助、团结协作的团队精神。

眼是以光作为适宜刺激的视觉器官，是一个复合光学系统。眼球光学系统的主要成分由外向里依次为：角膜、房水、晶状体和玻璃体。当来自外界物体的光线在眼的光学系统各界面发生偏折时，该现象称为屈光。光线在界面的偏折程度，可用屈光力的概念来表达。视觉信息的获得首先取决于眼球光学系统能否将外部入射光线清晰聚焦在视网膜上，即眼的屈光状态是否得当。眼的屈光力与眼轴长度匹配与否是决定屈光状态的关键。

为了看清近距离目标，需增加晶状体的曲率，从而增强眼的屈光力，使近距离物体在视网膜上成清晰像，这种为看清近物而改变眼的屈光力的功能称为调节。眼所能产生的最大调节力称为调节幅度。调节幅度与年龄密切相关，儿童和青少年调节幅度大，随着年龄增长，调节幅度将逐渐减少而出现老视。产生调节的同时会引起双眼内转，该现象称为集合。调节越大集合也越大，调节和集合是一个联动过程，两者保持

协同关系。调节时还将引起瞳孔缩小，因此，调节、集合和瞳孔缩小为眼的三联动现象，又称近反应。

当眼调节放松状态时，外界的平行光线（一般认为来自5m以外）经眼的屈光系统后恰好在视网膜黄斑中心凹聚焦，这种屈光状态称为正视，正视眼的远点为无穷远。若不能在视网膜黄斑中心凹聚焦，将不能产生清晰物像，称为非正视或屈光不正，包括近视、远视和散光。

## 一、近视患者的护理

患者，12岁，双眼视物不清半个月，视力双眼0.3，验光矫正视力双眼1.0，余眼部检查均正常。初步诊断为：双眼近视。

1. 请列出该患者主要护理问题。
2. 请列出该患者主要护理措施。

近视（myopia）是指在调节放松状态时，平行光线经眼的屈光系统后聚焦在视网膜之前的屈光状态。近视眼的远点在眼前某一点。近视根据屈光成分分类可分为：屈光性近视和轴性近视；根据度数分类可分为：轻度近视低于 −3.00D；中度近视为 −3.00D ～ −6.00D；高度近视高于 6.00D。根据眼部是否发生病理变化可分为：单纯性近视、病理性近视。根据调节作用参与分为：假性近视、真性近视、混合性近视。假性近视是由于调节痉挛，致使物像焦点落在视网膜之前。

近视眼的确切病因尚未完全清楚，一般认为与遗传、发育和环境等因素有关。

**1. 遗传因素**　一般认为高度近视属于常染色体隐性遗传，中低度近视属于多基因遗传。

**2. 发育因素**　婴幼儿常为生理性远视，随着年龄增长，眼轴逐渐加长而趋向于正视，如发育过度则形成近视。

**3. 环境因素**　近视的发生发展与近距离工作有密切关系，尤其是照明不足、长时间近距离阅读、字迹模糊或过小及姿势不良等均可导致近视的发生。

【护理评估】

（一）收集健康史

了解患者用眼卫生情况，是否有视疲劳、外斜视及家族史；了解发现近视的时间及诊治经过等。

（二）评估身体状况

**1. 症状**　视近清楚，视远较模糊。看远处目标不清楚，常眯眼视物；高度近视者，远、近视力均差，常伴有闪光感、飞蚊症等症状；长时间近距离阅读可出现眼胀、眼痛、头痛、头晕、恶心、呕吐等视疲劳症状。

**2. 体征**　看近时不用或少用调节，所以集合功能相应减弱，眼位偏斜，表现为外隐斜或外斜视；低、中度近视一般无眼底变化；若为高度近视者，眼轴延长而出现眼球突出，玻璃体混浊、液化和后脱离；眼底表现为豹纹状眼底，视盘周围脉络膜萎缩斑形成，或出现色素沉着呈黑色斑块，称为 Fuchs 斑，甚至巩膜后葡萄肿、黄斑部病变等变化，周边部视网膜可出现格子样变性等，产生视网膜裂孔，增加视网膜脱离的危险。

**3. 辅助检查**　综合验光仪，角膜曲率计，检眼镜检查或眼底照相。

**（三）评估心理社会状况**

患者担心戴镜会影响个人形象，担心屈光手术的效果等，易产生焦虑心理。

【护理问题】

**1. 感知受损**　与屈光力过强有关。

**2. 知识缺乏**　缺乏近视相关知识。

**3. 潜在并发症**　外斜视、视网膜脱离、术后感染等。

☞ 考点：验光配镜和屈光手术治疗是近视的关键。

【护理措施】

处理原则：选择合适凹透镜矫正，高度近视可以考虑屈光性手术。

**1. 一般护理**

（1）嘱患者多食用富含蛋白质、维生素等食物，如蔬菜、水果、鱼、蛋、动物肝脏等。

（2）学习工作环境的照明要适宜，注意用眼卫生，控制连续近距离用眼时间，用眼 1h 后，需远眺 10min。

（3）假性近视应以预防为主，尤其是青少年假性近视，要加强用眼卫生的健康指导。必要时结合松弛调节的疗法，如睫状肌麻痹剂等松弛睫状肌。

**2. 镜片矫正护理**　准确验光确定屈光度；选择合适的凹透镜矫正，包括框架眼镜、角膜接触镜等。

（1）框架眼镜　验光后配戴适当的矫正凹透镜，是目前安全、简便、经济的治疗方法。镜片选择以获得最佳视力的最低度数的凹透镜为宜。

（2）角膜接触镜　是一种贴附于角膜表面的隐形眼镜，与框架眼镜相比，可以增加视野，减少两眼像差，而且不影响眼的外观，但应严格按照配戴规则，注意个人卫生，按时取出消毒，严防感染等并发症的发生。嘱患者一旦出现眼痛、流泪、畏光等刺激症状时，应立即停用角膜接触镜，及时到医院就诊或遵医嘱更换镜片。

**3. 手术护理**　向患者讲解手术相关知识，说明术前准备、术中和术后的注意事项，使患者情绪稳定，配合手术。屈光性手术有角膜屈光手术、眼内屈光手术和后巩膜加固手术。

**知识链接**

**角膜屈光手术**

角膜屈光手术是通过手术的方法改变角膜前表面的形态，以矫正屈光不正。分为非激光和激光手术。常见手术包括：放射线角膜切开术（RK）、角膜基质环植入术（ICRS）、准分子激光屈光性角膜切削术（PRK）、准分子激光原位角膜磨镶术（LASIK）、准分子激光上皮瓣下角膜磨镶术（LASEK）、飞秒激光基质透镜切除术（FLEx）、小切口飞秒激光基质透镜切除术（SMILE）等。临床上可根据屈光度、角膜厚度及个体差异等分别选择不同手术方式。

（1）术前准备 按内眼手术护理常规进行术前准备，按医嘱滴用抗生素眼药水；排除眼部活动性疾病，严重全身疾病；对手术效果期望值过高者应谨慎手术；一般要求年龄在18周岁以上；术前全面的眼部检查，包括远近视力、屈光度、角膜地形图、角膜厚度及眼底等；术前停戴软性角膜接触镜2周以上，停戴硬性透氧性角膜接触镜（RGP）1月以上。

（2）术后护理 遵医嘱正确用药：抗生素滴眼液、非甾体消炎药滴眼液、糖皮质激素滴眼液等，定期复查，监测眼压变化；注意用药的时间和方法等。如出现眼部充血、分泌物增多时，黑影飘动、视力下降等情况，应及时就诊。避免剧烈活动及碰撞眼部，外出时配戴太阳镜，避免眼疲劳。

**4. 心理护理** 耐心解释近视眼的治疗和眼睛保健的相关知识，使患者积极配合治疗。

**5. 病情观察** 观察患者视力和屈光度的变化，戴镜后有无眼胀、眼痛等视疲劳症状，佩戴角膜接触镜者，应观察结膜炎、角膜炎、角膜损伤等并发症；角膜屈光手术后患者眼球有无外斜视、视网膜脱离等并发症，发现问题及时报告医生并协助护理。

**6. 健康教育**

（1）多食富含蛋白质和维生素的食物，如动物肝脏、鱼、蛋、水果、蔬菜等，做到均衡营养膳食。加强体育锻炼，增强体质。

（2）生活有规律，保证睡眠充足，养成良好的用眼习惯，姿势端正，做到"三个一"（眼与书本距离一尺、手指与笔尖相距一寸、胸与桌缘相距一拳），切忌在乘车、走路或卧床时阅读，用眼1h应远眺10min左右，使调节得以松弛。

（3）环境光线要充足柔和，勿在阳光直射或暗光下阅读，照明应无眩光或闪烁，黑板无反光，桌椅高度合适，使眼与读物保持适当的距离，

（4）定期检查视力，如有视力下降，应针对病因，积极治疗。对于验光确切的近视患者，应佩戴合适的眼镜，向患者讲解近视视力矫正的重要性及可能的并发症。

（5）向患者讲解角膜接触镜的保健知识，预防并发症。嘱屈光手术患者应遵医嘱用药，注意眼部卫生，不要揉眼，外出时可戴太阳镜以减少强光刺激，定期随访。

**【护理评价】**

**1. 患者在近期内是否达到** ①视疲劳症状减轻、视力提高。②焦虑减轻或消失，情绪稳定。③无外斜视、视网膜脱离、术后感染等并发症发生。

**2. 患者在远期内是否达到** ①了解近视防治知识。②避免诱发因素，防止近视

发展。

## 二、远视患者的护理

患者，28岁，双眼视物不清2年。双眼远视力检查均为0.6，双眼试镜戴+2.0DS后视力为1.0，近视力检查0.4，双眼试镜戴+3.5DS后视力为1.0。初步诊断为：双眼远视。

1. 请列出该患者主要护理问题。

2. 请列出该患者主要护理措施。

远视（hyperopia）是指在调节放松状态时，平行光线经眼的屈光系统后聚焦在视网膜之后的屈光状态。远视眼的远点在眼后，为虚焦点。远视根据屈光成分分类可分为：屈光性远视和轴性远视。根据度数可分为：轻度远视低于+3.00D；中度远视为+3.00D～+5.00D；高度远视高于+5.00D。

**1. 轴性远视**　眼球前后径较正常眼短，常见于小儿发育期或小眼球患者。初生婴儿眼轴短，几乎都是生理性远视，随着发育眼轴变长，为正视眼或接近正视。如因发育原因，眼轴不能达到正常长度，即成为轴性远视。

**2. 屈光性远视**　眼球前后径正常，而眼的屈光力减弱。多见于角膜的弯曲度变小、扁平角膜或屈光间质的屈光指数降低，术后无晶状体眼或晶状体全脱位所致。

【护理评估】

（一）收集健康史

了解患者有无视疲劳、内斜视及遗传史，了解发现的时间及诊治过程。

（二）评估身体状况

**1. 症状**　轻度远视，通过眼的调节代偿，远、近视力均正常；中度远视，远视力可正常，近视力下降；高度远视，远、近视力均下降；视疲劳常表现为眼胀、眼痛、头痛头晕、视物模糊、恶心呕吐等；近距离工作后加重，休息后症状缓解。

**2. 体征**　过度使用调节，伴过度集合，常出现内隐斜或共同性内斜视；眼球各部分较小，晶状体大小正常，前房浅。眼底表现为视盘小、颜色红、边缘模糊、稍隆起，类似视乳头炎或水肿，但矫正视力正常，或与以往相比无变化，视野正常，长期观察无变化，称为假性视神经乳头炎。远视眼常伴有小眼球、浅前房，散瞳前要检查前房角情况。

**3. 辅助检查**　综合验光，角膜曲率计，检眼镜检查或眼底照相，同视机检查等。

（三）评估心理社会状况

因视力下降和视疲劳症状明显，对工作、生活等造成影响，患者易产生悲观、焦虑心理。

【护理问题】

**1. 感知受损** 与远视眼有关。

**2. 知识缺乏** 缺乏远视相关知识。

**3. 潜在并发症** 内斜视、弱视、闭角型青光眼等。

【护理措施】

处理原则：选择合适凸透镜矫正，必要时行手术治疗。

**1. 一般护理**

（1）嘱患者多食用富含蛋白质、维生素等食物，如蔬菜、水果、鱼、蛋、动物肝脏等。

（2）学习工作环境的照明要适宜，注意用眼卫生，控制连续近距离用眼时间，用眼 1h 后，需远眺 10min。

**2. 镜片矫正护理**

（1）在睫状肌麻痹状态下进行准确验光，确定屈光度，镜片选择以获得最佳视力的最高度数的凸透镜为宜。指导患者正确使用框架眼镜、角膜接触镜。

（2）学龄前儿童生理性远视一般无需配镜；儿童如有斜视应及早矫正；成人轻度远视无症状，可不矫正；如有视疲劳和内斜视，必须戴镜；中度远视或中年以上远视患者应戴镜提高视力，防治视疲劳和内斜视的发生。

**3. 手术护理** 可行屈光性手术治疗，向患者讲解手术相关知识，说明术前准备、术中和术后的注意事项，使患者情绪稳定，配合手术。

**4. 心理护理** 耐心解释远视眼的治疗和眼睛保健的相关知识，使患者积极配合治疗。

**5. 病情观察** 观察视力和屈光度的改变，有无眼位的变化，戴镜后有无眼胀、眼痛等视疲劳症状；佩戴角膜接触镜者，应观察结膜炎、角膜炎、角膜损伤等并发症；角膜屈光手术后患者有无外斜视、视网膜脱离等并发症，发现问题及时报告医生并协助护理。

**6. 健康教育**

（1）多食富含蛋白质和维生素的食物，做到均衡营养膳食，锻炼身体，增强体质。

（2）生活有规律，保证睡眠充足，养成良好的用眼习惯，定期检查视力，避免用眼过度导致视疲劳。

（3）戴镜矫正者，应坚持戴镜，定期验光，及时调整镜片度数。原则上青少年远视应坚持每半年验光一次，避免戴过度矫正的眼镜。

【护理评价】

**1. 患者在近期内是否达到** ①视力提高、视疲劳减轻。②无内斜视、弱视、闭角型青光眼等并发症发生。

**2. 患者在远期内是否达到** ①了解远视防治知识。②养成良好用眼习惯，防止远视发展。

**老视**

老视又称老花，随着年龄增长，晶状体逐渐硬化，弹性减弱，睫状肌的功能逐渐减低，从而引起眼的调节功能逐渐下降。老视表现为从40~45岁开始，出现阅读等视近物困难；易出现眼胀、眼痛、头痛、单眼复视、视物模糊、视近不能持久等视疲劳症状；阅读需要更强的照明。随着年龄的增加，上述症状逐渐加重。老视宜佩戴合适的凸透镜，镜片度数与年龄及原有屈光状态有关。老视是一种生理现象，无论屈光状态如何，每个人均会发生老视。

## 三、散光患者的护理

患者，10岁，双眼视物不清1年。视力双眼0.5，双眼试镜+2.0DC×90°，矫正视力双眼1.0。初步诊断为：双眼散光。

1. 请列出该患者主要护理问题。

2. 请列出该患者主要护理措施。

散光（astigmatism）是由于眼球在不同子午线上屈光力不同，平行光线经过该眼球屈光系统后不能形成一个焦点的屈光状态。散光根据两条主子午线的相互位置关系可分为规则散光和不规则散光；最大屈光力和最小屈光力主子午线相互垂直者为规则散光，不相互垂直者为不规则散光。规则散光又分为顺规散光、逆规散光和斜向散光。根据两条主子午线聚集点与视网膜的位置关系又可分为以下5种：单纯近视散光、单纯远视散光、复合近视散光、复合远视散光和混合散光。

散光可为先天性，也可为后天获得性，并可随年龄增长而发生改变；规则散光主要是由角膜的曲率半径大小不等所致，由晶状体引起者少见，通常以水平及垂直两个主径线的曲率半径相差最大；不规则散光常由角膜疾病导致角膜凹凸不平所致。

**【护理评估】**

**（一）收集健康史**

了解有无视疲劳、重影、视物模糊、视物变形等情况，有无视物时头部偏斜等习惯，有无家族病史。

**（二）评估身体状况**

**1. 症状** 散光对视力的影响程度取决于散光的度数和轴向。低度散光，视力可正常，高度散光，远、近视力均下降，视物模糊，视物似有重影；视疲劳明显，头痛、眼胀、流泪、看近物不能持久，单眼复视，看书错行等。高度散光由于主观努力无法提高视力，视神经疲劳症状反而不明显。

**2. 体征**

（1）高度不对称或斜向散光者可有头位倾斜和斜颈。

（2）眼底检查可见视乳头呈垂直椭圆形，边缘模糊。

**3. 辅助检查** 验光、角膜曲率计和角膜地形图等检查。

**（三）评估心理社会评估**

因影响视功能，视疲劳症状明显，患者易产生紧张、焦虑心理。

【护理问题】

**1. 感知受损** 与散光导致光线不能聚焦有关。

**2. 知识缺乏** 缺乏散光的防治知识。

【护理措施】

处理原则：轻度散光，不必矫正；规则散光可戴柱镜片矫正；不规则散光可试用硬性透氧性接触镜矫正或屈光手术治疗。

**1. 一般护理** 嘱患者养成良好的用眼习惯，工作环境照明亮度适宜，学习姿势正确。

**2. 镜片矫正护理** 向患者讲解散光的矫正原则，指导患者佩戴合适的柱镜，不规则散光不能用柱镜矫正，可试用硬性角膜接触镜矫正。

**3. 手术护理** 可行屈光性手术治疗，向患者讲解手术相关知识，说明术前准备、术中和术后的注意事项，使患者情绪稳定，积极配合手术。

**4. 心理护理** 耐心解释散光的相关知识，使患者积极配合治疗。

**5. 病情观察** 观察戴镜后视力有无提高，有无眼胀、眼痛等视疲劳症状；佩戴角膜接触镜者，应观察有无结膜炎、角膜炎、角膜损伤等并发症；角膜屈光手术后有无并发症发生，发现问题及时报告医生并协助护理。

**6. 健康教育**

（1）重视眼的卫生保健，积极防治角膜疾病，避免因角膜疾病导致的不规则散光。

（2）教会患者掌握正确佩戴和保养眼镜的方法，应坚持戴镜，定期检查。

【护理评价】

**1. 患者在近期内是否达到** ①视力提高，视疲劳缓解或消失。②焦虑减轻或消失，情绪稳定。

**2. 患者在远期内是否达到** ①了解散光的防治知识。②重视眼的卫生保健，坚持戴镜，定期复查。

## 四、斜视患者的护理

患者，8岁，家长发现右眼外斜1年，双眼瞳距较宽，视力双眼1.0，角膜映光法检查：右眼外斜30°。初步诊断为：右眼外斜视。

1. 请列出该患者主要的护理问题。

2. 请列出该患者主要的护理措施。

☞ 考点：轻度散光不必矫正；规则散光可戴柱镜片矫正；不规则散光可试用硬性透氧性角膜接触镜矫正或手术治疗。

在正常双眼注视状态下，被注视的物体会同时在双眼的视网膜黄斑中心凹上成像。斜视（strabismus）是指在异常情况下，双眼不协调，在双眼注视状态下出现的偏斜。在双眼注视被干预下出现的偏斜，称为隐斜（phoria），即当一眼被遮盖时，被遮盖眼将移至休息的斜视位置；遮盖被祛除，双眼立即协同一致。小量的隐斜度对大多数人来讲属正常现象。临床上斜视分类方法很多，根据眼球偏斜的方向分为内斜视、外斜视及垂直斜视；根据病因可分为共同性斜视和麻痹性斜视两大类，以共同性斜视多见。共同性斜视是眼外肌及其支配神经均无器质性病变而发生的眼位偏斜；麻痹性斜视是由于支配眼外肌的运动神经核、神经或眼外肌本身器质性病变所引起的眼位偏斜，又称为非共同性斜视。

**1. 共同性斜视** 病因较复杂，目前认为由于调节与集合不协调，远视眼过度使用调节，伴随过度集合，导致共同性内斜视。近视眼一般不用调节，集合也不足，导致共同性外斜视。另外在视觉形成过程中各种眼病造成单眼视力明显下降甚至丧失，融合功能障碍，中枢神经控制失调，先天性眼外肌解剖发育异常，遗传因素等均可导致斜视的发生。

**2. 麻痹性斜视** 可能发病因素有先天发育异常，炎症、肿瘤、外伤、感染、代谢性、血管性、退行性病变等因素，使眼外肌或支配眼外肌运动的神经分支或神经核遭受损害，引起眼外肌麻痹而发生的眼位偏斜。

**【护理评估】**

**（一）收集健康史**

了解有无外伤、感染、肿瘤等病史，有无家族性疾病史，了解发病时间，伴随症状，斜视发展情况及诊治经过。

**（二）评估身体状况**

**1. 共同性斜视**

（1）症状 眼位偏斜，无复视和代偿头位。

（2）体征 眼球运动正常。双眼向各个方向注视斜视角均相等，即第一斜视角（健眼视角固视时斜视眼的偏斜角度）与第二斜视角（斜视眼固视时健眼的偏斜角度）相等。常伴有屈光不正和弱视；部分患者伴有异常视网膜。

**2. 麻痹性斜视**

（1）症状 复视，常突然发生，可伴有头晕、恶心、呕吐、步态不稳等症状，遮盖一眼，症状可消失，有代偿头位。

（2）体征 眼球偏斜，眼球斜向麻痹肌作用相反方向；眼球运动受限；第二斜视角大于第一斜视角。

**3. 辅助检查**

（1）共同性斜视常用检查有遮盖试验、角膜映光法、同视机、三棱镜等。

（2）麻痹性斜视常用检查有眼球运动检查、红镜片试验、Hess 屏方法和 Parks 三步法等。

## （三）评估心理社会状况

眼位偏斜影响外观，常导致自我形象受损，患者易产生自卑心理。

【护理问题】

**1. 自我形象紊乱** 与眼位偏斜和代偿头位有关。

**2. 知识缺乏** 缺乏斜视相关知识或治疗不及时有关。

**3. 潜在并发症** 与斜视影响视力发育有关。

【护理措施】

处理原则：共同性斜视采用屈光矫正，麻痹性斜视主要是针对病因治疗；非手术无效时行手术矫正。

**1. 一般护理** 嘱患者清淡饮食，进食营养丰富、易消化、富含维生素的食物，注意休息，注意用眼卫生。

**2. 保守治疗护理**

（1）共同性斜视 指导患儿及家属配合训练，力争早日建立正常的双眼视功能。矫正屈光不正，应用睫状肌麻痹验光，并佩戴合适的矫正眼镜，纠正眼位；斜视度数小可戴三棱镜矫正，以建立双眼单视功能；伴有弱视者进行弱视训练，力争双眼视力平衡，恢复融像功能；复视导致全身不适时可遮盖疗法。

（2）麻痹性斜视 给予抗生素类、抗病毒类药物、维生素 $B_1$、$B_{12}$ 和三磷酸腺苷、肌苷等药物治疗，以促进麻痹肌的恢复。

**3. 手术护理** 斜视角稳定、非手术治疗无效者，应及时进行手术治疗。

（1）术前护理 儿童按照全麻手术常规进行护理，成人按照外眼手术常规进行护理，术前向患者讲解手术的目的和注意事项。

（2）术后护理 包扎双眼，密切观察术后有无感染症状，有无头痛、恶心、呕吐、烦躁等症状，根据医嘱，继续进行弱视及正位视训练，以巩固和提高视功能。

**4. 心理护理** 向患者讲解相关知识、治疗方法和预后情况，增强患者及家属治疗信心，使患者积极配合治疗。

**5. 病情观察** 观察患者视力、复视、眼位、眼球运动和屈光度的变化，预防弱视的发生，如发现异常积极报告医生并协助护理。

**6. 健康教育**

（1）充足睡眠，规律生活，锻炼身体，增强体质。

（2）对于斜视戴镜治疗者或进行弱视训练的患者，应教会家属相关注意事项，并鼓励其坚持规范治疗和训练。

（3）讲解斜视知识，治疗效果与治疗年龄有关，重视儿童眼保健，定期检查视力，积极治疗相关原发病，消除病因。

【护理评价】

**1. 患者在近期内是否达到** ①恢复正常眼位和头位，改善外观。②无弱视并发症发生。

**2. 患者在远期内是否达到** ①了解斜视的防治知识。②积极治疗相关原发病，消

☞ 考点：
弱视是小儿斜视常见的并发症。

除病因。

## 五、弱视患者的护理

患者，5岁，因幼儿园查体发现视力不佳，视力右眼1.0，左眼0.3，矫正无提高，双眼前后节正常。初步诊断为：左眼弱视。

1. 请列出该患者主要护理问题。
2. 请列出该患者主要护理措施。

弱视（amblyopia）是视觉发育期间，由于各种因素如单眼斜视、屈光参差、高度屈光不正及形觉剥夺等造成视觉细胞的有效刺激不足，从而造成最佳矫正视力下降低于同龄儿童。弱视诊断时要参考不同年龄儿童正常视力下限：3～5岁儿童正常视力参考值下限为0.5，6岁及以上为0.7。弱视的患病率为2%～4%，为视觉发育相关性疾病。弱视通常为单眼，也有双眼发生。按发病机制的不同，弱视一般可分为：斜视性弱视、屈光参差性弱视、屈光不正性弱视、形觉剥夺性弱视。

**1. 斜视性弱视** 发生在单眼性斜视，由于眼位偏斜后引起异常的双眼相互作用，斜视眼的黄斑中心凹接受的不同物像（混淆视）受到抑制，导致斜视眼最佳矫正视力下降。

**2. 屈光参差性弱视** 由于两眼的屈光参差较大，黄斑形成的物像大小及清晰度不等，屈光度较大的一眼存在形觉剥夺，导致发生屈光参差弱视。

**3. 屈光不正性弱视** 较高度数屈光不正未能及时矫正，使所成的像不能清晰聚焦于黄斑中心凹，造成视觉发育的抑制，从而形成弱视。

**4. 形觉剥夺性弱视** 由于眼屈光间质混浊（如白内障、角膜瘢痕等）或眼被遮盖过久（如完全性上睑下垂、不恰当的眼罩遮盖眼等）引起形觉刺激不足，剥夺了黄斑形成清晰物像的机会而形成弱视。婴幼儿即便短暂地遮挡单眼也可能引起形觉剥夺性弱视。

**知识链接**

### 屈光参差

屈光参差指双眼屈光，度数相差超过2.50D以上者常因融像困难出现症状。由于人眼调节活动是双眼同时性的，屈光参差的远视患者，其度数较高眼，易成为弱视；屈光参差的近视患者，一般不引起弱视。矫正屈光参差时，需考虑矫正方法的视网膜像放大率。如单眼为无晶状体者，配戴框架眼镜后，双眼视网膜像大小差异约为25%，将因无法融像而产生许多症状。若配戴角膜接触镜，放大率差异约6%，可减少因融像困难带来的视觉症状。

**【护理评估】**

**（一）收集健康史**

了解患者出生时的情况，是否有先天性白内障、屈光不正、斜视、屈光参差，或不当遮眼史；了解发病时间及诊治经过。

**（二）评估身体状况**

**1. 症状** 视力减退。

**2. 体征**

（1）视力低下 最佳矫正视力低于0.8。按弱视程度分为：轻度弱视为矫正视力0.6~0.8；中度弱视为矫正视力0.2~0.5；重度弱视为矫正视力小于0.1。

（2）拥挤现象 对单个视标的识别能力比分辨排列成行视标的能力强。

（3）双眼单视功能障碍。

**3. 辅助检查** 散瞳检查眼底，散瞳验光，斜视检查，同视机检查，视觉诱发电位。

**（三）评估心理社会状况**

因患儿年幼出现弱视，容易产生心理问题，其家属常担心预后，易产生焦虑心理。

**【护理问题】**

**1. 感知受损** 与弱视、未能建立双眼立体视觉有关。

**2. 知识缺乏** 缺乏斜视相关知识有关。

**【护理措施】**

处理原则：一旦确诊为弱视，立即治疗，治疗越早，效果越好。治疗原则为精确验光配镜和遮盖优势眼。

**1. 一般护理** 嘱患者多食营养丰富、易消化、富含维生素的食物，注意休息，注意用眼卫生。

**2. 治疗护理** 早发现弱视和斜视是治疗的关键。

（1）消除病因 及时矫正屈光不正，早期治疗先天性白内障或先天性完全性上睑下垂等。

（2）遮盖治疗 是目前常用的治疗方法，通过对优势眼的遮盖，强迫弱视眼注视，可以获得较好的效果；治疗效果取决于患者的年龄、弱视程度和对治疗的依从性。年龄越小，治疗效果越好。遮盖治疗时，鼓励患儿做精细目力的动作，遵医嘱严格执行遮盖的时间，观察被遮盖眼的情况，避免发生遮盖引起的形觉剥夺性弱视。

（3）光学药物疗法又称压抑疗法，分近距离压抑疗法和远距离压抑疗法。适用于中、低度单眼弱视及对遮盖疗法依从性不好的儿童。

（4）其他治疗 后像疗法、红色绿光片法、海丁格刷等方法适用于旁中心注视者；视刺激疗法对中心凹注视、屈光不正性弱视效果较好。

**3. 心理护理** 向患者及家属讲解弱视的相关知识、治疗方法和预后情况，增强患者及家属治疗信心，使患者积极配合治疗。

**4. 病情观察** 向患者及家属解释遮盖疗法的注意事项，如果过度遮盖健眼会引起形觉剥夺性弱视。嘱患者定期随访，每次复诊要查健眼视力及注视性质，以便及早发现形觉剥夺性弱视，并及时纠正。

**5. 健康教育**

（1）弱视的治疗比较困难，要达到预期的治疗效果，需要家长持之以恒的配合；督促患儿坚持戴镜，在治疗过程中定期复查，根据屈光度的变化及弱视矫正的情况，

☞ 考点：早发现早治疗是治疗弱视的关键。

决定是否需要更换眼镜。

（2）为巩固疗效，防止弱视复发，所有治愈者均应随访观察，连续随访3年。

（3）向患者及家属详细解释弱视的危害性、可逆性、治疗方法及注意事项等，使患者积极配合治疗。

（4）宣传眼保健知识，定期检查视力，早发现弱视，早治疗。

**【护理评价】**

**1. 患者在近期内是否达到**　①视力是否稳定或提高。②无形觉剥夺性弱视等并发症发生。

**2. 患者在远期内是否达到**　①了解弱视的防治知识。②坚持弱视治疗，巩固疗效，防止弱视复发。

## 目标检测

1. 阐述近视患者的护理方法。
2. 阐述近视患者的健康指导。
3. 阐述远视患者的主要护理问题。
4. 阐述远视患者的主要矫治方法。
5. 阐述散光患者的主要矫治方法。
6. 阐述弱视的定义。

# 第十节　眼外伤患者的护理

**要点导航**

**知识目标**

1. 掌握眼化学伤的急救护理、眼钝挫伤护理评估、护理问题及护理措施。

2. 熟悉角膜、结膜异物和眼球穿通伤的护理评估和护理措施。

3. 了解眼外伤的病因、发病机制及专科新进展。

**技能目标**

1. 熟练运用护理程序对眼外伤患者进行护理评估，明确护理问题。

2. 学会对眼外伤患者实施正确的护理措施，并能结合患者情况实施健康教育。

**素质目标**

1. 理解眼外伤患者的心理特点，并在护理关怀中体现。

2. 具有互相帮助、团结协作的团队精神。

眼外伤（ocular trauma）是指机械性、物理性和化学性等因素直接作用于眼部，引起眼结构和功能的损害，是视力损害的主要原因，尤其是单眼失明的首要原因。患者多为男性、儿童或青壮年人，后果严重。眼外伤可分为机械性和非机械性眼外伤两大类。前者包括钝挫伤、穿通伤和异物伤等，后者包括热烧伤、化学伤、辐射伤和毒气伤等。

## 一、角膜、结膜异物患者的护理

 ----------------------------------------

患者男性，27 岁，右眼异物感 1 天，有电焊工作史。查体：右眼结膜充血，角膜中央可见铁屑附着。初步诊断为：右眼角膜异物。

1. 请列出该患者主要护理问题。
2. 请列出该患者主要护理措施。

----------------------------------------

角膜、结膜异物（corneal foreign bodies and conjunctival foreign bodies）是指异物黏附或嵌顿于角膜、结膜表层。若异物位于角膜深层或处理不当或处理不及时，容易继发感染，并发角膜溃疡、虹膜睫状体炎或角膜遗留瘢痕等，影响视力。

多由于防护不慎或回避不及时，灰尘、沙尘、铁屑、谷物、木屑等细小颗粒黏附或嵌顿于上眼睑睑板下沟或穹窿部结膜以及角膜上皮。

【护理评估】

（一）收集健康史

了解患者是否有异物溅入眼部史；了解受伤的时间和过程、受伤时的环境、诊治过程等。

（二）评估身体状况

**1. 症状**　眼部异物感、疼痛、畏光、流泪、眼睑痉挛、视物模糊等。

**2. 体征**　结膜或角膜见异物黏附。结膜异物常黏附在上眼睑睑板下沟或穹窿部结膜以及角膜缘。角膜异物周围可见灰白色组织浸润，角膜上皮多有被异物划伤的痕迹，严重者伴视力下降，房水混浊，铁质异物可形成锈斑，植物性异物容易引起感染。

**3. 辅助检查**　裂隙灯检查。

（三）评估心理社会状况

因眼部不适、异物不能被及时发现和取出，患者易感到烦躁和焦虑。

【护理问题】

**1. 感知受损**　与异物存留引起刺激有关。

**2. 知识缺乏**　缺乏角膜、结膜异物的防治知识。

**3. 有感染的危险**　与异物性质、处理是否及时等有关。

【护理措施】

处理原则：及时取出异物，防治感染和并发症发生。

**1. 一般护理**　嘱患者注意休息，多食富含维生素的食物，勿揉眼。

**2. 治疗护理** 遵医嘱剔除结膜、角膜异物。结膜异物可在表面麻醉剂点眼后,用无菌湿棉签拭出异物,然后点抗生素眼药水。角膜浅层异物,可在表面麻醉下,应用盐水湿棉签拭出;较深的异物可用无菌注射针头剔除。如有锈斑,尽量一次刮除干净。对多个异物可分期取出,即先取出暴露的浅层异物,对深层的异物暂不处理。若异物较大,已部分穿透角膜进入前房,应行显微手术摘除异物。异物取出后,点抗生素眼药水或眼膏。

**3. 心理护理** 嘱患者放松心情,解释疾病的发展及转归,使患者积极配合治疗。

**4. 病情观察** 观察患者局部病灶的变化,有无异物存留、视力及眼痛的变化、伤口愈合情况等,有问题及时报告医生并协助护理。

**5. 健康教育**

(1)加强宣传教育,眼外伤重在预防。应积极做好安全防护,必要时配戴防护眼镜。

(2)眼部溅入异物,切忌用力揉眼或自行剔除异物,应及时到医院处理,次日复诊。

【护理评价】

**1. 患者在近期内是否达到** ①自诉眼部疼痛感、畏光、流泪症状减轻或消失。②与异物性质、处理是否及时等有关。

**2. 患者在远期内是否达到** ①了解角膜、结膜异物的防治知识。②做好安全防护,预防角膜、结膜异物的发生。

## 二、眼钝挫伤患者的护理

患者男性,51岁,右眼被他人打伤后视物不清2h,右眼视力0.1,右眼睑肿胀,结膜充血,角膜水肿,前房大量积血,余视不见。初步诊断为:右眼钝挫伤,右眼前房积血。

1. 请列出该患者主要护理问题。

2. 请列出该患者主要护理措施。

眼钝挫伤(ocular blunt trauma)是指由钝力撞击眼球及其附属器所造成的眼部组织损伤,除在打击部位产生直接损伤外,由于眼球是个不易压缩的球体,钝力在眼内和球壁传递,也会引起多处间接损伤。眼钝挫伤占眼外伤的1/3以上,严重危害视功能。砖石、拳头、球类、跌撞、交通事故以及爆炸的冲击波,是钝挫伤的常见原因。

【护理评估】

(一)收集健康史

了解患者有无眼部钝力外伤史,受伤后是否有昏迷,了解受伤的时间、过程和受伤环境及诊治的经过等。

**（二）评估身体状况**

**1. 症状**  根据损伤部位及程度不同，可有视物模糊、眼部肿痛、淤血、出血等。

**2. 体征**  根据损伤部位的不同，可出现下列不同的表现。

（1）眼睑损伤  眼睑水肿、裂伤、皮下淤血、泪小管断裂，以及眶壁骨折与鼻窦相通而致眼睑皮下气肿。

（2）泪器损伤  泪小管断裂，泪小点移位，泪囊破裂和泪囊炎症。

（3）结膜损伤  结膜水肿、裂伤及结膜下淤血。

（4）巩膜损伤  裂口多见于角巩膜缘或赤道部，其表面结膜可保持完整。多伴低眼压，前房及玻璃体出血。

（5）角膜损伤  角膜上皮擦伤、裂伤甚至破裂，基质层水肿、增厚及混浊，后弹力层皱褶。

（6）前房损伤  前房出血，前房角后退。

（7）虹膜睫状体损伤  外伤性瞳孔散大、虹膜根部断离呈"D"形瞳孔、前房积血、外伤性虹膜睫状体炎、继发性青光眼等。

（8）晶状体损伤  晶状体脱位或半脱位、晶状体混浊。

（9）玻璃体损伤  玻璃体脱出、液化、混浊、积血，玻璃体后脱离及玻璃体疝形成。

（10）脉络膜损伤  脉络膜破裂、出血。

（11）视网膜损伤  视网膜水肿、出血、血管栓塞，视网膜震荡，视网膜脱离和裂孔，视网膜坏死或萎缩，黄斑囊样变性与裂孔。

（12）视神经损伤  视神经萎缩、视神经断裂和裂开。早期眼底检查可正常，或有视盘出血、水肿，晚期视盘苍白。

**3. 辅助检查**  X 线或 CT 扫描、眼 B 超、视觉诱发电位、视野检查等。

**（三）评估心理社会状况**

眼部意外受损，严重影响患者视功能和外观，患者担心预后，较为悲观、焦虑。

**【护理问题】**

**1. 疼痛**  与眼内积血、眼压升高及眼组织损伤等因素有关。

**2. 感知受损**  与角膜伤口、眼内积血和眼内组织损伤等因素有关。

**3. 焦虑**  与意外受伤担心视力和眼部外形受影响有关。

**4. 潜在并发症**  继发性青光眼、前房积血、视网膜脱离等。

**【护理措施】**

处理原则：根据病情对症治疗，可采用药物、手术治疗。

**1. 一般护理**

（1）嘱患者选择富含维生素、易消化食物，禁烟酒，保持大便通畅，避免用力排便、咳嗽及打喷嚏。

（2）保持环境安静，限制活动。眼外伤较重的患者需卧床休息；前房积血患者需半卧位休息；视网膜、脉络膜损伤出血患者，早期需要卧床休息。

**2. 用药及手术护理**

（1）眼睑挫伤、水肿、皮下淤血患者，24h 内冷敷，24h 后热敷。以减轻水肿反应，促进淤血吸收。眼睑皮下气肿者，禁止用力擤鼻涕。撕裂伤应手术缝合；泪小管断裂应行泪小管断裂吻合术。

（2）单纯结膜水肿、出血患者，用抗生素滴眼液滴眼，裂伤大于 5mm 者，应予以缝合。

（3）角膜上皮擦伤者可涂抗生素眼膏后包扎，促进上皮愈合，混浊水肿者可点糖皮质激素滴眼液，必要时用散瞳剂。角巩膜裂伤者，应在显微镜下全层缝合。

（4）前房积血者，应取半卧位卧床休息，按医嘱适当应用镇静剂和止血剂，如眼压升高，应用降眼压药物，密切注意眼压变化和每日积血吸收情况，如经药物治疗眼压仍不能控制者，应做前房穿刺放出积血；如有较大血凝块时，需手术切开取出血块，避免角膜血染。

（5）外伤性虹膜睫状体炎者应用散瞳剂、糖皮质激素点眼或涂眼；严重虹膜根部离断者，可行虹膜根部修复术。

（6）晶状体半脱位者，可试用眼镜矫正散光，但效果较差；晶状体嵌顿于瞳孔或脱入前房，需急诊手术摘除；晶状体损伤、全脱位或半脱位严重影响视力者，可行白内障手术。

（7）玻璃体积血者，若保守治疗 2 周后积血仍未明显吸收者，可行玻璃体切除术。

（8）脉络膜挫伤者，一般无特殊治疗，多予抗炎、止血、促进出血吸收治疗。

（9）视网膜震荡与挫伤，应用糖皮质激素、血管扩张剂、营养神经药物、维生素类及止血药物；视网膜脱离者，行视网膜复位术。

（10）视神经挫伤者，用大量糖皮质激素冲击治疗，辅以营养神经药物、血管扩张剂、高压氧等治疗。

**3. 心理护理**　眼外伤多为意外损伤，直接影响视功能和眼部外形，患者一时难于接受，多有焦虑及悲观心理，应给予心理疏导，稳定患者情绪，使患者积极配合治疗。

**4. 病情观察**　观察患者视力和眼压的变化，房水有无混浊，视网膜有无裂孔、脱离，伤口有无感染、出血等，如发现异常及时报告医生并协助护理。

**5. 健康教育**

（1）加强劳动保护宣传教育，做好安全防护，改善劳动条件和环境，避免眼外伤的发生。

（2）注意休息，指导患者正确用药，定期复诊。

【护理评价】

**1. 患者在近期内是否达到**　①视力稳定或提高。②自诉疼痛感减轻。③焦虑心情减轻或消失。④无继发性青光眼、前房积血、视网膜脱离等并发症发生。

**2. 患者在远期内是否达到**　①了解眼钝挫伤的防治知识。②做好安全防护，避免眼外伤的发生。

### 三、眼球穿通伤患者的护理

 **案 例** - - - - - - - - - - - - - - - - - - - - - - - - - - - - - - - - - - - - - - - - - - - - -

患者男性，51 岁，2h 前右眼被弹起的铁丝扎伤，当时右眼疼痛视物不清。视力右眼0.1，左眼1.0，左眼结膜充血，角膜可见穿通伤口，前房积血，晶状体混浊，余视不见。初步诊断为：右眼球穿通伤。

1. 请列出该患者主要的护理问题。

2. 请列出该患者主要的护理措施。

- - - - - - - - - - - - - - - - - - - - - - - - - - - - - - - - - - - - - - - - - - - - -

眼球穿通伤（perforating injury of eyeball）是由锐器的刺入、切割造成眼球壁全层裂开，伴或不伴有眼内损伤或组织脱出，是致盲的主要原因。其预后取决于伤口部位、范围和损伤程度，有无感染等并发症，以及治疗措施是否及时适当。眼球穿通伤按其损伤部位分为角膜穿通伤、角巩膜穿通伤和巩膜穿通伤三类，异物碎片击穿眼球并存留于眼内，称为眼内异物。

多有刀、针、剪、树枝等锐器或敲击金属飞溅出的碎片等常见致伤物。

**【护理评估】**

**（一）收集健康史**

了解患者是否有明确的外伤史，并详细了解患者致伤的过程、致伤物性质等，询问受伤后诊治的过程。

**（二）评估身体状况**

**1. 症状**  依据致伤物的大小、形态、性质、受伤的部位、污染的程度及有无眼内异物存留，可有不同程度的眼痛、视力下降，畏光、流泪等症状。

**2. 体征**

（1）角膜穿通伤  较常见。角膜伤口较小且规则，常自行闭合，无眼内容物脱出；伤口大且不规则者，常伴有虹膜损伤、脱出和嵌顿，前房变浅，可伴有晶状体破裂及白内障，或眼后段损伤。

（2）角巩膜穿通伤  伤口累及角膜和巩膜，可引起虹膜睫状体、晶状体和玻璃体的损伤、脱出及眼内出血。

（3）巩膜穿通伤  较小的巩膜伤口可被结膜下出血遮盖；大的伤口伴有脉络膜、玻璃体和视网膜损伤及出血，预后差。

（4）交感性眼炎（sympathetic ophthalmia）是指一眼穿通伤或内眼手术后发生的双侧肉芽肿性葡萄膜炎，受伤眼称为诱发眼，另一眼称为交感眼。多发生于外伤或手术后 2 周至 2 个月内。

**3. 辅助检查**  B 超；X 线、CT 检查。

**（三）评估心理社会状况**

眼球穿通伤突然，患者难以接受外伤所致的视功能损害或面部形象受损，常有悲观、焦虑心理。

【护理问题】

**1. 疼痛**　与眼内组织受损及眼压升高等因素有关。

**2. 感知受损**　与角膜伤口、眼内积血及眼内组织损伤有关。

**3. 焦虑**　与担心视功能不能恢复、面部形象受损等有关。

**4. 潜在并发症**　外伤性虹膜睫状体炎、继发性青光眼、外伤性白内障、视网膜脱离、感染性眼内炎、交感性眼炎、外伤性增殖性玻璃体视网膜病变等。

【护理措施】

处理原则：初期缝合伤口，防止感染等并发症，必要时行二期手术。

**1. 一般护理**

（1）嘱患者饮食营养丰富，多食新鲜水果、蔬菜，保持二便通畅。

（2）较重眼外伤患者需卧床休息，保持环境舒适，温度适宜，光线柔和。

**2. 用药护理**　遵医嘱充分散瞳；止血剂；破伤风抗毒素等，并观察药物疗效及不良反应。如果发生感染性眼内炎，应充分散瞳，局部和全身应用大剂量抗生素或皮质类固醇。玻璃体内注药可以提供有效药物浓度，必要时可先抽取房水及玻璃体液做细菌培养和药敏试验，同时做好玻璃体切除手术准备。

**3. 手术护理**　大于3mm以上闭合不全或对合不佳的角膜伤口、有虹膜嵌顿的角膜伤口、角巩膜伤口和巩膜伤口均需手术缝合；复杂病例，多采用二步手术，即初期缝合伤口，在1~2周内再行内眼或玻璃体手术，处理外伤性白内障、玻璃体积血或视网膜脱离等。积极做好手术前准备和术后护理。

（1）术前协助患者清洗血迹或污物，切忌冲洗结膜囊、挤压眼球，以免增加眼球压力和感染机会。

（2）术后遵医嘱应用抗生素等药物，预防眼内感染等并发症。

**4. 心理护理**　耐心向患者解释病情及治疗情况，消除患者的恐惧、悲观等心理障碍，使患者积极配合治疗。

**5. 病情观察**　观察视力、伤口、房水、眼压、眼部充血等变化，观察有无感染性眼内炎、交感性眼炎、外伤性增殖性玻璃体视网膜病变等并发症发生。

**6. 健康教育**

（1）加强安全防护措施的宣讲，必要时配戴防护面罩和眼镜，可减少眼外伤的发生率。

（2）向患者介绍交感性眼炎的相关知识。健眼发生不明原因的视力下降、疼痛、眼部充血等应及时就诊，做到早发现早治疗。

【护理评价】

**1. 患者在近期内是否达到**　①视力稳定或提高。②疼痛减轻。③焦虑减轻或消失。④无外伤性虹膜睫状体炎、继发性青光眼、外伤性白内障、视网膜脱离、感染性眼内炎、交感性眼炎、外伤性增生性玻璃体视网膜病变等并发症发生。

**2. 患者在远期内是否达到**　①了解眼球穿通伤的防治知识。②做好安全防护，避免眼外伤的发生。

## 四、眼化学伤患者的护理

患者男性，29 岁，1h 前水泥浆溅入左眼，当时用大量水冲洗，急来医院就诊，查体发现左眼结膜囊少许水泥异物，结膜混合性充血，角膜上皮大片剥脱，前房正常，眼底窥不清。初步诊断为：左眼化学伤。

1. 请列出该患者主要护理问题。

2. 请列出该患者主要护理措施。

眼化学伤（ocular chemical injury）是由化学物品的溶液、粉尘或气体接触眼部所致。多发生在化工厂、实验室或施工场所等，眼化学伤是由化学物品接触眼部组织引起的。常见的有酸、碱烧伤，均需急诊处理。

1. 酸性化学伤多为硫酸、盐酸、硝酸等物质。因强酸使组织蛋白质凝固坏死，能阻止酸性物质继续向深层渗透，组织损伤较轻。

2. 碱性烧伤多为氢氧化钠、石灰、氨水等物质。碱能溶解组织蛋白质和脂肪，并能很快渗透到深层组织和眼内，引起严重的后果。

【护理评估】

（一）收集健康史

了解是否有化学物质进入眼部的病史，了解致伤物进入眼部的时间、致伤物的量以及性质，了解诊治经过等。

（二）评估身体状况

**1. 症状**　眼痛、畏光、流泪、视力下降和眼睑痉挛等，甚至失明。

**2. 体征**

（1）轻度　多由弱酸或稀释的弱碱引起。眼睑皮肤潮红、肿胀，结膜轻度充血水肿，角膜点状脱落或水肿，预后不留瘢痕。无明显并发症，视力多不受影响。

（2）中度　可由强酸或较稀的碱性物质引起。眼睑皮肤肿胀明显，可起水疱或糜烂；结膜水肿，出现小片缺血坏死；角膜有明显混浊水肿，上皮层完全脱落或形成白色凝固层。愈后遗留角膜云翳或斑翳，影响视力。

（3）重度　多为强碱引起。结膜出现广泛的缺血性坏死，呈灰白色混浊；角膜全层混浊甚至呈瓷白色。角膜基质层溶解，造成角膜溃疡或穿孔。碱性物质可立即渗入前房，引起葡萄膜炎、继发性青光眼和白内障等。愈合后会形成睑球粘连、假性翼状胬肉、角膜白斑、粘连性角膜白斑、角膜葡萄肿或眼球萎缩等。

此外，眼睑、泪道的烧伤可引起眼睑畸形、睑外翻、睑内翻及泪溢等并发症。

**2. 辅助检查**　结膜囊 pH 测定明确致伤物酸碱性，眼 B 超。

（三）评估心理社会状况

化学伤发病突然且严重，眼部疼痛剧烈，形象受损，患者容易出现悲观、焦虑、紧张、恐惧心理。

**【护理问题】**

**1. 急性疼痛** 与化学物质刺激眼部组织有关。

**2. 感知受损** 与化学物质引起的眼内损伤有关。

**3. 恐惧** 与视力突然下降，眼部刺激症状明显，或担心眼部外形变化和治疗效果有关。

**4. 知识缺乏** 缺乏眼化学伤的防治知识。

**5. 潜在并发症** 睑球粘连、眼睑外翻或内翻、结膜干燥症、角膜溃疡、虹膜睫状体炎、继发性青光眼、并发性白内障、眼球萎缩等。

**【护理措施】**

处理原则：现场急救，立即冲洗；并辅以药物和手术治疗。

☞ 考点：
及时彻底眼部冲洗是眼化学伤治疗的关键。

**1. 一般护理**

（1）嘱患者清淡饮食，多食新鲜水果、蔬菜，禁烟酒。

（2）保持环境安静，注意卧床休息，室内光线适宜等。

**2. 急救护理** 争分夺秒地就地现场彻底眼部冲洗，迅速清除化学物质，能将烧伤造成的损伤减低到最小的程度。冲洗时，应翻转患者眼睑，转动眼球，暴露穹窿部，反复冲洗至少 30min 以上。患者到医院后，注意观察结膜囊内是否还有异物存留，继续冲洗，将化学物质彻底洗出。

**3. 用药护理**

（1）尽量在致伤后 1h 内处理，遵医嘱给予中和药物，酸性眼化学伤可用 2% 碳酸氢钠溶液冲洗，碱性眼化学伤可用 3% 硼砂溶液冲洗。

（2）遵医嘱局部和全身治疗，抗生素药物控制感染；局部和全身使用糖皮质激素，以抑制炎症反应和新生血管形成，但在伤后 2~3 周，角膜有溶解倾向应停用；1% 阿托品每日散瞳，及时预防并发症；可滴用自家血清和含细胞生长因子的药物，以促进愈合；维生素 C 0.5~1.0ml 结膜下注射；0.5% EDTA 可用于石灰烧伤病例；应用胶原酶抑制剂可防止角膜穿孔，局部滴用 2.5%~5% 半胱氨酸眼液。

**4. 手术护理** 切除坏死组织，预防睑球粘连。对睑球粘连者，指导家属用玻璃棒分离睑球粘连区或安放隔膜，并涂大量抗生素眼膏。出现角膜溶解者行全角膜板层移植术或羊膜移植术。针对并发症进行治疗如矫正睑外翻、睑球粘连等。按眼科手术护理常规进行护理。

**5. 心理护理** 嘱患者保持心情舒畅，解释疾病发展、转归，消除悲观、焦虑、紧张、恐惧情绪，使患者积极配合治疗。

**6. 病情观察** 严密观察视力的变化，观察眼睑、结膜、角膜及眼内组织结构的变化，预防并发症，发现问题及时报告医生并协助护理。

**7. 健康教育**

（1）宣传眼化学伤的危害，加强安全防护，预防化学伤。

（2）讲解眼化学伤的急救知识，一旦发生眼化学伤，应争分夺秒，就地取材大量清水充分冲洗眼部至少30min后再到医院进一步治疗。

**【护理评价】**

**1. 患者在近期内是否达到** ①视力有所提高。②疼痛减轻。③恐惧心理消失。④无睑球粘连、眼睑外翻或内翻、结膜干燥症、角膜溃疡、虹膜睫状体炎、继发性眼青光、并发性白内障、眼球萎缩等并发症发生。

**2. 患者在远期内是否达到** ①了解眼化学伤的防治知识。②做好安全防护，避免眼外伤的发生。

## 五、电光性眼炎患者的护理

夜间急诊患者，男性，25岁，电焊工，8h前未戴防护眼罩进行工作，3h前出现双眼眼睑红肿，疼痛，伴畏光、流泪，不能睁眼。检查：双眼混合性充血，角膜上皮细胞呈弥漫性点状脱落。初步诊断为：双眼电光性眼炎。

1. 请列出该患者主要护理问题。
2. 请列出该患者主要护理措施。

**电光性眼炎**（electric ophthalmia） 又称雪盲，是常见的眼外伤，任何接触紫外线辐射而无防护者均可发生。

电焊、紫外线消毒、高原、冰川雪地及水面反光等可造成的眼部紫外线损伤。紫外线对组织有光化学作用，使蛋白质凝固变性，角膜上皮坏死脱落。紫外线照射引起的组织损伤取决于组织吸收紫外线的总量，即辐射的强度和持续时间。

**【护理评估】**

**（一）收集健康史**

了解是否有紫外线接触病史，了解接触紫外线的时间及诊治经过等。

**（二）评估身体状况**

**1. 症状** 一般在照射后3~8h发作，可出现双眼剧烈疼痛、畏光、流泪及眼睑痉挛等眼部刺激症状。如无并发症，24h后症状减轻或痊愈。

**2. 体征** 双眼混合性充血，角膜上皮细胞呈弥漫性点状脱落。

**3. 辅助检查** 荧光素钠染色检查。

**（三）评估心理社会状况**

发病突然、眼部疼痛剧烈，患者容易出现焦虑、紧张、恐惧心理。

**【护理问题】**

**1. 急性疼痛** 与紫外线损伤角膜上皮有关。

**2. 知识缺乏** 缺乏电光性眼炎的防治知识。

**3. 潜在并发症** 角膜感染。

☞ 考点：
预防感染是电光性眼炎治疗的关键。

**【护理措施】**

处理原则：对症处理，减轻疼痛；眼部涂抗生素眼膏预防感染。

**1. 一般护理**

（1）嘱患者清淡饮食，多食新鲜水果、蔬菜。

（2）保持环境安静，注意卧床休息，室内光线适宜等。

**2. 用药护理**

（1）止痛 眼部刺激症状明显者，遵医嘱局部给予0.5%丁卡因，但应注意用药浓度及用药次数，以免影响角膜上皮再生。

（2）预防感染 遵医嘱眼部涂抗生素眼膏，包扎患眼。

**3. 心理护理** 嘱患者保持心情舒畅，解释疾病发展、转归，消除焦虑、紧张、恐惧情绪，使患者积极配合治疗。

**4. 病情观察** 严密观察视力的变化，观察眼睑、结膜、角膜的变化，预防并发症，发现问题及时报告医生并协助护理。

**5. 健康教育**

（1）宣传电光性眼炎的危害，加强安全防护，电焊、紫外灯、野外强太阳光下作业时注意戴防护眼罩或眼镜。

（2）嘱患者勿用手揉眼，防止角膜上皮进一步损伤发生感染。

**【护理评价】**

**1. 患者在近期内是否达到** ①疼痛减轻。②无角膜感染并发症发生。

**2. 患者在远期内是否达到** ①了解电光性眼炎的防治知识。②做好安全防护，避免眼外伤的发生。

## 目标检测

1. 简述眼球钝挫伤患者的护理评估。
2. 简述眼球钝挫伤患者的护理措施。
3. 简述眼球破裂伤患者的护理措施。
4. 简述眼酸碱化学伤患者的急救护理措施。
5. 简述电光性眼炎患者的护理措施。

（李宇航　杨亚敏　庞　燕）

# 第三章 | 耳鼻咽喉科患者的护理概述

## 第一节　耳鼻咽喉科患者的特征

耳鼻咽喉诸器官所处的特殊位置，且皆为细小腔洞，使患者具有以下三个特征。

**1. 多伴有其他相邻或全身疾病**　耳、鼻、咽、喉诸器官在解剖上相互沟通、生理上相互关联、病理上相互影响、治疗上相互辅助，同时也与整个机体有着密切而又广泛的联系，全身性疾病可在耳鼻咽喉表现，耳鼻咽喉的疾病亦常为某些全身性疾病的病灶。因此，耳鼻咽喉科患者往往可有多个器官同时受到病变侵袭或一个主要器官病变累及其他器官而有多种主诉，这就要求耳鼻咽喉科护士在护理评估时应注意耳、鼻、咽、喉诸器官之间的联系，亦应考虑到耳、鼻、咽、喉局部与全身各系统的联系。

**2. 易发生急重症**　由于耳鼻咽喉所处位置特殊和解剖结构细小，在临床上易发生急症，有时甚至威胁患者的生命。因此要严密观察、积极治疗这类患者，同时还要不失时机地进行健康宣教，使患者熟悉疾病的保健知识。

**3. 多伴有心理症状**　耳鼻咽喉诸器官具有听觉、平衡、呼吸、发声等重要功能，患病后可严重影响患者的生活、工作、学习、人际交往等，往往导致患者心情烦躁、苦恼，因此，要求耳鼻咽喉科护士有很强耐心和同理心接诊耳鼻咽喉科的患者。

# 第二节　耳鼻咽喉科患者的评估

## 一、收集护理病史

### （一）现病史

询问患者患病的原因、诱因、发病的起始情况和时间、主要症状和体征，包括部位、性质、程度、症状出现和缓解的规律及治疗情况。

### （二）既往史

了解患者既往的健康状况，注意耳鼻咽喉疾病与全身性疾病之间的关系。全身性疾病成为耳鼻咽喉科疾病的发病原因，如一些血液系统、心血管系统疾病可引起鼻出血；多种急性传染病可致感音神经性耳聋等。而耳鼻咽喉科疾病又可成为全身性疾病之病灶，如扁桃体炎可并发风湿热、心脏病、肾炎等。各器官之间及其相邻组织病变均可相互影响，如上颌牙齿根尖炎症可引起上颌窦炎；而鼻炎、鼻窦炎可成为中耳炎、咽喉炎发病的因素。

### （三）生活史

了解患者出生地、生活地、年龄、文化层次、职业、饮食习惯，尤其是可引发耳鼻咽喉疾病的不良生活习惯，如嗜好烟酒者易患咽喉炎；不正确的擤鼻方法可引起鼻窦炎、中耳炎；不正确的哺乳姿势可致中耳炎等。

### （四）家族史

了解患者家庭成员健康情况，是否有类似病史，如变应性鼻炎患者可有支气管哮喘、荨麻疹等家族史。

## 二、评估心理社会状态

**1. 疾病知识**　评估患者及家属对疾病的诱因、性质、过程、预防、治疗、预后和自我护理等方面的了解情况。

**2. 心理状态**　耳鼻咽喉科疾病均发生在头面部，疾病本身及治疗方式会引起头面部明显的结构和功能改变，因此患者易产生自我形象紊乱、抑郁、家庭关系受损、悲观、孤独等心理，护士应及时、准确的评估患者的心理状态，给予相应的心理疏导。

**3. 社会支持系统**　评估患者的家庭人员组成、经济、文化、教育背景对患者在精神上给予的程度；了解家人及朋友对患者所患疾病的认识和支持程度等。

## 三、评估常见的症状与体征

### （一）耳病常见症状及体征

**1. 耳痛（earache）**　约95%的耳痛为耳周或耳内疼痛，5%为牵涉性痛。耳痛的性质常有刺痛、钝痛、抽痛等。耳痛可分为原发性和继发性两类。原发性耳痛也称耳源性耳痛，常由耳廓、外耳道、中耳等疾病及并发症引起。继发性耳痛一般发生于邻近器官的疾病，如口腔、咽喉部、颞颌关节及颈部疾病，由神经反射和牵涉性耳痛所致。

**2. 耳聋（hearing loss）** 临床上将不同程度的听力下降称为耳聋。耳聋可分为器质性耳聋和功能性耳聋两大类。功能性耳聋无明显器质性病变，亦称精神性或癔症性耳聋；器质性耳聋又可分为传导性耳聋、感音神经性耳聋和混合性耳聋三种。传导性耳聋由外耳、中耳病变所致，常见疾病如急慢性中耳炎、外耳道闭塞、耵聍栓塞、异物等。感音神经性耳聋由内耳、听神经及听觉中枢病变引起，常见疾病如老年性耳聋、突发性耳聋、药物性耳聋、噪音性耳聋、听神经瘤等。混合性聋则两者病变兼有。根据发病时间分类，耳聋可划分为先天性耳聋和后天性耳聋，先天性聋按病因不同可分为遗传性聋和非遗传性聋两类。耳聋按语言功能发育程度划分为语前聋和语后聋。

**知识链接**

耳聋的分度

1. 轻度耳聋：远距离听话或听一般距离低声讲话感到困难。听力损失在 10～30dB。

2. 中度耳聋：近距离听话感到困难，听力损失在 30～60dB。

3. 重度耳聋：一般谈话听不清，只凭对方讲话的口型来猜测近距离的讲话，或对着患者耳边高声喊叫才能听到，听力损失在 60～90dB。

4. 全聋：完全听不到声音，听力损失在 90dB 以上。

**3. 耳鸣（tinnitus）** 是指患者主观感觉耳内或头内有声音，但体外环境中并无相应声源，是听觉功能紊乱所致的常见症状。传导性耳聋患者的耳鸣如机器轰鸣的低音调，感音神经性聋的耳鸣多如蝉鸣的高音调。

**4. 耳漏（otorrhea）** 是耳部疾病的常见症状。指经外耳道流出或在外耳道积聚异常分泌物。浆液性耳漏多见于外耳道湿疹、急性中耳炎的早期；脓性或黏液性耳漏多见于急慢性化脓性中耳炎；血性多见于外伤、中耳癌、外耳道乳头状瘤；混合性和水样性一般见于颞骨骨折伴脑膜损伤，水样耳漏要警惕脑脊液耳漏。

**5. 眩晕（vertigo）** 是自身与周围物体的位置关系发生改变的主观上的错觉，大多由外周前庭病变引起，表现为睁眼时周围物体旋转，闭眼时自身旋转，多伴有耳鸣、听力减退、眼震以及恶心、呕吐、出冷汗等自主神经功能紊乱现象。常见疾病有耳毒性药物中毒、梅尼埃病、迷路炎、脑干或小脑肿瘤等。

☞ **考点：**颞骨骨折伴脑膜损伤常出现水样或混合性耳漏。

**（二）鼻病常见症状及体征**

**1. 鼻塞（rhinobyon）** 是鼻部疾病常见症状之一，由于病因、病变部位和程度的不同，可表现为单侧或双侧鼻塞，持续性、间歇性、交替性或进行性加重。鼻塞主要是由于鼻黏膜充血、水肿、增生肥厚或息肉样变、鼻中隔偏曲及鼻腔内有新生物等所致。

**2. 鼻漏（rhinorrhea）** 也称鼻溢液，指鼻内分泌物外溢。原因不同，性状不同。水样鼻漏多见于变态反应性鼻炎、血管运动性鼻炎、急性鼻炎早期和脑脊液鼻漏；脑脊液鼻漏多发生于外伤或手术后，可疑者测定其葡萄糖含量及蛋白定量可确诊。黏液性鼻漏见于慢性单纯性鼻炎；黏液脓性鼻漏见于急性鼻窦炎的恢复期、慢性鼻炎等。脓性鼻漏见于较重的鼻窦炎，有时伴有臭味。血性鼻漏即鼻分泌物中带有血液，见于鼻腔异物、鼻腔结石、鼻部肿瘤及鼻咽部恶性肿瘤的早期等。

**3. 鼻出血（nose bleed）** 详见相关章节。

**4. 嗅觉障碍（dysosmia）** 嗅觉障碍包括完全丧失、部分丧失、嗅觉减退、嗅觉倒错、嗅觉过敏、幻嗅。按原因可分为：①呼吸性嗅觉减退和失嗅，如慢性肥厚性鼻炎、鼻息肉、鼻腔肿瘤等，呼吸气流不能到达鼻腔嗅区的黏膜。②感觉性嗅觉减退和失嗅，因嗅黏膜、嗅神经病变而不能感到嗅素存在。③嗅觉官能症，因嗅中枢及嗅球受刺激或变性所致，患者可能会产生嗅觉过敏，嗅觉倒错，幻嗅等，多见于癔症、神经衰弱、精神病等患者。

**（三）咽病常见症状及体征**

**1. 咽痛（pharyngalgia）** 为最常见的咽部症状之一，患者常因咽痛而不愿进食。多由咽部急慢性炎症、溃疡、异物或咽部邻近器官疾病引起，也可以是全身疾病在咽部的表现。

**2. 咽部异常感觉（pharyngeal paraesthesia）** 是指患者自觉咽部有异物感、堵塞、贴附、瘙痒、干燥等异常感觉，患者常用力"吭"、"喀"或频频吞咽以消除症状。常见的原因有咽部及其周围组织的器质性病变，如慢性咽炎、咽角化症、扁桃体肥大等，也可为神经官能症的一种表现，可间歇性或持续性存在，多与恐惧、焦虑等精神因素有关，也可与内分泌功能紊乱有关。

**3. 吞咽困难（dysphagia）** 大致可分为：①功能障碍性：凡导致咽痛的疾病均可引起吞咽困难。②梗阻性：因咽部肿瘤、食管狭窄、肿瘤、扁桃体过度肥大，妨碍食物下行。③麻痹性：因中枢性病变或周围性神经炎引起咽肌麻痹。吞咽困难严重的患者常处于营养不良、饥饿消瘦状态。

**4. 打鼾（snore）** 睡眠时因软腭、腭垂、舌根等处软组织随呼吸气流颤动而产生节律性声音。各种病变造成的上呼吸道狭窄均可引起打鼾。鼾症患者常有注意力不集中，记忆力减退，工作效率低等，鼾声影响他人，影响人际交往。

**（四）喉病常见症状及体征**

**1. 声音嘶哑（hoarseness）** 是喉部疾病最常见的症状，提示病变累及声带。引起嘶哑的常见原因主要是声带病变如炎症、息肉、肿瘤以及支配声带运动的神经受损等。

**2. 喉痛（laryngalgia）** 为喉部常见症状，常由喉部急慢性炎症、恶性肿瘤、喉部结核、外伤等引起。

**3. 喉喘鸣（laryngeal stridor）** 是由于喉或气管发生阻塞，患者用力呼吸，气流通过喉或气管狭窄处发出的特殊声音。常由喉部炎症、先天性喉部畸形、喉外伤、异物梗阻、喉部肿瘤、双侧喉返神经麻痹、喉肌痉挛等引起。

**4. 吸气性呼吸困难（inspiratory dyspnea）** 常见于喉部阻塞性病变者，主要表现为吸气时间延长，吸气时空气不易进入肺内，此时胸腔内负压增加，出现胸骨上窝、锁骨上窝、剑突下以及肋间隙软组织凹陷，临床上称之为"四凹征"。

# 第三节　耳鼻咽喉科患者的检查及护理配合

## 一、检查前的准备

### (一)光源与额镜的使用方法

**1. 光源的设置**　常用光源为100W的电灯泡。若无电源设备,可用手电筒、自然光、油灯等代替。采用自然光线时,应避免直接采用日光,以免额镜聚光灼伤患者。光源应置于所戴额镜同侧并略高于受检者的耳部,距耳10~20cm(图3-1)。

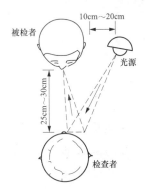

图3-1　光源

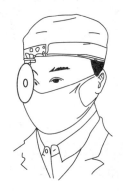

图3-2　额镜的使用方法

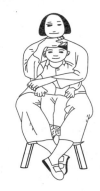

图3-3　小儿受检体位

**2. 额镜的使用**　额镜为一圆形凹面可聚光的反射镜,中央有一小孔,焦距约25~30cm。戴额镜前应先调节好双球状关节的松紧,使镜面既能灵活转动又不至松动滑脱;把额镜戴于头部、调节额带圈使其适合检查者头围;拉直双球状关节,使镜面与额面平行;检查时,先对好光,并使瞳孔、镜孔及受检查的部位三者处于同一直线上,另外,应养成"单眼视"的习惯(图3-2)。

### (二)检查者和患者的位置

一般检查鼻、咽、喉时,受检者与检查者相对而坐,检查者双膝并拢置于受检者一侧。检查耳部时,受检者侧坐,患耳面向检查者。检查不合作的患儿,需助手或家长抱持,用双腿夹其下肢,右手将头部固定于胸前,左手环抱其两臂,以防乱动(图3-3)。

## 二、耳部检查

### (一)耳廓及耳周检查

观察耳廓有无畸形、局限性隆起、增厚及皮肤有无红肿或皲裂,耳周有无红肿、瘘口、瘢痕等。检查耳廓有无牵拉痛,耳屏、乳突区有无压痛,若耳后肿胀应注意有无波动感。

### (二)外耳道及鼓膜检查

**1. 徒手检查法**　患者侧坐,检查者一手将其耳廓向后、外、上牵拉,婴幼儿应向后下牵拉,使外耳道变直,另手示指将耳屏向前推移,扩大外耳道口,通过额镜反光

☞考点：

小儿外耳
道检查时
应后、外
下牵拉耳
廓。

便可观察外耳道及鼓膜（图3-4）。注意观察外耳道有无耵聍、异物，皮肤是否红肿，有无疖肿，骨性外耳道后上壁有无塌陷，外耳道内有无分泌物及其性状与气味。观察鼓膜的正常解剖标志是否存在，注意鼓膜的色泽、活动度以及有无穿孔及其部位、大小。

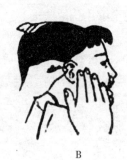

图3-4 徒手检查法

**2. 窥耳器检查法** 如外耳道狭小、耳毛过多、弯曲度过大影响检查时，可将耳镜缓慢旋转放入撑开外耳道，便可看清鼓膜。耳镜放入时前端勿超过软骨部，以免引起疼痛。对外耳道炎，特别是外耳道疖的患者，窥耳器的插入可引起剧烈疼痛，不宜采用。

**3. 电耳镜检查法** 电耳镜是自带光源和放大镜的耳镜，借此可仔细地观察鼓膜，发现肉眼不能察觉的、较细微的病变；并且电耳镜便于携带，无需其他光源，尤其适用于卧床患者及婴幼儿。

**4. 鼓气耳镜检查法** 鼓气耳镜是在漏斗型窥耳器后端安装一放大器，在窥耳器一侧通过一细橡胶管与橡胶球连接。检查时，将大小适当的鼓气耳镜置于外耳道内，通过反复挤压、放松橡皮球，使外耳道内交替产生正、负压，同时观察鼓膜的活动，如鼓室积液或鼓膜穿孔时，鼓膜的活动度降低或消失，通过负压的吸引作用可使不易窥见的脓液从小穿孔处向外流出，还可发现鼓膜细小的穿孔。

**（三）咽鼓管检查**

检查咽鼓管主要是查明咽鼓管的通气功能，但上呼吸道急性感染、鼻腔或鼻咽部有脓液、溃疡、肿瘤者忌用本检查法。常用检查方法有以下几种。

**1. 吞咽试验法** 将听诊器两端的橄榄头分别置于受检者和检查者的外耳道口，然后嘱受检者作捏鼻吞咽动作，注意倾听"嘘嘘"振动声。亦可借助耳镜直接观察吞咽时鼓膜是否振动。

**2. 捏鼻鼓气法** 受检查者捏鼻、闭口，用力呼气。如咽鼓管功能正常，被检者耳内自觉轰响及闷胀感。

**3. 波利策法** 嘱受试者含水一口，检查者将波氏球端的橄榄头塞于受试者一侧前鼻孔，捏紧另一侧前鼻孔，于受试者吞咽之际，迅速挤压皮球，同时经听诊管倾听鼓膜振动声（图3-5）。正常者耳内有轰响及闷胀感。

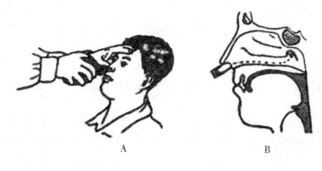

图 3 – 5　波利策法

**4. 导管吹张法**　先嘱受试者清除鼻腔及鼻咽部分泌物，鼻腔黏膜以 1% 麻黄碱和 1% 丁卡因收缩、麻醉。将听诊器两端的橄榄头分别置于患者和检查者的外耳道内，将咽鼓管导管沿鼻底缓缓伸入鼻咽部抵达鼻咽后壁，弯头朝下，再将导管向受检侧旋转 90o 并向外缓慢退出，此时导管前端即越过咽鼓管圆枕滑入咽鼓管咽口。然后以左手固定导管，右手用橡皮球吹气数次，同时经听诊管判断咽鼓管是否通畅。如通畅，可听到吹风声和鼓膜振动声。

**（四）耳功能检查**

**1. 听觉功能检查**　临床听力检查法分为主观测听法和客观测听法两大类。主观测听法包括语音检查法、表试法、音叉试验、言语测听等。客观测听法有声导抗测试、电反应测试以及耳声发射测试等。其中音叉试验、纯音测试、声导抗测试较为常用。

（1）音叉试验　可初步判断耳聋的性质。每套音叉由 5 个不同频率的音叉组成，即 C128、C256 、C512、C1024、C2048，常选用 C256 或 C512 的音叉进行检查。

①林纳试验（Rinne test，RT）即骨气导比较试验。将振动的音叉柄端置于受检侧乳突部相当于鼓窦处测试骨导听力，待受试耳听不到音叉声时立即将叉臂置于距受试耳外耳道 1cm 处测试气导听力，此时若又能听及，说明气导 > 骨导，记作 RT（＋），若不能听及，则先测气导，再测骨导，再次比较骨导与气导的时间，若骨导 > 气导，记作 RT（一），气导与骨导相等记作（±）。

②韦伯试验（Weber test，WT）　比较受试者两耳骨导听力。将振动的音叉柄端紧压颅面中线任何一点，请受试者辨别音叉声偏于何侧。记录时以"→"示所偏向的侧别，"＝"示两侧相等。

③施瓦巴赫试验（Schwabach test，ST）比较受试者与正常人的骨导听力。如受试耳骨导延长，记作 ST（＋），缩短则以 ST（–）表示，ST（±）为两者相似。音叉实验结果分析见表 2 – 1。

表 2 – 1　音叉试验结果分析

| 实验方法 | 正常 | 传导性聋 | 感音神经聋 |
| --- | --- | --- | --- |
| RT | （ + ） | （ – ） | （ + ） |
| WT | = | →患耳 | →健耳 |
| ST | （ ± ） | （ + ） | （ – ） |

（2）纯音听阈测试　听阈指引起某耳听觉的最小声强值。利用纯音听力计产生倍频纯音进行检测，它能较准确地判断耳聋的类型、程度，初步判断病变部位，且能记录存档，供前后比较。检查前应向被检查者说明配合方法，并先以听力较好耳做熟悉试验。纯音听阈包括气导听阈及骨导听阈两种。先检查气导听阈，后检查骨导听阈。检查一般从 1000Hz 开始，依次为 2000 Hz、3000 Hz、4000 Hz、6000 Hz、8000 Hz、125 Hz、250 Hz、500 Hz，声强一般以 5dB 为一档上下调节，结果记录在测听表上，并绘成曲线。如双耳听阈相差较大时应注意掩蔽，避免出现"音影曲线"。

（3）声导抗测试　由正压向负压连续调节外耳道压力，测量鼓膜被压入或拉出时声导抗的动态变化，同时用记录仪以压力声顺函数曲线形式记录下来，称为鼓室导抗图。是临床最常用的客观测试听功能的方法之一。声导抗仪主要通过测量鼓膜和听骨链的劲度以反映整个中耳传音系统的声导抗状态。根据这一原理可进行声反射测试，借以判断耳聋的性质、病变的部位，还能对周围性面瘫进行定位诊断及预后判断。

**2. 前庭功能检查法**　由于前庭系统和小脑、脊髓、眼、自主神经系统等具有广泛的联系，因此，前庭功能不仅与耳科疾病有关，而且和神经内科、脑外科、内科、创伤科及眼科等疾病亦有密切关系。前庭功能检查包括平衡功能检查和眼震检查两方面。

（1）平衡功能检查　是评价前庭脊髓反射、本体感觉及小脑平衡和协调功能的检查。分为静平衡和动平衡功检查两大类。

①闭目直立试验　是静平衡试验中最常用的一种方法。受检者双足并立，双手手指互扣于胸前并向两侧拉紧，观察受检者睁眼及闭眼时躯干有无倾倒。有倾倒者为阳性，提示平衡功能障碍。

②闭目步行试验　是一种动平衡功能检查法。受检者闭眼，向正前方行走 5 步，继之后退 5 步，前后行走 5 步。观察其步态，并计算起点与终点之间的偏差角，偏差角大于 90°者，示两侧前庭功能有显著差异。中枢性病变患者常有特殊的蹒跚步。

（2）眼震检查　眼震常由于周围性病变、中枢性病变或某些眼病所致。检查方法有：自发性眼震检查法、位置性眼震和变位性眼震检查法、温度试验及旋转试验等。其中旋转试验及温度试验是评价前庭眼反射功能的主要方法。

①旋转试验　受检者坐于旋转椅上，头前倾30°，外半规管此时处于水平位，以 2s 转一圈的速度使转椅顺时针方向旋转，连续 10 圈后突然停止，此时请受检者两眼向前平视，观察眼震的类型、方向、强度及持续时间等。正常人出现与旋转方向相反的眼震，水平略带旋转性，持续时间约 24 ~ 30s。持续时间过短或过长，均提示前庭功能异常。

②温度试验　又称冷热水试验，适用于鼓膜完整者。检查者分别将 30℃ 及 44℃ 冷

热水注入受检者外耳道以诱发前庭反应，注水时间为 40s，要求先冷后温，注水量约 250~500ml，请受试者向前平视，然后观察眼震，并记录其消失的时间。正常结果：冷试验时间为 2min，热试验时间为 100s。

## 三、鼻部检查

### （一）外鼻检查

观察外鼻有无畸形，皮肤有无肿胀、缺损，色泽是否正常，触诊皮肤有无压痛、增厚、变硬，鼻骨有无骨折、移位及骨摩擦音。

### （二）鼻腔检查

**1. 鼻前庭检查法**　受检者头稍后仰，检查者用拇指将其鼻尖上抬，左右推动，借额镜反光，观察鼻前庭皮肤有无充血、肿胀、皲裂、溃疡、疖肿、隆起及结痂，有无鼻毛脱落等。

**2. 前鼻镜检查法**　左手持前鼻镜，先将前鼻镜的两叶合拢，与鼻底平行伸入鼻前庭，不可越过鼻阈。右手扶持受检者头部，随检查需要变动头位。左手缓缓张开镜叶，依次检查鼻腔各部。先使受检者头位稍低（第一位置），由下至上顺序观察鼻底、下鼻道、下鼻甲、鼻中隔前下部，再使受检者头后仰30°（第二位置），检查中鼻道、中鼻甲及嗅裂和鼻中隔中部，最后使受检者头后仰至60°（第三位置），观察鼻中隔上部、鼻堤、中鼻甲前端等。注意鼻甲有无充血、贫血、肿胀、肥厚、萎缩，中鼻甲有无息肉样变，各鼻道及鼻底有无分泌物及分泌物的性状，鼻中隔有无偏曲、穿孔、出血、血管曲张、溃疡糜烂或黏膜肥厚，鼻腔内有无新生物、异物等。如下鼻甲肥大妨碍检查时，可用 1% 麻黄碱生理盐水收缩后再进行检查。检查完毕，取出前鼻镜时勿将镜叶闭拢，以免钳夹鼻毛。 ☞ 考点：前鼻镜检查鼻腔时镜叶深度不能超过鼻阈。

### （三）鼻窦检查

**1. 各鼻窦区压痛检查法**　检查尖牙窝、内眦及眶内上角的皮肤有无红肿、隆起，局部有无压痛、叩痛等。

**2. 前鼻镜及后鼻镜检查法**　利用前鼻镜及后鼻镜观察中鼻道、嗅裂及后鼻孔有无脓性分泌物积存，鼻甲黏膜有无肿胀或息肉样变，各鼻道内有无新生物或息肉。

**3. 体位引流**　对检查上颌窦最有用。用于中鼻甲充血、肿胀但鼻道内未发现脓性分泌物疑为鼻窦炎者，可通过体位引流进一步观察。先用 1% 麻黄素棉片收缩中鼻道及嗅裂处黏膜，使窦口通畅。疑为上颌窦积脓，取侧卧低头位，患侧在上；疑为额窦炎或筛窦炎时，取正坐位，约 15min 后再作鼻腔检查，观察鼻道有无脓液。

**4. 上颌窦穿刺冲洗法**　是诊断和治疗上颌窦炎最常用的方法（见耳鼻咽喉科常用护理技术操作）。

**5. 影像学检查**　鼻窦 X 线摄片、电子计算机体层扫描（CT）及磁共振成像（MRI）有助于明确诊断。CT 和 MRI 能明确病变的范围、性质和程度，但 MRI 有利于提示颅内受侵的情况。

---

**知识链接**

**鼻内镜检查**

鼻内镜检查是目前临床上常用的鼻腔和鼻窦检查方法，在鼻部疾病的诊断和治疗过程中均有重要作用。硬管鼻内镜检查是带有光线充足的冷光源，通过镜像放大，能深入鼻腔清晰地观察到从前到后的解剖结构，出血部位及确定早期肿瘤等，还可以在直视下取活组织，行电凝固止血等。软管鼻内镜检查可观察各鼻窦的自然开口及其附近病变。

---

### （四）鼻功能检查

鼻功能检查主要检查鼻的呼吸和嗅觉功能，在此主要介绍嗅瓶实验。

嗅瓶实验是嗅觉功能检查的常用方法。把不同嗅剂，如香精、醋、蒜、樟脑油、煤油，分别装于同一颜色的小瓶中，嘱受检者选取其中任一瓶，手指堵住一侧鼻孔，以另一侧鼻孔嗅之，并说明气味的性质，依次检查。能嗅出所有气味者为嗅觉正常，只能辨出 2 种及以下者说明嗅觉减退。检查时应注意嗅适应及嗅疲劳现象易影响检查的准确性。

## 四、咽部检查

### （一）口咽部检查

用压舌板轻压患者舌前 2/3 处，嘱患者发"啊"音，观察软腭运动情况，注意咽黏膜有无充血、肿胀、溃疡、假膜、脓苔、干燥和隆起等。同时检查两侧腭扁桃体，注意其大小形态、隐窝口有无分泌物、异物或新生物等。同时还应注意牙、舌、软腭、硬腭等有无异常。部分患者咽反射较敏感，可先以 1% 丁卡因喷雾咽部行表面麻醉后再检查。

### （二）鼻咽部检查

**1. 间接鼻咽镜检查**　受检者张口，检查者一手持压舌板轻压舌部，另一手持加温而不烫的鼻咽镜，从口角插入并置于软腭与咽后壁之间，镜面向上并左右转动，勿触及咽壁，以免引起受检者恶心。通过镜面可观察到各鼻甲后端、咽鼓管咽口、圆枕、咽隐窝、腺样体等。检查时应注意鼻咽黏膜有无充血、肿胀、溃疡及新生物等。对咽反射敏感者，可用 1% 丁卡因溶液喷雾麻醉黏膜 3~5min 后再做检查。

**2. 鼻咽指诊**　此法用于不能用以上方法检查的儿童。用右手示指迅速探入鼻咽部进行触诊，以明确有无腺样体肥大或鼻咽部肿物。

### （三）喉咽部检查

参见喉腔相关检查。

## 五、喉部检查

### （一）喉外部检查

首先观察喉体大小、位置以及是否对称，然后触诊有无肿胀、触痛、畸形，颈部有无肿大淋巴结或皮下气肿等。将喉体向两侧推移，可扪及喉关节摩擦和移动的感觉，晚期喉癌的患者，喉关节受累，此种感觉可以消失。气管切开前应沿喉体向下触摸找到气管软骨环。

### （二）喉腔检查

**1. 间接喉镜检查** 受检者端坐，张口伸舌，检查者以消毒的纱布包裹舌前部，左手的示指支于上唇，拇指及中指将舌往外轻拉，右手持加温后的间接喉镜，镜面向下置于软腭部，并将腭垂推向后上方（图3-6）。通过额镜反光可观察舌根、会厌、会厌谷、梨状窝。嘱患者间断发"依、依……"音，使会厌上举，并稍转动镜面，即可观察到会厌喉面、室带、声带、杓间区及杓状会厌襞等。注意观察黏膜有无红肿、溃疡、新生物，声带有无增厚、息肉、结节及运动是否对称等。同时应观察声带及杓状软骨、杓会厌襞活动情况。对于咽反射敏感的患者，检查前用1%丁卡因溶液喷咽部麻醉黏膜后再行检查。在间接喉镜中所见影像为喉的倒影，即喉镜中的上部为喉的前部，下部为喉的后部，但左右并不颠倒。

**2. 直接喉镜检查** 系用直接喉镜引入喉腔的检查方法。随着纤维喉镜和电子喉镜的普及，直接喉镜检查有减少的趋势。

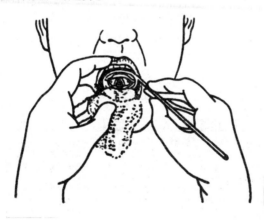

图3-6 间接喉镜检法

知识链接

**纤维鼻咽镜和纤维喉镜**

纤维鼻咽镜或纤维喉镜经鼻腔插入进行检查，同时可取活检或切除细小病变。它具有检查舒适、视野清晰、可拍摄图片，便于阅读及存档等优点。适用于间接鼻咽镜或间接喉镜检查困难，不易窥清咽、喉部所有结构者。

# 第四节 耳鼻咽喉科手术常规护理

## 一、耳科手术常规护理

### （一）术前常规护理

**1. 心理护理** 评估患者的心理状态，有针对性地向患者介绍手术的目的和意义，术中可能出现的情况，如何配合，术前、术后的注意事项，使患者有充分的思想准备。

**2. 术耳准备**

（1）对于慢性化脓性中耳炎耳内有脓液的患者，入院后根据医嘱予3%过氧化氢溶液清洗外耳道，并滴入抗生素滴耳液，每日3～4次，初步清洁外耳道。

（2）备皮 为便于手术消毒、包扎，备皮需剔除患侧耳廓周围头发，一般为距发际5～6cm，若患者行侧颅底或前颅底手术，则备皮范围更大，若患者行耳前瘘管切除术，则备皮范围可适当缩小。清洁耳廓及周围皮肤，女性患者应将头发梳理整齐，术侧头发结成贴发三股辫，若为短发，可用凡士林将其黏于旁边，或用皮筋扎起，以免污染手术野。

**3. 一般准备**

（1）术前检查各项检验报告是否齐全，检验结果是否正常，了解患者是否有糖尿病、高血压、心脏病或其他全身性疾病、有无上呼吸道感染，女性患者是否在月经期等，评估患者有无手术禁忌证，以保证手术安全。

（2）各项必要的辅助检查是否齐全，包括听功能、前庭功能、颞骨CT或MRI、面神经功能检查等。

（3）根据患者的病情需要完成药物皮肤敏感试验并记录结果。

（4）预计术中可能输血者，应做好定血型和交叉配血试验。

（5）术前一日沐浴、修剪指（趾）甲，做好个人卫生工作。

（6）术前晚可根据医嘱使用镇静剂，以保证患者的充足睡眠。

（7）术日晨更衣，局麻者不穿高领内衣，全麻者病服贴身穿。取下所有贵重物品和首饰交家属保管。取下活动性义齿，不涂口红和指（趾）甲油，不带角膜接触镜。

（8）按医嘱用术前药，并做好宣教工作。

（9）局麻者术日晨可进少量干食，全麻者术前至少禁食6h。

### （二）术后常规护理

**1. 体位护理** 全麻未清醒者协助患者取去枕平卧位，头偏向一侧，全麻清醒后，可选择平卧或健侧卧位或半卧位，如无发热、头痛、眩晕等症状，次日可起床轻微活动。人工镫骨手术需头部制动48～72h。

**2. 饮食护理** 术后如无恶心、呕吐，全麻清醒3h后可进流质或半流质饮食，3～5天后可根据病情逐步改为普食，进食以高蛋白、高热量、高维生素，清淡为宜，避免辛辣刺激及过硬的食物，患侧应尽量避免咀嚼运动，以免牵拉手术部位。

**3. 用药护理** 遵医嘱使用抗生素，预防感染，促进伤口愈合。

**4. 伤口护理** 观察出血情况及敷料是否松脱。少量渗出应及时更换敷料并用绷带加压包扎，渗血较多时应及时报告医生处理。告知患者及家属不可自行取耳内填塞的纱条。术后6~7天拆线，2周内逐渐抽出耳内纱条，拆线后外耳道内应放置挤干的酒精棉球，保持耳内清洁并吸收耳内渗出液。嘱患者洗头、洗澡时应以干棉球塞住外耳道口，以防污水进入术腔而继发感染。

**5. 听力损害护理** 耳部手术患者多有不同程度的听力损害，因此护士要注意与患者沟通的方法，如大声说话、语速减慢，必要时辅助以图片、书写或简单手语。

**6. 病情观察** 注意观察有无面瘫、恶心、呕吐、眩晕、平衡失调等并发症，开颅手术后注意患者有无高热、嗜睡、神志不清、瞳孔异常变化、脑脊液漏等并发症发生。如发现异常应及时通知医生并协助处理。

**7. 健康教育**

（1）嘱患者注意保暖，避免受凉，教会患者正确擤鼻方法，勿用力擤鼻，以免影响移植片，不利于中耳乳突腔愈合，按需应用呋麻滴鼻液，保持咽鼓管通畅。

（2）嘱患者出院后定期随访，按医嘱用药，正确清洁外耳道。

## 二、鼻科手术常规护理

### （一）术前常规护理

**1. 心理护理** 向患者介绍手术的目的及意义，说明术中可能出现的情况及如何配合，术后注意事项，使患者有充分的思想准备，减轻焦虑。

**2. 术鼻准备**

（1）检查患者有无感冒、鼻黏膜肿胀等急性炎症，如有应待炎症消退后手术。

（2）备皮 剪去患侧鼻毛，男性患者理发，剃净胡须。若息肉或肿块过大，已长至鼻前庭，则不宜再剪鼻毛。采用生理盐水冲洗鼻腔。

**3. 一般准备** 余同"耳科患者术前一般准备"。

### （二）术后常规护理

**1. 体位护理** 局麻患者术后给予半卧位，利于鼻腔分泌物及渗出物引流，并能减轻头部充血。全麻者按全麻护理常规至患者清醒后，改为半卧位。

**2. 饮食护理** 局麻患者术后2h、全麻清醒后3h可进温、凉的流质或半流质饮食，可少食多餐，保证营养，避免辛辣刺激性食物。

**3. 用药护理** 遵医嘱使用抗生素，预防感染，促进伤口愈合。

**4. 伤口护理**

（1）鼻腔出血的护理 嘱患者有血液流入咽部时应吐入痰杯，以免引起胃部不适，同时便于观察出血量。注意观察患者生命体征，鼻腔、口腔有无血液流出，有无频繁的吞咽动作。术后24h内可用冰袋冷敷鼻部，必要时遵医嘱使用止血药。如出血较多，及时通知医生并协助处理，在床旁备好鼻止血包和插灯。

（2）鼻腔填塞的护理 嘱患者不可用力咳嗽或打喷嚏，以免鼻腔内纱条松动或脱出而引起出血。教会患者遏制喷嚏的方法，如手指按人中、做深呼吸或用舌尖抵住硬腭等。鼻腔填塞纱条者，第二天开始滴石蜡油润滑纱条，以便于抽取。填塞物24~48h

分次取出，纱条抽尽后根据医嘱改用呋麻液滴鼻，防止出血并利于通气。填塞物如为膨胀海绵，填塞期间不使用滴鼻剂。抽取鼻腔填塞物前，嘱患者适量进食，以免因抽取纱条时紧张、恐惧及疼痛等不适引起低血糖反应，甚至出现晕厥。

**5. 口腔护理** 患者鼻腔填塞期间，不能通气，需张口呼吸，口唇易干裂，应做好口腔护理，保持口腔清洁无异味，促进食欲。

**6. 健康教育** 嘱患者注意保护鼻部勿受外力碰撞，尤其是鼻部整形手术患者，防止出血影响手术效果。

### 三、咽科手术常规护理

#### （一）术前常规护理

**1. 心理护理** 向患者介绍手术的目的及意义，说明术中可能出现的情况及如何配合，术后注意事项，使患者有充分的思想准备，减轻焦虑。

**2. 局部准备**

（1）咽喉部或口腔有炎症者，应先控制炎症，再行手术。

（2）术前3天给予漱液漱口，每天4~6次。

（3）术前禁食6h。

**3. 一般准备** 局部检查包括咽部CT、MRI、X线片等，余同"耳科患者术前一般准备"。

#### （二）术后常规护理

**1. 体位护理** 全麻者未清醒前取侧俯卧位，头偏向一侧，以利口中分泌物流出及术后观察有无出血，局麻及全麻清醒后予半卧位。

**2. 饮食护理** 局麻或表面麻醉患者术后2h，全麻患者术后3h，可进冷流质饮食或半流质，防止食物温度过高引起局部充血。

**3. 用药护理** 遵医嘱使用抗生素，预防感染，促进伤口愈合。

**4. 伤口护理**

（1）观察切口渗血情况，嘱患者及时把口中分泌物吐入痰杯，以免引起胃部不适，同时便于观察出血量。注意观察患者生命体征，鼻腔、口腔有无血液流出，有无频繁的吞咽动作。必要时遵医嘱使用止血药。如出血较多，及时通知医生并协助处理。

（2）观察患者有无剧烈咳嗽或呼吸困难，嘱患者及时将咽喉部分泌物排出，必要时可经鼻或经口吸出，保持呼吸道通畅。

**5. 健康教育**

（1）嘱患者禁烟酒，避免辛辣刺激性食物。

（2）嘱患者术后15日内不要用力咳嗽，尽量少讲话，以避免引起伤口出血。

（3）嘱患者注意口腔卫生，术后第二天开始漱口，防止口腔感染。

### 四、喉科手术常规护理

#### （一）术前常规护理

**1. 心理护理** 向患者介绍手术的目的及意义，说明术中可能出现的情况及如何配合，术后注意事项，使患者有充分的思想准备，减轻焦虑。对于术后语言交流功能受影响的患者，要加强术前解释工作，使患者在充分理解和愿意接受手术的心理状态下进行手术。术前教会患者一些简单手语，以便于术后交流。

**2. 喉部准备**

（1）咽喉部、口腔或鼻腔有炎症者，应先控制炎症，再行手术。

（2）术前禁食6h。

（3）备皮　喉切除或颈淋巴结清扫的患者根据手术范围备皮。

**3. 一般准备**　局部检查包括喉部CT、MRI、X线片等，余同"耳科患者术前一般准备"。

**（二）术后常规护理**

**1. 体位护理**　全麻患者按全麻常规护理至清醒，全麻清醒后取半卧位，鼓励患者尽早下床活动。

**2. 饮食护理**　一般喉部手术全麻清醒3h后可予以温冷流质或半流质饮食，鼻饲患者应保证患者均衡或充足的营养，以预防并发症，促进康复。禁烟酒，避免辛辣刺激性食物。

**3. 用药护理**　遵医嘱使用抗生素，预防感染，促进伤口愈合。

**4. 伤口护理**　观察切口渗血情况，如发现活动性出血，应及时报告医生并协助处理。对气管切开或喉切除患者，做好气管套管和气道护理，保持呼吸道通畅。

**5. 心理护理**　对行喉切除的患者应加强与其进行非语言交流和沟通，及时满足患者需要，使其保持情绪稳定，积极配合治疗。

**6. 健康教育**　嘱患者在各种喉镜术后少讲话，注意声带休息。

# 第五节　耳鼻咽喉科护理管理

## 一、耳鼻咽喉科门诊护理管理

耳鼻咽喉科门诊的老年患者和复诊患者多，检查和治疗项目多。因此，护理人员要做好开诊前准备及分诊工作，配合医师进行检查治疗，并对患者进行有效的疏导和沟通。

**（一）环境与物品**

做好卫生管理，保持诊室清洁。做好开诊前准备各种检查器械（包括光源、额镜、前鼻镜、酒精灯、鼻咽镜、咽喉镜、音叉检查、异物钳）、药品及敷料，备好各种办公用品，并按固定位置放好。准备好洗手液，放置污染器械的消毒液和污物桶。做好酒精灯的安全管理，及时添加酒精灯内的酒精。

**（二）工作内容**

**1. 就诊管理**　安排好就诊顺序，保证患者隐私不受侵犯。老弱、幼小患者应优先安排就诊。急重者患者如外伤、鼻出血、呼吸困难、耳源性颅内并发症等患者，安排立即就诊。

**2. 协助检查** 指导或帮助患者填好病历首页各项内容，对婴幼患儿，检查时协助医师固定其头部。耳聋患者应酌情采用笔谈，避免喧哗。做好诊疗过程中的消毒隔离工作，防止交叉工作。

**3. 健康教育** 通过宣传栏普及耳鼻咽喉科专科常见病的起因、预后及预防保健方法等知识，使患者或家属掌握能积极配合治疗和护理。

**4. 护理指导** 根据患者的具体情况，运用护理知识，给予生活、用药、预防等方面的护理指导，需要时预约登记复诊时间。

## 二、耳鼻咽喉科隔音室管理

隔音室是进行听功能检测的场所，应由专职护士与技术人员共同管理。

1. 隔音室室内环境噪音的声压级应符合国家 GB 7583—87 的要求。

2. 保持室内整洁，空气清新，注意防潮。

3. 备好检查所需器具和用品，如音叉、纯音听力计、声导抗仪和结果记录单等。仪器应定期校准，耳塞应用肥皂水清洗，并用75%乙醇擦拭。

4. 测试前向受试者解释测试目的、过程及配合方法。婴幼儿受检者，应根据其年龄及检查目的选择合适的测试方法。

5. 测试前去除受试者的眼镜、头饰、耳环及助听器等，并清洁外耳道，调整耳机位置，保持外耳道通畅。

6. 测试过程中应使受试者尽量坐得舒适，避免说话、吞咽及清鼻等动作，不移动身体，保持安静。

7. 测试结束后，记录、整理检查结果并及时送交医生。

## 三、耳鼻咽喉科病房管理

1. 耳鼻咽喉科病房是患者接受治疗和休息的场所，因此，护理人员要努力为住院患者提供安全、舒适、整洁、安静的治疗和休息环境。病房应在距离医护办公室最近的地方设置重症病房，以利观察重症患者，遇突发情况可及时抢救。

2. 耳鼻咽喉科病房应设置专科检查室，为检查患者和换药使用，检查室内应备好各种耳鼻咽喉科专科检查器械、敷料、药品及各种无菌包等，还应备好氧气、吸引器等抢救物品。

3. 正确及时地为患者进行各种治疗，做好手术前后的各项护理工作，为患者提供各种健康教育。

4. 做好诊疗过程中的消毒隔离工作，防止交叉感染。

**耳鼻咽喉科分级护理**

一级护理：病情趋于稳定的重症患者；如急性喉炎、气管异物、甲状腺瘤、甲状舌管囊肿、喉部肿瘤、腮腺混合瘤、急性会厌炎、气管切开；及全麻手术后或治疗期间需要严格卧床的患者；生活完全不能自理且病情不稳定的患者；生活部分自理、病情随时可能发生变化的患者。

二级护理：病情稳定，仍需卧床的患者；生活部分自理的患者；如鼻出血、鼻窦炎、鼻息肉、鼻中隔偏曲、声带息肉、中耳炎、扁桃体炎等，病情许可且自己有床上活动能力，离床活动时需要给予帮助者。

三级护理：生活完全自理；病情稳定和康复期的患者。

# 第六节 儿童耳及听力保健

由于药物、遗传、感染、疾病、环境噪音污染、意外事故等原因，目前我国有听力语言障碍残疾人 2057 万，其中 7 岁以下聋儿约 80 万，每年新增病例 30 万。听力障碍严重影响着这一人群的生活、学习和社会交往。所以我们要早期发现听力损失，及时进行听觉言语干预及康复，促进儿童的听觉和言语发育，减少听力和言语残疾。

## 一、保健时间

新生儿期听力筛查，0~6 岁儿童进入保健系统管理，在健康检查的同时进行耳及听力保健，其中 6、12、24 和 36 月龄为听力筛查的重点年龄。

## 二、检查内容

**1. 耳外观检查** 检查有无外耳畸形、外耳道异常分泌物、外耳湿疹等。

**2. 听力筛查** 运用听觉行为观察法（表 3-1）或便携式听觉评估仪（表 3-2）进行听力筛查。有条件的社区卫生服务中心和乡镇卫生院，可采用耳声发射仪进行听力筛查。

表 3-1 0~3 岁儿童听觉观察法听力筛查阳性指标

| 年 龄 | 听觉行为反应 |
| --- | --- |
| 6 月龄 | 不会寻找声源 |
| 12 月龄 | 对近旁的呼唤无反应 |
| | 不能发单字词音 |
| 24 月龄 | 不能按照成人的指令完成相关动作 |
| | 不能模仿成人说话（不看口型）或说话别人听不懂 |
| 36 月龄 | 吐字不清或不会说话 |
| | 总要求别人重复讲话 |
| | 经常用手势表示主观愿望 |

表 3-2　0~6 岁儿童听觉评估仪听力筛查阳性指标 ［室内本底噪声 ≤45dB（A）］

| 年龄 | 测试音强度 | 测试音频率 | 筛查阳性结果 |
|---|---|---|---|
| 12 月龄 | 60（dB SPL，声场） | 2kHz（纯音） | 无听觉反应 |
| 24 月龄 | 55（dB SPL，声场） | 2、4 kHz（纯音） | 任一频率无听觉反应 |
| 3~6 岁 | 45（dB HL，耳机或声场） | 1、2、4 kHz（纯音） | 任一频率无听觉反应 |

### 三、耳及听力保健知识指导

1. 正确的哺乳及喂奶，防止呛奶。婴儿溢奶时应当及时、轻柔清理。
2. 不要自行清洁外耳道，避免损伤。
3. 洗澡或游泳时防止呛水和耳进水。
4. 远离强声或持续的噪声环境，避免使用耳机。
5. 有耳毒性药物致聋家族史者，应当主动告知医生。
6. 避免头部外伤和外耳道异物。
7. 患腮腺炎、脑膜炎等疾病，应当注意其听力变化。
8. 如有以下异常，应当及时就诊：儿童耳部及耳周皮肤的异常；外耳道有分泌物或异常气味；有拍打或抓耳部的动作；有耳痒、耳痛、耳胀等症状；对声音反应迟钝；有语言发育迟缓的表现。

### 四、转诊

出现以下情况之一者，应当予以及时转诊至儿童听力检测机构做进一步诊断。
1. 听觉行为观察法筛查任一项结果阳性。
2. 听觉评估仪筛查任一项结果阳性。
3. 耳声发射筛查未通过。

## 第七节　耳鼻咽喉科常用护理技术操作

### 一、外耳道冲洗法

［目的］用于清除外耳道内的耵聍或细小的异物。

［用物准备］弯盘、治疗碗、装有塑料管的橡皮球、温生理盐水、纱布、额镜、棉签。

［操作步骤］

1. 着装整齐，评估患者病情，告知操作目的和方法，以取得配合。
2. 患者取坐位，解释操作目的和方法，取得配合。
3. 嘱患者将弯盘置于患耳耳垂下方，紧贴皮肤，头稍向患侧倾斜。
4. 左手向后上方牵拉耳廓（小儿向后下方），右手将吸满温生理盐水、装有塑料管的橡皮球对准外耳道后上壁方向冲洗，使水沿外耳道后上壁进入耳道深部，借回流力量冲出耵聍或异物。

5. 用纱布擦干耳廓，用棉签擦净耳道内残留的水，额镜检查外耳道内是否清洁，如有残留耵聍，可再次冲洗直至彻底冲净为止。

［注意事项］

1. 操作时动作应轻柔，避免损伤外耳道皮肤和鼓膜。

2. 坚硬而大的耵聍、尖锐的异物、中耳炎鼓膜穿孔、急性中耳炎、急性外耳道炎，不宜做外耳道冲洗。

3. 冲洗液应接近体温，不宜过热或过冷，以免引起迷路刺激症状。

4. 冲洗时不可对准鼓膜，用力不宜过大，以免损伤鼓膜；也不可对准耵聍或异物，以免将其冲至外耳道深部，更不利于取出。

5. 若耵聍为软化，可用耵聍钩钩出，或嘱患者再滴3%碳酸氢钠溶液2~3天后再冲洗。

6. 若冲洗过程中患者出现头晕、恶心呕吐或耳部突然疼痛，应立即停止冲洗并检查外耳道，必要时请医生共同处理。

## 二、外耳道滴药法

［目的］用于治疗外耳道及中耳疾病；软化耵聍。

［用物准备］滴耳药及消毒干棉球。

［操作步骤］

1. 着装整齐，评估患者病情，告知操作目的和方法、以取得配合。

2. 患者侧卧或坐位，头侧向健侧，患耳向上。

3. 成人向后上方牵拉耳廓，小儿向后下方牵拉耳廓，向外耳道内滴入药液2~3滴。

4. 用手指按压耳屏数次，促使药液进入中耳腔。

5. 保持体位3~4min。

6. 外耳道塞入干棉球，以免药液流出。

［注意事项］

1. 药瓶、滴管口不能触及耳部，以免污染。

2. 滴药前，须将外耳道脓液洗净。

3. 药液温度应与体温相近，以免滴入后患者出现眩晕、恶心呕吐等不适。

4. 如软化耵聍，应事先告知患者滴入药液量要多，滴药后可能有耳塞、闷胀感。

## 三、鼻腔滴药及鼻喷雾法

［目的］用于检查或治疗鼻腔、鼻窦和中耳的疾病；保持鼻腔润滑，防止干燥结痂。

［用物准备］滴鼻液、清洁棉球或纸巾少许。

［操作步骤］

1. 着装整齐，评估患者病情，告知操作目的和方法、以取得配合。

2. 嘱患者轻轻擤净鼻涕。常采用仰卧垂头位，肩下垫枕头或头悬于床缘，头尽量后仰，使头部与身体成直角，头低肩高。

3. 每侧鼻腔滴入药液 3 ~ 4 滴，交替按压鼻翼，使药液与鼻腔黏膜广泛接触。另外，也可用喷雾器将药液喷入鼻腔。

4. 保持体位 2 ~ 3min 左右后坐起。

5. 对鼻侧切开患者，为防止鼻腔或术腔干燥，滴鼻后，嘱患者向患侧卧，使药液进入术腔。

［注意事项］

1. 滴药时滴管口或瓶口勿触及鼻孔，以防污染。

2. 体位正确，滴药时嘱患者勿吞咽，避免药液进入咽部引起不适。

## 四、鼻腔冲洗法

［目的］用于鼻腔、鼻咽部较多分泌物或干痂的清除。

［用物准备］灌洗桶、脸盆、橡皮管、橄榄头及 1000 ~ 1500ml 温生理盐水、输液架、纱布。

［操作步骤］

1. 着装整齐，评估患者病情，告知操作目的和方法、以取得配合。

2. 患者取坐位，头向前倾。

3. 将装有温生理盐水的灌洗桶悬挂于距患者头顶约 1m 高度的输液架上，关闭输液夹。

4. 橄榄头与橡皮管连接，橄榄头塞入患侧前鼻孔，嘱患者张口呼吸，头侧向另一侧。打开输液夹，使桶内温盐水缓缓流入鼻腔，经前鼻孔流向后鼻孔，再经对侧鼻腔和口腔流出，即可将鼻腔内的分泌物或痂皮冲出。

5. 一侧鼻腔冲洗后可如法冲洗对侧鼻腔，最后用纱布擦干面部。

［注意事项］

1. 鼻腔急性炎症及出血时禁止冲洗。

2. 灌洗桶不宜悬挂过高，压力过大，以免将分泌物冲入咽鼓管。

3. 水温接近体温为宜。

4. 冲洗时勿与患者交谈，以免发生呛咳。

5. 冲洗时出现鼻腔出血，应立即停止冲洗。

## 五、上颌窦穿刺冲洗术

［目的］诊断及治疗上颌窦疾病。

［用物准备］前鼻镜、上颌窦穿刺针、20 或 30ml 注射器、弯盘、橡皮管接头、1% 麻黄碱、1% 丁卡因、棉签、棉球、温生理盐水及治疗用药如庆大霉素、地塞米松、甲硝唑。

［操作步骤］

1. 着装整齐，评估患者病情，告知操作目的和方法、以取得配合。

2. 患者取坐位，擤净鼻涕，先用 1% 麻黄碱棉片置入中鼻道收缩鼻甲和窦口黏膜，再用1%丁卡因及0.1%肾上腺素棉片放入下鼻道穿刺部位，麻醉黏膜5~10min。

3. 在前鼻镜窥视下，操作者手持穿刺针伸入下鼻道，针尖斜面朝向鼻中隔，将穿刺针针尖落于距下鼻甲前端1~1.5cm近下鼻甲附着处的下鼻道外侧壁并固定，撤出鼻镜。

4. 操作者一手固定患者的头部，另手用拇指、示指和中指握住针体，掌心顶住针柄，向同侧外眦方向稍用力旋转，穿刺针即进入窦腔，此时有落空感。拔出针芯，接上空针回抽，抽出空气或脓液，说明穿刺成功。

5. 嘱患者头稍低，张口呼吸，用橡皮管连接于穿刺针和注射器之间，缓慢注入生理盐水进行冲洗，直至水清无脓为止（图3-8）。冲洗完毕后，向窦腔内注入抗炎药物。拔出穿刺针，用1%麻黄碱棉球置于穿刺处压迫止血，嘱患者2h后自行取出。

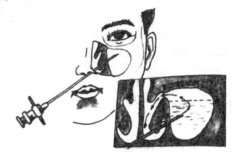

图3-8　上颌窦穿刺冲洗术

［注意事项］

1. 高血压、血液病、心脏病、空腹、年老体弱、上呼吸道急性炎症期不宜穿刺。记录脓液量、性质。

2. 穿刺部位及方向应准确，穿刺不可过深，未确认在窦腔内不可进行冲洗，以免引起面颊部或眶内软组织肿胀及感染。

3. 禁止向窦腔内注入空气，以免引起气栓。

4. 穿刺过程中如患者发生晕厥、虚脱应停止操作，平卧休息，密切观察并给予处理。

5. 冲洗完毕后嘱患者在治疗室休息15min左右，无不适反应方可离开。

6. 告知患者3~5天内，鼻腔分泌物中带有少量血液为正常现象，若出血较多时应及时就诊。

## 六、鼻窦负压置换疗法

［目的］用于治疗慢性鼻窦炎。

［用物准备］1%麻黄素碱液、治疗用药、清洁棉球、负压吸引器、橄榄头鼻塞、弯盘。

［操作步骤］

1. 着装整齐，评估患者病情，告知操作目的和方法、以取得配合。

2. 嘱患者擤尽鼻涕，取仰卧垂头位，垫肩。

3. 用1%麻黄碱收缩鼻黏膜，以利窦口开放。

4. 在患侧鼻腔滴入治疗用药的混合药液3~4ml。将连接吸引器的橄榄头塞入治疗侧前鼻孔，用手指压紧另一侧鼻孔，嘱患者连续发"开、开……"音，使软腭上提，鼻咽腔关闭，同时开动吸引器吸引1~2s即停，重复6~8次。目的是使鼻腔鼻窦正负压交替，利于窦内脓液的排出和鼻腔内药液进入窦内（图3-9）。用同法进行另一侧鼻腔操作。每日或隔日 1 次。

[注意事项]

1. 鼻腔、鼻窦有急性炎症、鼻部伤口未愈、鼻出血及高血压者，禁作此法。

2. 吸引时负压不能超过 24kPa（180mmHg），时间不宜过长，以免损伤黏膜。

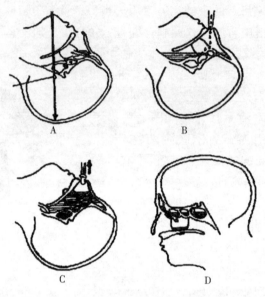

图 3 - 9  鼻窦负压置换疗法

## 七、咽部涂药法

[目的] 咽喉部疾病的治疗及其黏膜表面麻醉。

[用物准备] 压舌板、长棉签、喷雾器及各种治疗用药，如 20% 硝酸银、西瓜霜、喉风散或冰硼散等。

[操作步骤]

1. 着装整齐，评估患者病情，告知操作目的和方法、以取得配合。

2. 患者取坐位，张口，安静地用口呼吸，使舌部和腭部完全放松。

3. 操作者左手持压舌板轻轻压低舌背或舌前 2/3，充分暴露咽部。右手持长棉签蘸上药液直接涂至咽部病变处，每日 2～3 次。

[注意事项]

1. 涂药时，棉签上的棉花应缠紧，以免脱落。

2. 所蘸药液不宜过多过湿，以免流入喉部造成黏膜损伤甚至喉痉挛；涂药范围不宜太广，以免伤及正常组织。

3. 需长期或反复用药者，应教会患者和家属在家自行用药。

## 八、咽喉部喷雾法

[目的] 用于咽喉部手术、内镜检查时的黏膜表面麻醉；慢性咽喉炎的治疗。

[用物准备] 额镜、喷粉（雾）器及各种治疗用药，如复方地喹氯铵喷雾剂、冰

硼散、锡类散、西瓜霜等，1%~2%丁卡因等。

［操作步骤］

1. 着装整齐，评估患者病情，告知操作目的和方法、以取得配合。

2. 口咽部喷雾 患者取坐位，将舌自然平放口底，张口发"啊"长音，对准腭垂、软腭、咽后壁、舌根、扁桃体及咽腭弓和舌腭弓，反复喷药3~4次，每次3~4喷，治疗用药每日1~4次。

3. 喉部喷雾 口咽部喷雾2~3次后，嘱患者伸舌并用纱布将舌前1/3包裹并将舌拉出口外，口尽量张大并做深呼吸，将喷雾器头弯折向下对准喉部，趁患者深吸气时将药液喷入，每次3~4喷，共3~4次。声带息肉摘除或纤维支气管镜检时需加咽和喉部滴药。

［注意事项］

1. 3岁以下幼儿禁用，5岁以下及不配合的小儿一般不用或慎用。

2. 嘱患者每次喷入的药液均不能咽下，含服3~4min后再吐出。

3. 喷药前应先将咽喉部分泌物或残余药液吐出，以利新喷入的药液与黏膜直接接触。

4. 喷药后不宜立即进食或漱口。

## 九、雾化吸入法

［目的］用于治疗急、慢性咽炎、喉炎及气管支气管炎。

［用物准备］氧气筒或空气压缩泵、雾化器或超声雾化器、清洁纱布或一次性棉片、剪刀、5ml注射器及各种治疗用药，如薄荷醑、复方安息香酊、抗生素及糖皮质激素等。

［操作步骤］

1. 着装整齐，评估患者病情，告知操作目的和方法、以取得配合。

2. 核对治疗单，抽取药物注入雾化器内。

3. 用清洁纱布或一次性棉片包住喷雾器开口的上端。

4. 连接雾化器并打开氧气或空气压缩泵开关，调节好压力。

5. 患者取坐位，嘱患者将喷雾器开口处放入口腔深部并慢慢呼吸，吸气时间长些，使带药的气雾进入喉及气管内。

6. 吸入完毕，关闭开关，消毒处理。

［注意事项］

1. 嘱患者吸入的频率不宜太快，以免引起头晕。

2. 气管切开的患者，蒸气应从气管套管口吸入。

3. 治疗结束后应稍事休息再外出，以免受凉或因过度换气而头晕。

# 目标检测

1. 简述耳聋、鼻漏的性质以及常见的疾病。
2. 简述外耳道和鼓膜徒手检查方法。
3. 简述耳鼻咽喉科术前备皮以及术后伤口护理要点。
4. 简述儿童听力保健的流程。
5. 简述外耳道滴药的注意事项。

（李国正　王珊珊）

# 第四章 耳鼻咽喉科患者的护理

## 第一节 耳科患者的护理

**要点导航**

**知识目标**

1. 掌握外耳道炎或疖、分泌性中耳炎、急慢性化脓性中耳炎、梅尼埃病患者的护理评估及护理措施。

2. 熟悉外耳道炎或疖、分泌性中耳炎、急慢性化脓性中耳炎、梅尼埃病患者的护理问题及护理评价。

3. 了解耳科常见疾病的病因、发病机制及专科新进展。

**技能目标**

1. 学会应用整体护理程序对外耳道炎或疖、分泌性中耳炎、急慢性化脓性中耳炎、梅尼埃病患者进行护理评估，并制定相应护理的措施。

2. 具有能结合耳科患者具体情况实施健康指导的能力。

**素质目标**

1. 理解耳科患者的心理特点，并在对患者的护理关怀中体现。

2. 具有良好职业道德和敬业精神及团结合作的团队精神和服务意识。

耳包括外耳、中耳、内耳三部分。

外耳包括耳的外部软骨结构（耳廓）和耳道，其作用是定位、采集、传导和放大声音。同时也是保护中耳的天然屏障。耳廓位于头部两侧，前凹后凸，利于收集声波。耳廓的上方大部分以弹性软骨为支架，覆以皮肤构成，皮下组织少，富含血管和神经，感觉敏锐。耳道呈不规则的弯曲，长约 2.5cm，直径约为 8mm；耳道的生理弯曲有效阻止水和异物侵入耳道。耳道的外部相对较软，而里端是较硬的骨性结构，终止于鼓膜。耳道的内壁有很多腺体，分泌耵聍。耵聍具有保护外耳道皮肤和黏附外物的作用，平时借助咀嚼、张口等运动自行排出。

中耳包括是由鼓室、咽鼓管、鼓窦和乳突小房组成。鼓室是位于鼓膜后的含气空腔，通过咽鼓管与咽喉维持中耳气压的稳定。

内耳又称迷路，深藏于颞骨岩部之中，包括听觉和平衡系统的感觉终器。内耳按解剖位置分为耳蜗、前庭和半规管三部分，按组织学结构分为骨迷路和膜迷路两部分，按生理功能分为听迷路（耳蜗）和前庭迷路（包括前庭和 3 个半规管）。

### 一、外耳道炎或疖患者的护理

 ------------------------------------------------

王某，女，10岁，前天用发卡挖耳，不久便出现右耳痛，张口时加重。无耳溢液，无听力下降。检查：体温37.8℃，右耳屏压痛（+），耳廓牵拉痛（+）。软骨部外耳道皮肤弥漫性肿胀，轻度充血，无分泌物，耳道变窄，鼓膜看不见。临床诊断为：右耳急性外耳炎。

1. 请列出该患者主要护理问题。
2. 请列出该患者主要护理措施。

------------------------------------------------

外耳道炎（external otitis）是由细菌感染所引起的外耳道炎症。分为弥漫性外耳道炎（diffuse external otitis）和局限性外耳道炎，后者又称为外耳道疖（furunculosis of external auditory meatus）。

**1. 弥漫性外耳道炎**　常由游泳时外耳道进水、挖耳损伤皮肤、化脓性中耳炎脓液刺激等引起，外耳道皮肤外伤或局部抵抗力下降、糖尿病等易患本病。常见的致病菌多为金黄色葡萄球菌、链球菌、变形杆菌及铜绿假单胞菌等。

**2. 外耳道疖**　是外耳道皮肤毛囊或皮脂腺的局限性化脓性炎症，病因同弥漫性外耳道炎。

**【护理评估】**

**（一）收集健康史**

询问患者有无挖耳等不良习惯，游泳时耳内是否进水等，有无其他全身性疾病，如糖尿病、慢性便秘等。

**（二）评估身体状况**

**1. 弥漫性外耳道炎**

（1）症状　急性者表现为耳痛、灼热，可流出少量分泌物，耳廓牵拉痛及耳屏痛。慢性者表现为外耳道发痒及少量渗出物。

（2）体征　急性者可见外耳道皮肤红肿，外耳道壁上可有分泌物积聚，外耳道腔变窄，耳周淋巴结肿痛。慢性者外耳道皮肤增厚、皲裂、脱屑、渗液等。

**2. 外耳道疖**

（1）症状　主要表现为剧烈耳痛，张口咀嚼时加重，并放射至同侧头部。常伴全身不适，体温可略升高。疖肿较大时，可堵塞外耳道产生耳鸣耳闷。

（2）体征　外耳道软骨部局限性红肿，呈丘状隆起，触痛明显，成熟时在其顶端形成黄白色脓点，疖肿溃破后流出少量脓液。检查见外耳道软骨部局限性红肿，呈丘状隆起，触痛明显，成熟时在其顶端形成黄白色脓点。

**（三）评估心理社会状态**

患者常因耳痛、发热等症状影响食欲及睡眠，易导致烦躁不安或焦虑、恐惧心理，致工作、学习效率下降等。

**【护理问题】**

**1. 疼痛** 与外耳道炎症刺激及皮肤张力增大有关。

**2. 体温过高** 与外耳道细菌感染有关。

**3. 知识缺乏** 缺乏外耳道炎的防治知识。

**【护理措施】**

处理原则：积极治疗感染病灶，清洁外耳道，抗感染对症处理；慢性者可联合应用抗菌药和糖皮质激素类合剂、糊剂或霜剂局部涂抹；若脓肿形成，应及时切开排脓。

**1. 一般护理**

（1）忌食刺激性食物，戒烟酒，保持大便通畅。

（2）保持外耳道清洁干燥，有渗液者，指导患者每天用3%双氧水清洁外耳道，直至无分泌物。

**2. 用药护理**

（1）急性者遵医嘱给予抗生素控制感染，疼痛剧烈时指导患者服用止痛剂缓解疼痛。

（2）指导未化脓者局部用10%鱼石脂甘油或1%～3%酚甘油滴耳，以消炎止痛。

（3）脓肿形成后协助医生切开排脓。

（4）慢性者指导患者用抗生素与糖皮质激素合剂、糊剂或霜剂局部涂敷，不宜涂太厚。

**3. 心理护理** 做好解释工作，消除患者紧张心理。

**4. 健康指导**

（1）加强健康知识宣传教育，纠正挖耳习惯。

（2）游泳、洗头时，污水入耳后应及时拭净。

（3）保持外耳道清洁，及时清除或取出外耳道异物或耵聍，操作时注意勿伤外耳道。

**【护理评价】**

**1. 患者在近期内是否达到** ①耳痛减轻或消失。②焦虑、恐惧感减轻。

**2. 患者在远期内是否达到** ①了解外耳道炎的防治知识。②积极治疗糖尿病、慢性便秘等疾病，以防复发。

## 二、分泌性中耳炎患者的护理

患儿，女，5岁，因经常要求调高电视音量，且对声音反应迟钝1月余就诊。查体：电子耳镜可见双侧外耳道干燥，双耳鼓膜内陷，锤骨柄后上移位，短突明显突出，透过鼓膜可见液平面，临床诊断为：双耳分泌性中耳炎。

1. 请列出该患者主要护理问题。

2. 请列出该患者主要护理措施。

---

分泌性中耳炎（secretory otitis media）是以传导性耳聋和鼓室积液为特征的中耳黏膜的非化脓性炎症。是小儿和成人常见的听力下降原因之一，冬春季节多发。本病可分为急性和慢性两种，急性分泌性中耳炎病程迁延6~8周未愈者可转化为慢性分泌性中耳炎。

原因不明，目前认为与咽鼓管功能障碍、中耳局部感染及变态反应有关。

**1. 咽鼓管功能障碍** 一般认为此为本病的基本原因。①机械性阻塞：如肥厚性鼻炎、肿瘤、鼻咽部长期填塞、腺样体肥大等。②功能障碍：如软腭麻痹、腭裂、气压改变等引起咽鼓管功能障碍时，外界气体不能进入中耳，中耳腔内原有气体逐渐被黏膜吸收而形成负压，引起鼓膜内陷、鼓室积液。

☞ 考点：
咽鼓管功能障碍是分泌性中耳炎的主要原因。

**2. 中耳局部感染** 可能是轻型或低毒性的细菌感染中耳。近年来研究发现鼓室积液中细菌培养阳性者约为1/2~1/3。

**3. 变态反应** 中耳是一个独立的免疫防御系统。分泌性中耳炎可能属于一种由抗感染免疫介导的病理过程，可能与Ⅲ型变态反应有关。

**【护理评估】**

**（一）收集健康史**

询问患者发病前是否有感冒、腺样体肥大、鼻炎、鼻窦炎、中耳感染等情况。

**（二）评估身体状况**

**1. 症状**

（1）耳闷与听力下降 多有耳堵塞和自听增强感。急性期多为感冒后出现听力减退，变动头位时，因积液离开蜗窗，听力可暂时好转。慢性者以渐进性耳聋为主，因积液黏稠，变动头位，听力无改善。若为单耳发病，可长期不被察觉，体检时才被发现。小儿常因对声音反应迟钝，注意力不集中，学习成绩下降而由家长领来就医。

（2）耳痛 急性者轻微耳痛，常为患者第一症状。慢性者耳痛不明显。

（3）耳鸣 常有低调间歇性耳鸣。打呵欠或擤鼻鼓气时，耳内可出现气过水声。

**2. 体征**

（1）鼓膜色泽变化急性期 鼓膜松弛部或紧张部周边有放射状的血管纹。慢性者鼓膜增厚、混浊、钙化、萎缩，呈灰白色。

（2）鼓膜内陷 表现为光锥缩短、变形或消失，锤骨柄向后上移位，锤骨短突明显外突。

（3）鼓室积液 鼓膜呈淡黄色或琥珀色，失去正常光泽，有时透过鼓膜可见液平面。

**3. 辅助检查**

（1）听力检查 音叉试验和纯音听阈测试示传导性耳聋。声导抗图呈平坦型（B型）是分泌性中耳炎的典型曲线，负压型（C型）示鼓室负压、咽鼓管功能不良，其中部分中耳有积液。

（2）影像学检查 小儿可作X线头部侧位片，了解腺样体是否肥大。

（3）鼻咽部检查 成人单侧鼓室积液，应注意检查鼻咽部，以排除鼻咽癌。

## （三）评估心理社会状态

分泌性中耳炎患者可因耳鸣、耳闷胀感及听力下降而产生焦虑心理。慢性患者由于病程迁延而出现烦躁、失望，甚至对治疗失去信心。

【护理问题】

**1. 感知改变** 与中耳负压及积液有关。

**2. 舒适改变** 与咽鼓管阻塞、鼓室积液有关。

**3. 知识缺乏** 缺乏与本病有关的治疗和护理方面的知识。

【护理措施】

处理原则：清除中耳积液，改善咽鼓管通气功能，根除病因。

**1. 一般护理** 指导患者进食清淡易消化食物，多饮水，忌酒及辛辣食物。

**2. 用药护理**

（1）遵医嘱全身应用抗生素及糖皮质激素，以控制感染，减轻渗出与机化。注意药物疗效及毒副作用。

（2）指导患者用1%麻黄碱可的松液及抗生素滴鼻液交替滴鼻，以利于鼻腔及咽鼓管通畅。

**3. 手术护理** 经治疗鼓室积液未消退者，应行鼓膜穿刺抽液（图4-1，图4-2），多次穿刺无效或积液黏稠，病情反复发作者，可作鼓膜切开术或鼓室置管术，以改善通气引流。

（1）配合医生做好物品准备、耳廓及外耳皮肤消毒，并向患者做好术前解释及安慰工作，减轻紧张情绪，配合治疗。

（2）告知患者术后防止感冒，防止污水入耳，以免中耳感染。

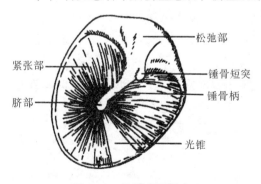

图4-1 鼓膜表面标志

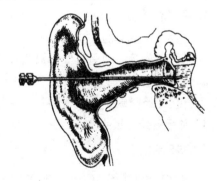

图4-2 鼓膜穿刺术

**4. 病情观察** 密切观察患者的耳鸣、耳痛等有无加重；行鼓膜穿刺或鼓膜切开术等患者，术中、术后应注意有无眩晕或继发感染情况，如发现异常及时报告医生并协助处理。

**5. 健康指导**

（1）指导患者正确的滴鼻、擤鼻方法。鼓膜置管未脱者禁止游泳。

（2）对10岁以下儿童定期进行声导抗筛选试验，以早期发现。

（3）积极治疗鼻、鼻咽及邻近器官疾病，加强体育锻炼，预防上呼吸道感染。

（4）急性期过后及慢性期，指导患者行捏鼻鼓气法或捏鼻吞咽法，以改善中耳通气，提高听力，防止内陷鼓膜粘连。

**【护理评价】**

**1. 患者在近期内是否达到** ①耳痛、耳鸣、耳闷感减轻或消失。②听力好转。

**2. 患者在远期内是否达到** ①了解分泌性中耳炎防治知识。②积极治疗鼻及鼻咽部疾病，防止复发。

## 三、急性化脓性中耳炎患者的护理

 案例

王某，男，32岁，以"耳痛及耳流脓"为主诉前来就诊，查体：体温39.8℃，耳镜检查可见左耳外耳道有脓性分泌物，鼓膜穿孔，并可见穿孔处有一跳动亮点。听力检查：传导性耳聋。血象升高，患者两周前曾患有急性鼻窦炎，临床诊断为：左耳急性化脓性中耳炎。

1. 请列出该患者主要护理问题。

2. 请列出该患者主要护理措施。

急性化脓性中耳炎（acute suppurative otitis media）是由细菌感染所引起的中耳黏膜的急性化脓性炎症，病变主要位于鼓室。儿童多见，常继发于上呼吸道感染，好发于冬春季节。

常见致病菌为肺炎双球菌、流感嗜血杆菌等。常见感染途径有：

☞考点：
急性化脓性中耳炎最常见感染途径是咽鼓管途径。

**1. 咽鼓管途径** 最常见。急性上呼吸道感染、急性传染病如麻疹、猩红热、百日咳、流感等，在不洁的水中游泳或跳水、不恰当的擤鼻、咽鼓管吹张或鼻腔治疗、不正确的哺乳姿势等，细菌可经咽鼓管侵入中耳。

**2. 鼓膜途径** 如鼓膜外伤，不注意无菌操作的鼓膜穿刺、鼓膜切开或鼓室置管，细菌可直接经鼓膜缺损处侵入中耳。

**3. 血行感染** 极为少见。

**【护理评估】**

**（一）收集健康史**

评估患者是否有上呼吸道感染、传染病、鼓膜外伤史。近期是否进行过鼓膜穿刺或置管、咽鼓管吹张等治疗。了解擤鼻习惯、哺乳姿势是否正确等。

**（二）评估身体状况**

**1. 症状**

（1）全身症状 可有畏寒、发热、食欲减退等。儿童更甚，哭闹不安，常伴呕吐、腹泻等消化道症状。小儿鼓室顶壁的岩鳞缝尚未闭合，感染可向颅内扩散引起高热、惊厥、嗜睡等表现。鼓膜穿孔后，体温逐渐下降，全身症状明显减轻。

（2）耳痛 耳深部搏动性跳痛或刺痛，可向同侧头部或牙齿放射，儿童表现为哭闹不安，用手抓耳，穿孔后耳痛顿减。

（3）听力减退及耳鸣 初期常有耳闷、耳鸣及听力减退，穿孔后耳聋减轻。

（4）耳漏 鼓膜穿孔后中耳腔内有液体流出，初为血水样，以后变为黏脓性。

**2. 体征**

（1）耳镜检查 早期鼓膜松弛部、锤骨柄及紧张部周边充血，继之鼓膜弥漫性充血、肿胀，向外膨出，鼓膜标志不清，穿孔后有脓性分泌物从中耳腔溢出。穿孔较小时，鼓膜表面可见"灯塔征"，即脓液从穿孔处搏动性流出形成的闪烁亮点。

（2）耳部触诊 乳突部可有轻微压痛，鼓窦区较明显。

**3. 辅助检查**

（1）听力检查 多呈传导性耳聋。

（2）实验室检查 血常规检查白细胞总数及多形核白细胞增加。

**（三）评估心理社会状态**

患者常因剧烈耳痛、听力减退、发热等症状及担心穿孔不能治愈而表现出烦躁不安、焦虑心理，小儿则哭闹不止。

**【护理问题】**

**1. 疼痛** 与急性化脓性中耳炎有关。

**2. 体温过高** 与中耳急性化脓性炎症有关。

**3. 感知改变** 听力下降，与中耳负压及积液有关。

**4. 舒适改变** 与耳漏有关。

**5. 知识缺乏** 缺乏急性化脓性中耳炎防治知识。

**6. 潜在并发症** 急性乳突炎、耳源性脑膜炎等。

☞ 考点：鼓膜穿孔后禁用2%酚甘油滴耳。

**【护理措施】**

处理原则：以控制感染、通畅引流、祛除病因为主要原则。

**1. 一般护理**

（1）饮食指导 进食高蛋白、高热量、高维生素、易消化饮食，多吃水果蔬菜，保持大便通畅，忌食辛辣等刺激性食物，戒烟酒。

（2）监测生命体征 观察体温变化，高热者，嘱多饮水，采用物理降温或遵医嘱给予药物降温，使体温下降至正常范围。重症者给予补液支持疗法。

**2. 用药护理**

（1）遵医嘱全身给予足量而有效的抗生素，一般可用青霉素类、头孢菌素类等药物，注意观察药物疗法及毒副作用。在耳流脓停止后继续用药1周。

（2）鼓膜穿孔前，指导患者用2%酚甘油滴耳，以消炎止痛，鼓膜穿孔后禁用。

（3）鼓膜穿孔后，嘱患者先用3%双氧水清洗外耳道的脓液并试干，再用抗生素耳液如0.3%氧氟沙星液滴耳，禁止使用粉剂，以免结块影响引流。

（4）指导患者正确使用1%麻黄碱液滴鼻，可减轻咽鼓管咽口肿胀，有利于引流及改善耳鸣症状。

**3. 手术护理** 经全身及局部治疗，症状仍较重，鼓膜膨出明显者，应行鼓膜切开术。炎症消退后，小的鼓膜穿孔多能自行愈合，鼓膜长期未愈合者需行鼓膜修补术。

（1）配合医生做好手术器械的准备，耳廓、外耳皮肤消毒及鼓膜麻醉，向患者做好术前解释工作，消除其紧张、恐惧心理。

（2）行鼓膜修补术者应避免用力擤鼻、咳嗽，以免鼓膜上帖片脱落导致手术失败。

**4. 病情观察**　注意观察脓液量、性质、体温变化，如出现高热持续不退、乳突区红肿、剧烈头痛、呕吐及眩晕等症状时，应警惕耳源性并发症的发生，及时向医生报告并协助处理。

**5. 健康教育**

（1）积极参加体育锻炼，增强抵抗力，避免上呼吸道感染。

（2）避免过度疲劳，保持良好心态，忌烟酒及辛辣刺激性食物。

（3）宣传正确哺乳姿势，喂养后应抱起婴儿，轻拍背部排出吸入胃内的气体，防止发生溢奶进入咽鼓管。

（4）及时彻底治疗急性化脓性中耳炎，避免转为慢性。

（5）积极治疗鼻部与鼻咽部疾病，做好各种传染病的预防接种工作。

**【护理评价】**

**1. 患者在近期内是否达到**　①耳痛减轻或消失。②体温恢复正常。③听力好转。④未出现并发症。

**2. 患者在远期内是否达到**　了解急性化脓性中耳炎防治知识。

## 四、慢性化脓性中耳炎患者的护理

10年前，患者上呼吸道感染后出现左耳流脓，10年来症状时轻时重。1个月前，患者又因上呼吸道感染后出现左耳流脓，且自觉听力较前下降明显。临床诊断"左耳慢性化脓性中耳炎"。查体：右耳外耳道洁净，未见异常分泌物；左耳鼓膜紧张部大穿孔，鼓室内可见肉芽，双乳突区无红肿、无压痛；双颜面部对称，触、痛觉正常。辅助检查：左耳传导性听力下降，气骨导下降；右耳听力正常。颞骨CT示左侧鼓室、鼓窦内可见软组织阴影，周边骨质局灶破坏，听小骨部分破坏。

1. 请列出该患者主要护理问题。

2. 请列出该患者主要护理措施。

慢性化脓性中耳炎（chronic suppurative otitis media）是中耳黏膜、鼓膜或骨质的慢性化脓性炎症。以反复发作的耳流脓、鼓膜穿孔、听力下降为特点，严重者可引起颅内、颅外并发症。

多为急性化脓性中耳炎治疗不当或反复发作迁延所致。鼻、咽部的慢性病灶如慢性化脓性鼻窦炎、慢性扁桃体炎等易致中耳炎反复发作。常见致病菌为大肠杆菌、铜绿假单胞菌、金黄色葡萄球菌、变形杆菌等，且常为两种以上细菌混合感染。

**【护理评估】**

**（一）收集健康史**

询问患者发病前是否有腺样体肥大、鼻炎、鼻窦炎、急性化脓性中耳炎等病史、发病前是否进行过鼓膜穿刺或置管、咽鼓管吹张等治疗、是否有污水入耳、不正确的擤鼻习惯等。还应了解既往化脓性中耳炎诊疗的经过及效果，有无药物过敏史等。

**（二）评估身体状况**

**1. 症状**　耳流脓是本病的主要症状，伴有轻重不一的耳聋和耳鸣。耳聋的程度多与病变的进展成正比。

**2. 体征**

（1）分型　根据病理变化和临床表现分为三种类型，即单纯型、骨疡型及胆脂瘤型，临床上以单纯型、骨疡型多见。

①单纯型　最多见。病变仅限中耳鼓室的黏膜，因此又称为黏膜型。一般无肉芽或息肉形成，很少累及骨质，常与上呼吸道感染有关。患耳间歇性耳流脓，量多少不等，黏液性或黏脓性，一般不臭，鼓膜常呈紧张部中央性穿孔，听觉损伤为轻度传导性聋。

②骨疡型　病变除鼓室黏膜外，常累及骨质，以听小骨破坏常见。鼓室黏膜增厚，甚至广泛肉芽组织生长、息肉形成，又称肉芽型或坏死型。患耳持续性流黏稠脓，常有臭味，可有血丝或耳内出血。鼓膜边缘性穿孔或紧张部大穿孔或完全缺失，鼓室内有肉芽或息肉，可脱出穿孔，堵塞外耳道。患者多有较重的传导性聋。

③胆脂瘤型　胆脂瘤为一囊性结构而非真性肿瘤，是由于鼓膜、外耳道上皮经穿孔向中耳腔生长堆积而成，其外壁为一层薄纤维组织，内壁为复层鳞状上皮，囊内积满脱落上皮、坏死组织、角化物质及胆固醇结晶，故称为胆脂瘤。胆脂瘤的机械压迫和化学作用导致周围骨质破坏，炎症扩散，常引起颅内、外并发症。长期耳流脓，量多少不等，有特殊恶臭。鼓膜松弛部穿孔或紧张部后上方有边缘性穿孔，有时鼓室内可见灰白色鳞屑或豆渣样物。听力检查一般有不同程度的传导性聋，晚期患者可出现混合性聋或感音神经性聋。

（2）颅内外并发症　由中耳炎所致的颅内外并发症称为耳源性并发症。颅内并发症有：乙状窦血栓性静脉炎、硬脑膜外脓肿、耳源性脑膜炎、脑脓肿等。颅外并发症有：耳后骨膜下脓肿、颈部贝佐尔德脓肿、迷路炎，面瘫等。

**3. 辅助检查**

（1）听力检查　纯音听力测试，示传导性或混合性聋，程度轻重不一，少数可为重度感音神经性聋。

（2）影像学检查　乳突 X 线摄片、颞骨高分辨率 CT 有助于诊断。单纯型无骨质破坏征；骨疡型有骨质破坏征象；胆脂瘤型可见圆形或椭圆形透亮区。

**（三）评估心理社会状态**

多数患者对本病的急性期缺乏相关知识，未予足够重视而迁延为慢性，常可因耳部流脓、有异味、听力减退等产生自卑心理，又因疾病迁延不愈，或担心并发症而出现焦虑、恐惧心理。

【护理问题】

1. **感知改变** 与鼓膜穿孔、中耳腔骨质破坏有关。

2. **舒适改变** 与耳漏有关。

☞考点：
最易引起
颅内外并
发症的中
耳炎类型
是胆脂瘤
型。

3. **知识缺乏** 缺乏慢性化脓性中耳炎的防治知识。

4. **潜在并发症** 颅内、外感染。

【护理措施】

处理原则：控制感染，清除病灶，畅通引流，力争重建听力。慢性单纯型中耳炎以药物治疗为主，骨疡型及胆脂瘤型以手术为主。

**1. 一般护理**

（1）休息与活动 注意保持良好的生活起居习惯，适度参加体育锻炼，增强抵抗力，避免上呼吸道感染，避免过度疲劳，保持良好心态。眩晕患者，应卧床休息。

（2）饮食指导 进食高蛋白、高热量、高维生素、易消化饮食，多吃水果蔬菜，忌食辛辣刺激性食物，戒烟酒。

**2. 用药护理**

（1）单纯型及骨疡型 引流通畅者，遵医嘱指导患者用3%双氧水洁耳后滴用抗生素耳液如0.3%氧氟沙星、2.5%氯霉素甘油等，促进炎症吸收，以利鼓膜自愈或为鼓膜修补术或鼓室成形术作准备。洁耳后要用棉签拭干外耳道，注意观察药物疗效。

（2）眩晕症状较重者 遵医嘱给予镇静、止吐药物。疑有颅内并发症时，禁用止痛、镇静类药物，以免掩盖病情。

**3. 手术护理** 骨疡型引流不畅或疑有并发症者及胆脂瘤型需行改良乳突根治术，防止耳源性并发症发生。

术前后护理见第三章第四节耳鼻咽喉科手术常规护理。

**4. 健康教育**

（1）指导患者掌握正确的滴耳和洗耳方法，向患者解释清楚先清除耳道内脓液再滴入药物是提高疗效的关键。

（2）指导患者正确用药，耳内忌用庆大霉素等耳毒性药物；忌用粉剂以免影响引流；忌用有色药物以免影响局部观察；滴耳药液的温度应接近体温，避免发生眩晕。

（3）鼓膜穿孔者，禁止游泳，洗头、洗澡时勿让污水入耳，避免中耳反复感染。

（4）增强体质，减少上呼吸道感染。积极治疗鼻咽部慢性病灶。

【护理评价】

1. **患者在近期内是否达到** ①听力好转或恢复。②无并发症发生。③耳流脓停止。④情绪稳定。

2. **患者在远期内是否达到** ①了解中耳炎防治知识。②手术后听力获重建。

## 五、梅尼埃病患者的护理

 案例 -------------------------------------------------------

王某，以"眩晕"为主诉前来就诊。检查：一般情况可，神情、精神可。Bp：

130/90mmHg。耳廓无畸形，外耳道无红肿，鼓膜标志清楚，完整，无充血及内陷。水平旋转性眼震2度，向左。骨导下降，呈低频下降型听力曲线，右侧前庭功能减退。既往：4年前患者无明显诱因出现眩晕、视物旋转，发作持续3~4h，伴有恶心、呕吐、头胀，无意识丧失，伴有右耳听力下降，低频耳鸣。以后每年类似发作一次，听力呈波动性下降。否认有高血压、心脏病，脑血栓、糖尿病史，无药物过敏史。临床诊断为：右耳梅尼埃病。

1. 请列出该患者主要护理问题。

2. 请列出该患者主要护理措施。

梅尼埃病（Meniere disease）是膜迷路积水所引起的内耳疾病。临床主要症状是反复发作性眩晕，波动性听力下降，耳鸣伴耳内胀满感。一般为青壮年发病，单耳多见。

本病病因尚未完全明确，可能与内耳微循环功能障碍、自主神经功能紊乱、病毒感染、变态反应、内分泌功能异常、内淋巴管阻塞和内淋巴吸收障碍等有关。主要病理改变为膜迷路积水膨大，前庭膜可破裂，裂孔小时可自愈，反复发作可形成永久性瘘道。病程长者可引起神经感受器功能永久性减退。

☞ 考点：梅尼埃病主要病理改变是膜迷路积水。

**【护理评估】**

**（一）收集健康史**

询问患者是否曾患过各种耳病，家族中有无类似病例，有无反复发作的眩晕、耳鸣和听力障碍等情况。

**（二）评估身体状况**

**1. 症状**

（1）眩晕 多为无任何先兆而突然发作的旋转性眩晕，患者自诉睁眼时周围物体绕自身旋转，闭眼时觉自身在旋转。伴有恶心呕吐、面色苍白、冷汗、血压下降等自主神经反射症状，不伴头痛，无意识障碍，数十分钟或数小时后症状可缓解，转入间歇期。眩晕发作次数越多，持续时间越长，间歇期越短。

（2）耳鸣 起初为持续性低音调，久之转为高音调。在眩晕发作时加剧，间歇期缓解，久病患者可持续存在。

（3）耳聋 为波动性感音神经性聋，常为单侧性，偶呈双侧性，在眩晕发作期加重，间歇期好转，多次发作后听力明显下降。

**2. 体征** 呈强迫体位，面色苍白，自发性眼震。但鼓膜及咽鼓管功能正常。

**3. 辅助检查**

（1）纯音听力计测试 呈感音性耳聋。

（2）前庭功能检查 发作期见强弱不等水平性或水平旋转性眼震，间歇期可能正常。反复发作者前庭功能减退或消失。

（3）甘油试验 先用纯音听力计测试听力，其听阈作为一个基本数据。嘱患者禁食2h，一次顿服50%甘油2.4~3.0ml/kg，每隔1h测听1次，共3次。若听阈提高15dB以上，为阳性，提示膜迷路有积水。

（4）影像学检查 内耳道及桥小脑角CT或MRI检查。多无异常，主要用于排除其他疾病。

**（三）评估心理社会状态**

由于该病可致眩晕，发作时异常痛苦、惊恐。有的患者因为反复发作、病程长影响生活与工作而产生焦虑与烦躁不安。

【护理问题】

**1. 舒适改变** 与膜迷路积水有关。

**2. 焦虑** 与眩晕反复发作影响生活、工作有关。

**3. 知识缺乏** 缺乏梅尼埃病防治知识。

**4. 有外伤的危险** 与眩晕有关。

【护理措施】

处理原则：以抑制眩晕，调整自主神经功能，改善内耳微循环，消除膜迷路积水为原则。

**1. 一般护理**

（1）急性发作期卧床休息，加床栏保护，下床活动时注意搀扶，防止摔倒。进食高蛋白、高维生素、低脂肪、低盐饮食，忌烟酒、浓茶，适当限制入水量。

（2）提供安静舒适的环境，光线宜稍暗。

**2. 用药护理** 遵医嘱给予镇静药，改善微循环药，减轻膜迷路积水等药物，以缓解不适，注意观察药物的疗效及副作用，如长期应用利尿药减轻膜迷路积水时，应注意补钾。

**3. 手术护理** 对发作频繁，症状重，保守治疗无效而选择手术治疗者，护士应告知手术目的及注意事项并积极做好术前准备，手术护理按耳部手术一般护理常规。

**4. 心理护理** 向患者讲解本病的有关知识，使其主动配合治疗和护理，消除其紧张、恐惧心理，使之心情愉快，精神放松。对久病、频繁发作伴神经衰弱者多做解释工作，以增强其战胜疾病的信心。

**5. 病情观察** 观察眩晕发作的次数、持续时间、患者的自我感觉以及神志、面色等情况。

**6. 健康教育**

（1）指导患者保持心情愉快，劳逸结合，适当锻炼身体，调节好饮食，可避免或减少疾病复发。

（2）对发作频繁者，告知不要单独外出或骑车，避免从事高空作业、驾驶等职业，眩晕发作时，应就地坐下或躺下，以防摔倒。

【护理评价】

**1. 患者在近期内是否达到** ①眩晕、耳鸣、恶心等不适感减轻或消失。②情绪稳定，不良情绪缓解。③听力改善。

**2. 患者在远期内是否达到** 了解梅尼埃病的防治知识。

# 目标检测

1. 简述分泌性中耳炎的健康教育计划。
2. 简述急性化脓性中耳炎经咽鼓管途径感染的常见原因。
3. 简述慢性化脓性中耳炎各型的临床特点。
4. 简述社区居民梅尼埃病的健康教育计划。

# 第二节　鼻科患者的护理

## 要点导航

**知识目标**

1. 掌握鼻骨骨折、慢性鼻炎、急慢性鼻窦炎、鼻出血患者的护理评估及护理措施。

2. 熟悉鼻骨骨折、慢性鼻炎、急慢性鼻窦炎、鼻出血的护理问题及护理评价及处理原则。

3. 了解鼻科常见疾病的病因、发病机制及专科的新进展。

**技能目标**

1. 学会运用整体护理程序对鼻骨骨折、慢性鼻炎、急慢性鼻窦炎、鼻出血患者进行护理评估，并制定相应的护理措施。

2. 具有熟练配合医生对鼻科急重症患者实施抢救的能力。

3. 具有能结合鼻科患者具体情况实施健康指导的能力。

**素质目标**

1. 理解鼻科患者的心理特点，并在护理关怀中体现。

2. 具有认真的学习态度、严谨的工作作风及良好人际沟通能力。

3. 具有良好职业道德和敬业精神及团结合作的团队精神和服务意识。

鼻（nose）由外鼻、鼻腔和鼻窦三部分构成。

外鼻（external nose）由皮肤、骨和软骨构成。鼻翼向外下与面颊交界处有一条浅沟，即鼻唇沟。鼻尖、鼻翼及鼻前庭皮肤较厚，并与其下的脂肪纤维组织及软骨膜链接紧密，是疖的好发部位，炎症时稍有肿胀及压迫神经末梢，痛感明显。临床上将鼻根部与上唇三角形区域称为"危险三角区"。

鼻腔（nasal cavity）为顶窄底宽的不规则腔隙，起自前鼻孔，经后鼻孔与鼻咽部相通，鼻腔由鼻中隔分为左右两腔，每侧鼻腔由鼻前庭和固有鼻腔构成，一般所指的鼻腔为固有鼻腔，由4个壁构成。内侧壁即鼻中隔，其前下部的黏膜下血管密集，分别由颈内动脉系统和颈外动脉系统的分支汇集成血管丛，该区即利特尔区（Little area），是鼻出血的好发部位。鼻腔外侧壁自上而下有 3 个呈梯形排列的长条骨片，外覆黏膜，依次为上、中、下鼻甲。各鼻甲下方间隙，分别是上、中、下鼻道。鼻腔外侧壁与鼻中隔之间的间隙称总鼻道。以中鼻甲下方游离缘水平为界，其上方鼻甲与鼻中隔之间间隙为嗅沟或嗅裂，此部位鼻腔黏膜为嗅区黏膜，其余部分鼻腔黏膜为呼吸区黏膜。上、中鼻道有鼻窦开口，下鼻道前方有鼻泪管开口，其外侧壁前段近下鼻甲附着处（上颌窦内侧壁的一部分）骨质较薄，是上颌窦穿刺冲洗的最佳进针位置。中鼻道外侧壁上有两个隆起，前下为钩突，后上为筛泡，两者之间为半月裂孔，半月裂孔向前下和外上逐渐扩大形成筛漏斗，内有前组鼻窦开口。中鼻甲及中鼻道及附近的区域称为窦口鼻道复合体（ostiomeatal complex，OMC）。上鼻甲最小，前鼻镜检查难以窥见，其后上方有蝶筛隐窝，是蝶窦开口所在。下鼻甲最大，后端距咽鼓管咽口仅 1.5 cm，故下鼻甲肿胀或肥大时常引起鼻塞，也可影响咽鼓管通气出现耳鸣和听力下降等耳部症状。

鼻窦（nasal sinuses）为鼻腔周围颅骨内的含气空腔，共有四对，分别是上颌窦、筛窦、额窦和蝶窦，依照其在颅骨的位置和窦口所在部位，分为前后两组，前组鼻窦包括上颌窦、前组筛窦和额窦，均开口于中鼻道，后组鼻窦包括后组筛窦和蝶窦，分别开口于上鼻道和蝶筛隐窝。鼻窦对鼻腔的呼吸、共鸣等功能有辅助作用，并可减轻头颅重量及缓冲外来冲击力，保护颅脑免遭损伤。

## 一、鼻骨骨折患者的护理

患者谢某，男，26 岁，因撞伤后出现鼻部胀痛，鼻腔出血为主诉来诊。查体：出血已停止，伴头晕，无恶心呕吐、意识不清等症状，鼻骨侧位片示鼻骨骨折。

1. 请列出该患者主要的护理问题。

2. 请对该患者进行健康指导。

鼻为面部最高点，易受到外力所伤，骨质薄而宽，且缺乏周围骨质的支撑，比较脆弱，易发生骨折。临床可见单纯鼻骨骨折或合并颌面骨和颅底骨的骨折。

鼻骨骨折多由直接暴力引起，如撞击、跌倒、斗殴、交通或工伤事故等，小儿扑跌时鼻部或额部着地也可引起鼻骨骨折。

**【护理评估】**

**（一）收集健康史**

仔细询问患者的鼻部外伤史，了解病史时注意询问外力性质、方向、受伤时间及伤后症状等。

**（二）评估身体状况**

**1. 症状** 常见症状是外鼻畸形、肿胀、鼻出血、局部疼痛等，合并颅底骨折时可出现脑脊液鼻漏、视力下降和复视、头痛、意识丧失等，严重者可发生休克。

**2. 体征**

（1）视诊　据外伤程度不同，可出现以下表现：外鼻皮肤裂伤；鼻梁歪斜、塌陷；鼻背、鼻根塌陷或膨隆；外鼻及其周围组织肿胀、瘀斑；鼻腔淤血或活动性出血；鼻中隔膨隆或偏曲；鼻腔内黏膜破损；合并颅底骨折时可发生脑脊液鼻漏，早期为淡血性液体，继则为清水样液体，低头、弯腰、压迫颈静脉时，流出液增多。

（2）触诊　骨折处触诊明显压痛及骨摩擦感。

**3. 辅助检查**

（1）前鼻镜检查　注意鼻黏膜有无破损、出血，鼻中隔如有偏曲，中隔软骨有脱位。

（2）鼻内镜检查　能够直观判断是否存在鼻中隔偏曲、血肿及脓肿、判断出血部位以及有无脑脊液漏。

（3）影像学检查　可显示骨折部位、性质及骨片有无移位及移位方向等。高分辨率 CT 及三维重建可进一步显示鼻骨及其相邻部位的损伤情况。

**（三）评估心理社会状态**

患者因骨折后所致的外鼻畸形、肿胀、鼻出血等出现紧张焦虑情绪。当鼻骨骨折合并颅脑损伤时，患者及家属易出现恐惧等情绪，应详细评估患者及家属的心理反应。

【护理问题】

**1. 疼痛**　与鼻骨骨折有关。

**2. 自我形象紊乱**　与骨折后致外鼻畸形、肿胀及术后鼻腔填塞致鼻内肿胀等有关。

**3. 舒适改变**　与鼻骨骨折复位术后，鼻腔填塞致张口呼吸、口腔黏膜干燥等有关。

**4. 知识缺乏**　缺乏鼻骨骨折复位后自我护理知识。

【护理措施】

处理原则：止血、止痛、早期复位、缝合伤口及预防感染。

**1. 一般护理**　脑脊液鼻漏者，取头高卧位，限制饮水量及食盐摄入量，保持大便通畅，避免用力咳嗽和擤鼻。

**2. 鼻骨复位术护理**

（1）手术时间的选择

①单纯性鼻骨骨折　非错位性骨折，无需整复。如有骨折移位，应在外伤后 2～3h 内尽早复位；如已有肿胀，应在肿胀消退后 2 周内进行复位，以免发生畸形愈合。

②复合性鼻骨骨折　要把抢救患者的生命放在首位，维持呼吸道通畅，积极抗休克、止血治疗，待病情稳定后再行鼻面部畸形矫正，恢复鼻腔生理功能。

③合并脑脊液鼻漏者　应用抗生素预防颅内感染，避免用力咳嗽、擤鼻，防止便秘，禁止鼻腔填塞及鼻部滴药。

（2）术前后护理见第三章第四节耳鼻咽喉科手术常规护理。

**3. 健康指导**

（1）指导患者术后注意防护，避免鼻部碰撞，以免引起复位失败。

（2）鼻腔填塞抽取后，嘱患者 2 周内不可用力挤压鼻部，勿用力擤鼻，以免触动鼻部至鼻骨骨折复位后错位。

（3）避免剧烈运动，注意安全，以免再次损伤。

**【护理评价】**

**1. 患者在近期内是否达到** ①疼痛减轻或消失。②无感染发生，外鼻伤口或鼻骨骨折处愈合良好。

**2. 患者在远期内是否达到** 了解鼻骨骨折复位后自我护理知识。

## 二、慢性鼻炎患者的护理

学生小王，因放学后淋雨回家而感冒，因学习紧张未及时正规治疗。反复出现鼻塞，流黏液脓性涕1年，鼻塞初起为交替性，近月余转为持续性，伴头痛、头昏、耳鸣及嗅觉减退，严重影响其学习，心情烦躁。临床诊断为：慢性鼻炎。

1. 请列出该患者主要护理问题。

2. 请列出该患者主要护理措施。

慢性鼻炎（chronic rhinitis）是鼻腔黏膜或黏膜下组织的慢性非特异性炎症，无明确的致病微生物感染。以鼻黏膜肿胀、分泌物增多、病程持续数月以上或反复发作为特点，间歇期仍不能恢复正常。临床上分为慢性单纯性鼻炎和慢性肥厚性鼻炎，二者病因相同，且后者多由前者发展、转化而来。

病因及发病机制如下。

**1. 局部因素**

（1）急性鼻炎反复发作或治疗不彻底，鼻黏膜未恢复正常而演变成慢性鼻炎。

（2）鼻腔及鼻窦的慢性炎症或临近感染灶的影响 如慢性扁桃体炎、腺样体肥大，鼻中隔偏曲、鼻腔狭窄、异物及肿瘤等妨碍鼻腔通气引流。鼻黏膜长期受到脓性分泌物的刺激，促使发生慢性鼻炎。

（3）鼻腔用药不当或过久 如长期滴用血管收缩剂引起鼻黏膜舒缩功能障碍，血管扩张，黏膜肿胀。

**2. 全身因素** 许多全身性疾病如免疫功能障碍、营养不良、糖尿病、心肝肾疾病、结核、贫血等均可导致机体抵抗力下降而易患本病。

**3. 其他**

（1）环境及职业因素长期吸入各种粉尘或有害化学气体及高温、潮湿、寒冷的环境均易诱发慢性鼻炎。

（2）长期过度疲劳、嗜烟酒等也可诱发慢性鼻炎。

**【护理评估】**

**（一）收集健康史**

了解患者有无引起本病的局部或全身性疾病，有无烟、酒嗜好，评估患者工作、生活环境、职业等。

### （二）评估身体状况

**1. 慢性单纯性鼻炎**

（1）症状　间歇性、交替性鼻塞，伴黏液涕增多，继发感染可为脓涕。可有嗅觉减退、头痛、头昏、咽干、咽痛等症状。

（2）体征　鼻镜检查见鼻黏膜充血，下鼻甲肿胀，呈暗红色，表面光滑，触之柔软而有弹性。对减充血剂反应灵敏。

☞ 考点：慢性单纯性鼻炎对减充血剂敏感。

**2. 慢性肥厚性鼻炎**

（1）症状　单侧或双侧持续性鼻塞，无交替性变化，鼻分泌物少，呈黏液性或黏脓性，难以擤出。常有耳闭塞感、耳鸣、头昏、头痛、咽痛、咽干等症状（表4-1）。

（2）体征　鼻镜检查见下鼻甲黏膜暗红色充血、肥厚，可伴有鼻甲骨肥大，黏膜表面不平，呈桑椹样或结节样，探针触之质地坚硬，弹性差。对减充血剂不敏感，鼻底、下鼻道内有黏液性或黏脓性鼻涕聚集。

### （三）评估心理社会状态

因长期慢性疾病困扰，影响患者学习生活，可表现出焦虑、苦闷。

### 【护理问题】

**1. 舒适改变**　与鼻黏膜充血、肿胀、肥厚及分泌物增多有关。

**2. 知识缺乏**　缺乏慢性鼻炎的防治知识。

**3. 潜在并发症**　鼻窦炎、中耳炎、咽炎等。

表4-1　慢性单纯性鼻炎与肥厚性鼻炎鉴别要点

| 临床表现 | 慢性单纯性鼻炎 | 慢性肥厚性鼻炎 |
| --- | --- | --- |
| 鼻塞 | 间歇性、交替性 | 持续性 |
| 嗅觉减退 | 不明显 | 可有 |
| 头昏、头痛、咽干、咽痛 | 可有 | 常有 |
| 耳鸣、耳闭塞感 | 无 | 可有 |
| 下鼻甲检查探针触压 | 黏膜肿胀，暗红色，表面光滑弹性好 | 黏膜肥厚，表面不平，呈结节或桑椹状，鼻甲骨肥大硬实，弹性差 |
| 对麻黄碱反应 | 敏感 | 不敏感 |

### 【护理措施】

处理原则：慢性单纯性鼻炎主要是根除病因，运用血管收缩剂滴鼻等治疗消除黏膜肿胀，恢复鼻腔通气引流。慢性肥厚性鼻炎主要采用手术缩小鼻甲，恢复鼻腔通气引流。

**1. 用药护理**　对减充血剂敏感者采用药物治疗。

（1）遵医嘱指导患者选用糖皮质激素、减充血剂如0.5%～1%麻黄碱液等滴鼻，以减轻鼻塞。告知患者减充血剂不能长期使用，一般不超过7天，最长不超过10天，以免引起药物性鼻炎。

（2）遵医嘱指导患者口服鼻炎康、千柏鼻炎片等中药。

**2. 手术护理** 对减充血剂不敏感者，可选用下鼻甲激光、冷冻、微波等治疗改善鼻塞症状。经上述治疗无效者，可行手术治疗，如下鼻甲黏膜部分切除术。按鼻部手术常规做好手术前后护理。

**3. 心理护理** 慢性鼻炎患者多有焦虑心理，应多与患者沟通，耐心解释病情，介绍治疗方法，使患者树立治愈疾病的信心。

**4. 健康教育**

（1）锻炼身体，提高机体抵抗力，防止感冒。

（2）改善生活和工作环境，避免粉尘和有毒、有害气体刺激。

（3）养成良好的生活起居习惯，避免过度劳累，忌辛辣等刺激性食物，戒烟酒。

（4）避免长期使用血管收缩剂，禁用滴鼻净，防止药物性鼻炎。

（5）急性鼻炎需彻底治愈，及时治疗全身及局部病因。

**【护理评价】**

**1. 患者在近期内是否达到** ①鼻塞、头昏、头痛、嗅觉减退等不适感缓解。②不发生并发症。③情绪稳定。

**2. 患者在远期内是否达到** 了解慢性鼻炎防治知识。

## 三、急性鼻窦炎患者的护理

李某某，女，18岁，6天前因受凉后出现双侧鼻塞、打喷嚏和流清涕，无发热，头痛，未作任何治疗。3天后鼻涕明显增多，转为黄色脓涕，伴发热，体温为39.2℃，左侧面颊部和额部头痛，早上轻，中午重，自行服用"感冒通"1天无效，头痛明显加重，遂来医院就诊。查体：双侧鼻黏膜充血，下鼻甲、中鼻甲红肿，左侧中鼻道及鼻底有大量黄色脓液。临床诊断为：急性鼻窦炎。

1. 请列出该患者主要护理问题。

2. 请列出该患者主要护理措施。

由于鼻腔黏膜与鼻窦黏膜相延续，故鼻腔炎症与鼻窦炎症常相互累及，因此近年来已将鼻炎和鼻窦炎统称为鼻－鼻窦炎（rhinosinusitis）。鼻窦炎为鼻科常见疾病，根据鼻窦炎的发生位置可分为单鼻窦炎、多鼻窦炎和全鼻窦炎。根据病程长短可分为急性鼻窦炎（病程在12周以内）和慢性鼻窦炎（病程持续12周以上）两种类型。

急性鼻窦炎（acute sinusitis）指鼻窦黏膜的急性卡他性或化脓性炎症，常继发于急性鼻炎，严重者可累及骨质，甚至可引起周围组织和邻近器官的并发症。临床上以上颌窦的发病率最高，因其窦口位置较高，不利引流，且居额窦和筛窦之下，易被其他处炎症累及。其次为筛窦，再次为额窦，蝶窦发病率最低。

致病菌多为化脓性球菌，如肺炎链球菌、溶血型链球菌、葡萄球菌等。其次为杆菌，厌氧菌感染也较常见，真菌感染的发生率近年来显著增高，临床上绝大多数鼻窦炎为混合感染。

**1. 局部因素**

（1）急性鼻炎 鼻腔黏膜炎症经窦口向鼻窦蔓延，是引起鼻窦炎最常见的原因。

（2）窦口鼻道复合体阻塞 如中鼻甲肥大、鼻息肉、鼻中隔偏曲、鼻腔肿瘤等，均可阻塞窦口鼻道复合体，使鼻窦通气引流受阻而发炎。

（3）邻近病灶感染 如上颌第二尖牙和第一、第二磨牙根尖周炎时，感染可穿透菲薄的骨板侵及上颌窦。此外扁桃体炎、腺样体肥大等亦可引起鼻窦炎。

（4）直接感染 如鼻窦开放性骨折、潜水、跳水、擤鼻不当等，细菌可经伤口、分泌物等进入鼻窦，导致感染。

**2. 全身因素** 过度疲劳、营养不良、维生素缺乏、变应性体质、急性传染病、内分泌失调、各种慢性病如贫血、结核、糖尿病、慢性肾炎等均可致机体抵抗力下降而诱发本病。

☞ 考点：
急性鼻窦炎最常见原因是急性鼻炎。

**【护理评估】**

**（一）收集健康史**

询问患者起病的缓急，评估患者有无引起急性鼻窦炎的局部因素及全身因素。了解头痛部位、时间、性质等。

**（二）评估身体状况**

**1. 症状**

（1）全身症状 常有畏寒、发热、食欲减退、全身不适等表现，在急性鼻炎基础上加重。

（2）局部症状 以多脓涕、鼻塞和头痛为主。因鼻黏膜充血肿胀和分泌物积存，多表现为持续性鼻塞；鼻腔内脓涕较多，难以擤尽，牙源性者可有恶臭；患者常出现头痛或局部疼痛。通常各鼻窦炎引起的头痛多有特定部位和明显时间规律性。

①急性上颌窦炎 前额部、同侧面颊部胀痛或上列磨牙痛，晨起轻，午后重。

②急性额窦炎 前额部周期性疼痛。即晨起头痛，逐渐加重，午后减轻，晚间消失，次日又重复发作。

③急性筛窦炎 内眦或鼻根部疼痛，可放射至头顶。前组筛窦炎头痛与急性额窦炎相似，后组筛窦炎则与急性蝶窦炎相似。

④急性蝶窦炎 颅底或眼球深处钝痛，可放射至头顶和耳后，甚至枕部痛。早晨轻，午后重。

☞ 考点：
各鼻窦炎的头痛常具有定时性和定位性。

**2. 体征**

（1）前鼻镜检查 鼻腔黏膜充血肿胀，尤以中鼻甲、中鼻道及嗅沟等处为明显。前组鼻窦炎可见中鼻道积脓，后组鼻窦炎可见嗅沟积脓。

（2）相应体表可有压痛点。前组急性鼻窦炎由于接近头颅表面，其病变部位的皮肤及软组织可能发生红肿，由于炎症波及骨膜，故在其窦腔相应部位有压痛。急性上颌窦炎在尖牙窝可有压痛；急性额窦炎在眼眶上角可有压痛点；内眦部红肿、压痛。后组急性鼻窦炎由于位置较深，表面无红肿或压痛。

**3. 辅助检查**

（1）鼻内镜检查　可直接和较精确观察各鼻道和窦口及其附近黏膜的病理改变，包括窦口形态、黏膜红肿程度、息肉样变以及脓性分泌物来源等。

（2）鼻窦 CT 扫描　可见窦腔黏膜增厚，如有脓性分泌物积存，则窦腔密度增高，并可出现液平面。

（3）上颌窦穿刺冲洗　即为诊断性穿刺。须在患者无发热和在抗生素控制下施行。如有脓性分泌物可作细菌培养和药物敏感试验，以利进一步治疗。

**（三）评估心理社会状态**

急性鼻窦炎患者由于头痛明显，流大量鼻涕、鼻塞及嗅觉减退，常有焦虑、烦躁等心理变化。

【护理问题】

**1. 疼痛**　与炎症引起黏膜肿胀和分泌物、细菌毒素压迫和刺激神经末梢有关。

**2. 体温过高**　与炎症引起全身反应有关。

**3. 潜在并发症**　咽炎、扁桃体炎、喉炎、气管炎、中耳炎等。

**4. 知识缺乏**　缺乏急性鼻窦炎防治知识。

【护理措施】

处理原则：以控制感染、通畅引流、消除病因、预防并发症和防止转为慢性。

**1. 一般护理**

（1）嘱患者注意休息，多饮水，进清淡易消化食物。

（2）观察患者体温变化，高热时采用物理降温，或遵医嘱使用退热药，使体温降至正常。

（3）口腔护理　因鼻塞患者张口呼吸，嘱其多饮水，用含漱液漱口，唇部涂液体石蜡，防止口唇干燥。

**2. 用药护理**

（1）遵医嘱全身使用足量、敏感的抗生素控制感染，防止并发症或转为慢性，并观察疗效。重症者加强支持疗法。

（2）指导患者正确使用减充血剂及糖皮质激素滴鼻或喷雾，以改善鼻腔、鼻窦通气。

**3. 对症护理**　指导患者行局部热敷、短波透热或红外线照射等物理治疗，促进炎症吸收并缓解疼痛；鼻腔冲洗清除分泌物，可选择生理盐水或生理盐水＋甲硝唑＋地塞米松，每日 1~2 次。

**4. 上颌窦穿刺冲洗护理**　应在全身症状消退和局部炎症基本控制后施行。每周冲洗 1 次，直至无脓液为止，冲洗后可向窦腔内注入抗生素、类固醇激素、糜蛋白酶等。护理措施见第三章耳鼻咽喉患者常用护理技术操作。

**5. 病情观察**　密切观察病情，若出现耳痛、耳闷、咽痛、咳嗽、声嘶、眼痛或眼球运动受限等表现，提示可能出现了并发症，应及时通知医生并协助处理。

**6. 健康教育**

（1）注意锻炼身体，生活规律，防寒保暖，避免受凉感冒。

（2）教会患者正确滴药及体位引流的方法。

（3）生活和工作场所保持良好通风和卫生，尽量避免粉尘及各种有害化学物质等刺激。

（4）积极治疗局部及全身病因，及时治疗急性鼻窦炎，以免转为慢性。

【护理评价】

**1. 患者在近期内是否达到** ①头痛、局部疼痛、鼻塞症状消失。②体温恢复正常。③不发生并发症。

**2. 患者在远期内是否达到** 了解急性鼻窦炎防治知识。

## 四、慢性鼻窦炎患者的护理

 - - - - - - - - - - - - - - - - - - - - - - - - - - - - - - - - - - - - - - - - - - - - -

孙先生，52岁，因受凉感冒出现鼻塞、流脓性分泌物，伴头闷痛、低头时头痛加剧，晨起重，午后减轻，傍晚消失。嗅觉明显减退，反复发作半年余，并有精神不振、易疲倦、记忆力减退和注意力不集中等症状。前鼻镜检查示鼻腔黏膜充血，中下鼻道有脓性分泌物，鼻中隔明显右偏；外鼻正常无畸形，鼻窦区无明显压痛。临床诊断为：慢性鼻窦炎。

1. 请列出该患者主要护理问题。

2. 请列出该患者主要护理措施。

- - - - - - - - - - - - - - - - - - - - - - - - - - - - - - - - - - - - - - - - - - - - - - - - - - -

慢性鼻窦炎（chronic sinusitis）是鼻窦黏膜的慢性化脓性炎症。可为单侧发病，但双侧发病或多窦发病很常见。临床上慢性鼻窦炎多见于急性鼻窦炎。

多为急性鼻窦炎治疗不彻底或反复发作迁延转化而来，多为杆菌和球菌混合感染。呼吸道变应性疾病、鼻腔鼻窦解剖异常、牙源性上颌窦炎等亦为本病的主要致病因素。

【护理评估】

**（一）收集健康史**

评估患者有无急性鼻窦炎反复发作史或牙源性上颌窦炎史，有无变应性鼻炎、鼻息肉等。

**（二）评估身体状况**

**1. 症状**

（1）全身症状 轻重不一，多表现为精神不振、倦怠、头昏、记忆力减退、注意力不集中等。

（2）局部症状 主要为多脓涕和持续性鼻塞，可有嗅觉减退或消失。

**2. 体征** 前鼻镜检查可见鼻黏膜充血肥厚，中鼻甲肥大、息肉样变或形成鼻息肉，中鼻道或嗅裂积脓。

**3. 辅助检查**

（1）鼻内镜检查　可清楚看到前鼻镜检查不能窥视的鼻窦窦口及其附近区域微小病变。

（2）口腔和咽部检查　牙源性上颌窦炎者可见牙齿病变，咽后壁有时可见到脓液或干痂附着。

（3）影像学检查　鼻窦 CT 检查可显示窦腔的大小、黏膜的厚度、窦腔密度的高低、息肉阴影、病变范围等。

（4）上颌窦穿刺冲洗　通过穿刺冲洗了解窦内脓液的性质、量、有无恶臭等，并行脓液细菌培养和药物敏感试验。

（5）鼻窦 A 型超声波检查　适用于上颌窦和额窦检查。

**（三）评估心理社会状态**

患者可因长期注意力不集中，记忆力减退、失眠、头痛、流脓涕等，导致学习成绩下降，工作效率减低，社交不活跃，易产生焦虑心理。并因长期治疗，效果不佳时，对治疗缺乏信心。

【护理问题】

**1. 舒适改变**　鼻塞、头痛　与鼻窦慢性炎症及手术创伤有关。

**2. 焦虑**　因顾虑鼻窦手术可损及邻近器官或组织有关。

**3. 知识缺乏**　缺乏慢性鼻窦炎的预防保健知识。

【护理措施】

处理原则：以解除病因，改善鼻腔、鼻窦引流和通气障碍为原则。可行鼻部滴用减充血剂、鼻窦置换疗法、上颌窦穿刺冲洗、中医中药、抗变态反应等治疗。保守治疗无效时，施行手术疗法。

**1. 用药护理**

（1）指导患者正确使用减充血剂、糖皮质激素等药物滴鼻，以收缩鼻黏膜，改善鼻腔鼻窦通气。

（2）遵医嘱指导患者口服中药制剂如鼻渊舒口服液、鼻窦炎口服液等。如有过敏状态，遵医嘱给予抗过敏治疗。

**2. 鼻窦置换疗法护理**　鼻窦置换疗法可用于额窦炎、筛窦炎和蝶窦炎，最宜用于慢性全鼻窦炎者。护理措施见第三章耳鼻咽喉科护理常用技术操作。

**3. 上颌窦穿刺冲洗护理**　上颌窦穿刺冲洗是诊断及治疗上颌窦炎的主要方法。护理方法见第三章耳鼻咽喉科常用护理技术操作。

**4. 手术护理**　保守治疗无效时，施行手术疗法，如中鼻甲部分切除术、鼻息肉摘除术、鼻内镜鼻窦手术等。按鼻科手术前后护理常规。

**5. 病情观察**　观察患者体温、脉搏的变化，有无剧烈头痛、恶心、呕吐等表现，鼻腔内有无清水样分泌物流出，有无视力障碍或眼球运动障碍，防止脑脊液漏、颅内感染和球后视神经炎等并发症。

**6. 健康指导**

（1）注意均衡营养，锻炼身体，提高抵抗力，预防感冒，积极治疗全身及局部病因。

（2）彻底治愈急性鼻炎或鼻窦炎，避免病程迁延或反复发作。

（3）注意改善生活和工作环境，保持清洁和通风。

（4）养成良好的生活起居习惯，避免过度劳累，戒除烟酒嗜好。

（5）手术后按医嘱正确用药，冲洗鼻腔，定期复查，术后1月内避免重体力活动。

**【护理评价】**

**1. 患者在近期内是否达到** ①头痛缓解。②鼻塞减轻，脓涕减少。③情绪稳定，配合治疗。

**2. 患者在远期内是否达到** 了解慢性鼻窦炎的防治知识。

## 五、鼻出血患者的护理

患者，男性，55岁，以鼻出血为主诉由家人搀扶入院，查体：神志清楚，表情痛苦，有血液自鼻腔流出，出血较剧。

1. 请列出急救处理的措施。

2. 请列出对患者进行健康指导的内容。

鼻出血（nose bleed）又称鼻衄，是临床常见症状之一。可单纯由鼻腔、鼻窦疾病引起，也可由某些全身性疾病所致，以前者多见。局部原因引起者多表现为单侧鼻出血，全身性疾病引起者多表现为双侧或交替性鼻出血。

病因及发病机制如下。

**1. 局部因素**

（1）外伤 鼻骨、鼻窦骨折、鼻窦压力骤变，挖鼻、鼻或鼻窦手术、经鼻插管等损伤鼻部血管或黏膜等均可引起鼻出血。

（2）炎症 鼻腔和鼻窦各种特异性或非特异性炎症均可损伤鼻黏膜而致出血。

（3）鼻中隔病变 鼻中隔偏曲、糜烂、溃疡、穿孔等均可引起不同程度鼻出血。

（4）肿瘤 鼻、鼻窦、鼻咽部恶性肿瘤早期鼻腔可少量反复出血，晚期可因肿瘤组织侵犯大血管而引起大出血，良性肿瘤如鼻咽纤维血管瘤则出血量较多。

（5）其他 鼻腔异物、高温、气候干燥或粉尘浓度过高的环境也会导致鼻出血。

**2. 全身因素** 凡可引起动静脉压增高、凝血功能障碍或血管张力改变的全身性疾病均可能发生鼻出血。

（1）急性发热性传染病 如流行性感冒、流行性出血热，麻疹，疟疾，鼻白喉，伤寒和传染性肝炎等均可引起鼻出血。

（2）心血管疾病 高血压、血管硬化和充血性心力衰竭等。出血多因动脉压升高所致，因此，出血前常有头昏、头痛、血液往上涌的不适感。

（3）血液病 ①凝血机制异常的疾病，如血友病、纤维蛋白形成障碍、大量应用抗凝血药等。②血小板质和量的异常，如白血病、再生障碍性贫血、血小板减少性紫癜等。常为双侧鼻腔持续渗血，反复发生，常伴身体其他部位出血。

（4）营养障碍或维生素缺乏 维生素C、维生素K、维生素P或钙缺乏等。

（5）其他 如肝、肾等慢性疾病、风湿热、磷、汞、砷、苯等中毒，长期使用水杨酸类药物、女性内分泌失调等均可致鼻出血。

**【护理评估】**

☞ 考点：

儿童及青少年鼻出血的好发部位是鼻中隔前下方利特尔区。

**（一）收集健康史**

询问患者或家属发病前的健康状况，有无与鼻出血有关的局部因素或全身性疾病，有无家族史，有无接触风沙或气候干燥的生活史，发病后的诊治经过等。

**（二）评估身体状况**

**1. 症状** 鼻出血多为单侧，出血量不等，轻者仅涕中带血，短时间失血量达500ml时，可有头昏、口渴、乏力、口唇苍白；超过500ml者常有胸闷、出冷汗、血压下降；超过1000ml者可致休克。长期反复出血者可导致贫血。

**2. 体征** 出血部位儿童青少年多位于鼻中隔前下方利特尔区，中老年则多发生于鼻腔后段鼻－鼻咽静脉丛及鼻中隔后部动脉出血。

**3. 辅助检查**

（1）实验室检查 包括全血细胞计数、出凝血时间、凝血酶原时间、凝血因子等及其他相关检查，以了解患者全身情况。

（2）鼻内镜检查 病情稳定后，可行鼻内镜检查，以了解鼻咽、鼻腔有无病变。

（3）影像学检查必要时做，以排除鼻腔、鼻咽部、鼻窦肿瘤。

**（三）评估心理社会状态**

患者常因大出血或反复出血而情绪紧张和恐惧，家属往往情绪很激动，唯恐医护人员对患者诊治不及时，造成严重的不良后果。因此，专科护士应在积极配合医生抢救的同时，注意评估患者及家属的情绪和心理状态，了解其对疾病的认知和期望。

**【护理问题】**

**1. 体液不足** 与反复出血、出血量多有关。

**2. 恐惧** 与反复出血、出血量较多及担心疾病的预后有关。

**3. 舒适改变** 与鼻腔填塞，张口呼吸有关。

**4. 知识缺乏** 缺乏鼻出血的防治及自我保健知识。

**5. 潜在并发症** 失血性休克、感染。

**【护理措施】**

处理原则：病因治疗、镇静、止血，有休克者先抗休克。

**1. 一般护理** 协助患者取坐位或半坐位，休克者则取平卧位，嘱患者勿将口腔内血液咽下，以免刺激胃部至恶心、呕吐。

**2. 鼻出血的护理**

（1）指压止血法　用于鼻腔前段少量的鼻出血。嘱患者用手指捏紧双侧鼻翼约 10~15min，同时冷敷前额部和后颈部，促使血管收缩减少出血。如用 1% 麻黄碱或 0.1% 肾上腺素棉片放入出血侧鼻腔后再行止血，效果更好。

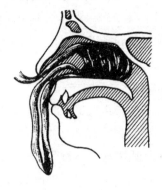

（2）烧灼法　用于反复小量且出血部位明确者。协助医生用 1% 丁卡因和适量的 0.1% 肾上腺素溶液棉片充分收缩和麻醉鼻黏膜，看清出血部位后，用化学药物或射频、YAG 激光或微波烧灼出血点止血。

图 4-3　前鼻孔填塞法

（3）填塞法　适用出血较剧烈、渗血面较大及出血部位不明确者。可行前鼻孔填塞（图 4-3）或后鼻孔填塞（图 4-4）。应准备好填塞物及止血器械，协助医生作好各种填塞止血术。

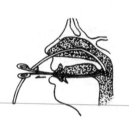
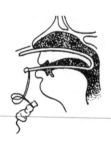
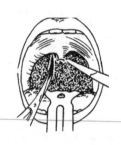

(1)将导尿管头端拉出口外　　(2)将纱球尖端丝线缚于　　(3)借器械之助，将纱球向上
　　　　　　　　　　　　　　　导尿管头端，回抽导尿管　　　　　　　推入鼻咽部

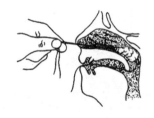
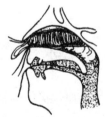
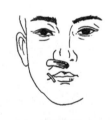

(4)将线拉紧，使纱球嵌入后鼻孔尖端上的　　(5)再做前鼻孔填塞　　(6)纱球
　　系线固定于前鼻孔处，底部单线固定于口角

图 4-4　后鼻孔填塞法

（4）经鼻内镜止血　协助医生用带吸引器的鼻内镜将血液吸除，看清出血点，在直视下行微填塞、激光、微波、高频电凝等止血治疗，准确可靠，极大地减少了对鼻黏膜的损伤，患者痛苦小。

（5）对出血量较多或疑有休克者，应先行抗休克治疗，严密观察病情，迅速建立双静脉通道，遵医嘱输血、补液、纠酸等。

**3. 鼻腔填塞后患者的护理**

（1）嘱患者尽量取半卧位休息，减少活动。定时向鼻腔内滴入液状石蜡润滑纱条，加强口腔护理，防止嘴唇干裂和感染，按医嘱使用抗生素及止血剂。

（2）监测患者的生命体征，密切观察鼻腔有无活动性出血；或后鼻孔纱球丝线的固定是否牢固，有无断裂、松动，并及时处理，准备好床旁插灯、吸引器、鼻止血包，以备患者再次出血时紧急处理。

（3）嘱患者勿将后鼻孔的出血咽下，防止刺激胃黏膜引起呕吐；避免打喷嚏、咳嗽、用力擤鼻、弯腰低头，防止纱条松动；避免外力碰撞鼻部；保持大便通畅，勿用力屏气，防止再次出血及后鼻孔纱球脱落而引起窒息。

（4）鼻腔填塞物一般在 24～48h 分次取出，碘仿纱条可适当延长留置时间。

**4. 心理护理**　热情接待、安慰患者，消除其紧张恐惧心理，必要时可给予镇静剂。

**5. 健康教育**

（1）向患者介绍指压、冷敷等简便止血方法。

（2）戒除挖鼻、拔鼻毛、用力擤鼻等不良习惯。

（3）忌辛辣刺激性的食物，戒烟酒，多吃水果蔬菜，保持大便通畅。

（4）鼻出血患者应注意休息，合理饮食，保持大便通畅，避免剧烈运动和阳光曝晒。

**【护理评价】**

**1. 患者在近期内是否达到**　①止血措施有效，情绪稳定，恐惧消失。②无并发症发生。

**2. 患者在远期内是否达到**　了解鼻出血防治知识。

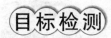

目标检测

1. 简述慢性单纯性鼻炎和慢性肥厚性鼻炎的异同点。

2. 简述鼻塞的护理措施。

3. 简述鼻窦炎术后的护理要点。

4. 简述鼻出血术后的护理要点。

# 第三节　咽科患者的护理

　　咽位于颈椎的前方，是呼吸与消化的共同通道，成人全长约12cm，上起颅底，下达第6颈椎水平与食管相接，前方分别与鼻腔、口腔和喉腔相通，自上而下分为鼻咽、口咽和喉咽三部分。

　　鼻咽部位于颅底与软腭游离缘平面之间，鼻腔后方，前经后鼻孔与鼻腔相通，后壁是第1、2颈椎。鼻咽两侧壁距下鼻甲后端1.0～1.5cm处有咽鼓管咽口。其后上方有一唇状隆起为咽鼓管圆枕，圆枕后上方有一凹陷，为咽隐窝，是鼻咽癌的好发部位，此窝距颅底破裂孔很近，鼻咽癌易循此侵入颅内。顶部黏膜内有丰富的淋巴组织聚集，称腺样体，又称咽扁桃体。咽鼓管周围散在的淋巴组织，称咽鼓管扁桃体。

　　口咽部位于软腭与会厌上缘平面之间，前经咽峡通口腔。咽峡为软腭、腭垂、腭舌弓、腭咽弓及舌根围成的环状狭窄部分。腭扁桃体位于腭舌弓与腭咽弓之间的窝内。腭咽弓后方条索状淋巴组织，称咽侧索。咽后壁黏膜下散在的淋巴组织，称淋巴滤泡。舌根与会厌之间左右各有一浅窝，称会厌谷，常为异物存留处。

　　喉咽部位于会厌上缘与环状软骨下缘平面之间，下接食管，形如漏斗，前方通喉腔。在两侧杓状软骨后外侧各有一较深的隐窝，称梨状窝，也为异物常停留之处。

## 一、鼻咽癌患者的护理

 案例

----------

某患者，男性，50岁，务农。因左侧鼻腔涕中带血伴鼻塞、听力下降3月余，发现左侧颈部肿块1周入院。患者自行服用抗病毒药物和抗生素治疗，无明显好转。患者既往体健。入院查体：左颈深淋巴群触及5cm×4cm肿块，质硬，界限不清，无压痛。鼻咽镜检查：左侧咽隐窝可见菜花样肿物，表面有血痂。临床诊断为：鼻咽癌。

1. 请列出该患者主要护理问题。
2. 请列出该患者主要护理措施。

----------

鼻咽癌（nasopharyngeal carcinoma）为我国高发的恶性肿瘤之一，发病率为头颈部恶性肿瘤的首位。在我国，以广东、广西、湖南、福建、江西等地发病率最高。绝大多数的鼻咽癌属低分化鳞癌，少数为高分化鳞癌、腺癌、泡状核细胞癌。高发年龄为40~60岁，男性多于女性。由于鼻咽部解剖位置隐蔽，故鼻咽癌早期症状不典型，且易过早发生转移。

病因及发病机制如下。

**1. 遗传因素** 有种族易感性和家族聚集倾向。研究发现居住在其他国家的中国南方人后代仍保持着较高的鼻咽癌发病率，同时也发现鼻咽癌的发生与人类白细胞抗原（HLA）相关。

**2. 病毒因素** 主要为EB病毒。在鼻咽癌患者的血清检测中，发现EB病毒抗体滴度随着病情发展而升高。另外，在鼻咽癌活组织培养的淋巴母细胞中也可分离出EB病毒。

**3. 环境因素** 鼻咽癌的发生可能与多环烃类、亚硝胺类及镍等多种化学致癌物有关，维生素A缺乏、性激素失调、镍的高含量均可能是其诱因。

**【护理评估】**

**（一）收集健康史**

询问患者既往健康状况，有无EB病毒感染、激素失调病史，是否经常食用腌制品。了解患者工作性质、居住环境，是否经常接触污染的空气及饮用水等。询问有无家族史。

**（二）评估身体状况**

**1. 症状**

（1）鼻部症状 早期为吸鼻后涕中带血或擤出血性鼻涕，量少，时有时无。晚期出血量增大。瘤体增大阻塞鼻孔时，可引起持续性鼻塞。

（2）耳闷及听力下降 肿瘤发生于咽隐窝者，早期可压迫或阻塞咽鼓管咽口，引起耳闷及听力下降，容易误诊为分泌性中耳炎。

（3）脑神经症状 肿瘤经咽隐窝由破裂孔进入颅内后，可侵犯第Ⅱ、Ⅲ、Ⅳ、Ⅴ、

☞ 考点：
鼻咽癌的早期症状之一是鼻出血。

Ⅵ、Ⅸ、Ⅹ、Ⅺ、Ⅻ对脑神经，出现顽固性头痛、面部麻木、眼球外展受限、视物模糊、上睑下垂、复视、软腭麻痹、反呛、声音嘶哑、伸舌偏斜等症状。

（4）颈淋巴结肿大　较常见，以此为首发症状者占60%。常发生于颈深部上群淋巴结，表现为一侧颈上方质硬、不活动、无痛性进行性增大的包块。

（5）转移症状　晚期可出现肺、肝、骨转移，患者可出现咳嗽、咯血、肝区疼痛、骨折、骨痛等。

**2. 体征**

（1）鼻咽部检查　在鼻咽顶前壁或咽隐窝，早期可见黏膜粗糙不平，易出血并有小结节状或肉芽样肿物；或为黏膜下隆起、表面光滑的肿物；也仅表现为黏膜充血、血管怒张或一侧咽隐窝较饱满。肿瘤发展后可呈菜花状、结节状或溃疡状。

☞ 考点：鼻咽癌的好发部位是鼻咽顶前壁或咽隐窝。

（2）颈部触诊　颈深部上可触及肿大的淋巴结，淋巴结质硬、界限不清、表面不平、活动度差或不活动、无压痛。

**3. 辅助检查**

（1）影像学检查　CT、MRI鼻咽颅底扫描可了解肿瘤大小、侵犯范围及颅底骨质破坏的程度。

（2）活检　是确诊鼻咽癌的依据，应尽可能行原发灶的活检。

（3）组织细胞学检查　鼻咽病变处分泌物做涂片检查，可发现脱落的癌细胞，有助于疾病诊断。

（4）EB病毒血清学检查　EB病毒壳抗原 – 免疫球蛋白A（EBVCA – IgA）抗体测定是鼻咽癌诊断、普查和随访监测的重要手段。

**（三）评估心理社会状态**

鼻咽癌患者在疾病早期常不予重视，早期诊断率低，当出现头痛等症状时已达晚期，给患者造成相当大的心理压力，出现恐惧、焦虑，可表现为失眠、紧张，经常迁怒于家人及医务工作者，甚至会无理取闹。当治疗效果不佳时，患者对治疗失去信心，感觉悲观、绝望、无助，甚至会出现自杀倾向。

【护理问题】

**1. 舒适改变**　耳闷、头痛，与肿瘤阻塞咽鼓管通气、与肿瘤压迫颅神经、侵犯脑实质有关。

**2. 知识缺乏**　缺乏鼻咽癌相关知识。

**3. 焦虑、恐惧**　与担心治疗预后有关。

**4. 潜在并发症**　出血倾向，与肿瘤破溃、侵犯黏膜、血管有关。

【护理措施】

处理原则：鼻咽癌大部分为低分化鳞癌，首选放射治疗。

**1. 一般护理**

（1）休息与活动　注意保持良好的生活起居习惯，适度参加体育锻炼，增强抵抗力，避免上呼吸道感染，避免过度疲劳，保持良好心态。

（2）饮食指导　进食高蛋白、高热量、高维生素、易消化饮食，多吃水果，少食含亚硝胺类的食物，忌食辛辣、刺激性食物，戒烟酒。

**2. 用药护理**

（1）鼻塞及耳闷护理　用1%呋喃西林麻黄碱滴鼻剂滴鼻，以减轻鼻塞以及耳闷。

（2）头痛护理　嘱患者注意休息，头痛严重者，遵医嘱给予镇静药物或止痛药物，以减轻头痛。鼓励患者积极配合治疗，多数患者经放疗后头痛能明显消失或减轻。

（3）出血护理　少量出血者，应用止血剂；大量出血者，在使用止血剂的同时，可行鼻腔填塞、鼻内镜止血等措施；严重失血者，在止血的同时做好血型测定，做好输血准备。

**3. 心理护理**　评估患者对治疗及预后的了解情况，以及家属对患者所患疾病、治疗方法、预后等的认知程度及心理承受能力。鼓励患者说出心理感受，通过下棋、唱歌、听音乐、跳舞等活动转移情感，争取家属亲友及有关社会团体的关心，让成功患者现身说法，增强患者战胜疾病的信心，积极配合治疗。

**4. 病情观察**　观察患者鼻腔出血量、持续时间、神志、面色及有无伴随头痛、听力下降、吞咽困难、声嘶等，关注病情进展以便及时报告医生。

**5. 放疗护理**　原发病灶和颈部转移的淋巴结都对放疗敏感，常采用$^{60}$Co或直线加速器高能放射治疗。放疗期间配合化疗、中医中药和免疫治疗可提高放疗的敏感性，并减轻放疗后反应。对于晚期鼻咽癌患者，临床上多采用以顺铂或卡铂为主的同期放化疗。对放疗后3个月鼻咽部仍有残留病灶或局部复发者，采用光辐射或手术治疗。

（1）放射野皮肤护理　放疗前嘱患者去掉假牙、项链，穿棉质衣物。保持照射野皮肤清洁干燥，禁用肥皂水清洗，避免用手抓挠，外出时用帽子遮挡，避免阳光下直射，避免使用化妆品、刺激性油膏。直至放射野皮肤正常为止。

☞ 考点：
鼻咽癌放疗后需做好放疗护理。

（2）鼻腔护理　放疗后鼻腔有痂皮者，遵医嘱进行鼻腔冲洗；因放疗使鼻腔黏膜干燥，可给予清鱼肝油或复方薄荷油等滴鼻。如有炎症，及时给予控制。勿用力擤鼻，防止鼻出血。

（3）口腔护理　治疗前必须洁牙及治疗牙病。坚持早晚用软毛牙刷刷牙，饭后漱口。黏膜破溃者可选用朵贝尔液、洗必泰等含漱。嘱患者多饮水，可用金银花、菊花等泡茶饮用。少吃糖类食物，戒烟酒，避免食用刺激性及硬的食物。

（4）指导患者坚持张口、弹舌、微笑、颈部缓慢旋转等运动和按摩颞下颌关节及颈部，预防照射野区域肌肉萎缩及关节硬化。

（5）放疗过程中，注意消化道反应、皮肤反应、唾液腺萎缩、骨髓抑制、出血、放疗性肺炎等并发症。经常检查血常规，适当用中药调理。

**6. 健康教育**

（1）对有家族遗传史者及在鼻咽癌高发区的人群，定期进行有关鼻咽癌筛查，做到早期发现。对出现回吸涕中带血、颈部肿块、剧烈头痛等的患者，应及时就诊。

（2）少食用亚硝胺类食物，多进食高蛋白、高热量、富含维生素的食物，养成良好的饮食习惯，忌食辛辣、刺激性食物，戒烟酒。

（3）放疗后3年内不可随意拔牙，因放疗后机体抵抗力低下，拔牙后细菌可自牙床处进入，可引起骨髓炎和骨坏死。如需镶牙，可在放疗后1年左右进行。

（4）放疗结束后第一年每两个月复查一次，第二年每三个月一次，以后每半年一次。

**【护理评价】**

**1. 患者在近期内是否达到** ①涕中带血减轻。②头痛、鼻塞、耳闷减轻。③焦虑、恐惧心理减轻。④未出现并发症。

**2. 患者在远期内是否达到** 了解鼻咽癌防治知识及放疗后自我护理的知识、技能。

## 二、急性咽炎患者的护理

某患者，男性，46岁。因咽部疼痛、干燥3天，吞咽时加重来院就诊。患者入院前3天受凉后出现上述症状，既往体健。查体：口咽部黏膜急性充血、肿胀，咽后壁见黄白色点状渗出物，悬雍垂及双侧软腭水肿，双侧下颌角淋巴结肿大，压痛。临床诊断为：急性咽炎。

1. 请列出该患者主要护理问题。

2. 请列出该患者主要护理措施。

急性咽炎（acute pharyngitis）是咽黏膜、黏膜下组织的急性炎症，多累及咽部淋巴组织，起病一般较急，常见于秋冬及冬春之交。此病可继发于急性鼻炎或急性扁桃体炎，亦可单独发生。

病因及发病机制如下。

**1. 感染** 病毒感染居多，以柯萨奇病毒、腺病毒感染多见。细菌可直接感染，或病毒感染后继发感染，常见致病菌以链球菌、葡萄球菌等多见。

**2. 诱因** 如受凉、烟酒过度、高温、粉尘、烟雾、刺激性气体等也可引起本病。

**【护理评估】**

**（一）收集健康史**

了解患者发病前有无受凉、劳累、烟酒过度等病史，询问患者既往局部、全身身体状况，了解其工作性质、居住环境，是否经常接触刺激性气体等。

**（二）评估身体状况**

**1. 症状** 先有咽部干燥、灼热、粗糙感，继而出现明显咽痛，空咽时尤重，可放射至耳部。全身症状一般较轻。若无并发症者，一般一周内可愈。

**2. 体征** 口咽部黏膜呈急性弥漫性充血、肿胀；咽后壁淋巴滤泡隆起，表面可见黄白色点状渗出物；悬雍垂及软腭水肿；下颌角淋巴结肿大，压痛。

**（三）评估心理社会状态**

多数患者对该病的危害性认识不足，未引起足够重视，不能及时就医或彻底治疗。因此，要注意评估患者对疾病认知度。

**【护理问题】**

**1. 急性疼痛**　与咽部急性炎症有关。

**2. 体温过高**　与咽部急性炎症有关。

**3. 知识缺乏**　缺乏本病的防治知识。

**4. 潜在并发症**　中耳炎、鼻炎、鼻窦炎、扁桃体周围脓肿等。

**【护理措施】**

处理原则：急性咽炎可采用中西医结合治疗，局部除用溶液含漱、使用含片外，感染较重、伴有高热者，可采用对症支持疗法及使用抗生素、抗病毒药物等治疗。

**1. 一般护理**

（1）病情较重、全身症状明显者，应卧床休息，多饮水，进食清淡流质或半流质饮食，少吃辛辣刺激性食物，保持大便通畅。

（2）体温过高者行物理降温，必要时遵医嘱药物降温，使体温达到正常范围。

**2. 用药护理**

（1）遵医嘱给予抗病毒药、抗生素治疗，注意观察药物的疗效及副作用。

（2）指导患者正确使用含漱液如呋喃西林液、复方硼砂液漱口及含片含服，以利局部清洁消炎。

**3. 病情观察**　密切观察患者体温、呼吸的变化，局部红肿、疼痛情况，有无关节疼痛、浮肿等症状，有并发症时及时通知医生并协助处理。

**4. 健康指导**

（1）改善生活和工作环境，保持室内空气清新，避免接触有害气体。·

（2）坚持户外活动，提高抗病能力。戒除烟酒，少食辛辣、油煎等刺激性食物。

（3）嘱患者发病期间，注意适当隔离，防止传播给他人。

**【护理评价】**

**1. 患者在近期内是否达到**　①咽部不适感缓解或消除。②体温正常。③无发生并发症。

**2. 患者在远期内是否达到**　了解急性咽炎防治知识。

## 三、慢性咽炎患者的护理

某患者，男性，45 岁。因咽部异物感 2 年，加重 1 个月来院就诊。患者既往体健，有吸烟史 15 年，每日约 20 支，饮酒史 20 余年，每日约 100g，偶有酗酒。查体：咽黏膜充血，呈暗红色，咽后壁可见散在淋巴滤泡，有少量分泌物。临床诊断为：慢性咽炎。

1. 请列出该患者主要护理问题。

2. 请列出该患者主要护理措施。

慢性咽炎（chronic pharyngitis）是指咽黏膜、黏膜下及淋巴组织的弥漫性炎症。常与呼吸道慢性炎症同时存在，多发生于成人，病程长，症状顽固，不易治愈。

多由急性咽炎反复发作所致。呼吸道慢性炎症、烟酒等有害物质长期刺激，以及全身性慢性疾病也可引起本病。

【护理评估】

（一）收集健康史

了解发病前有无急性咽炎反复发作或未彻底治疗的病史，询问患者既往局部、全身身体状况，了解其工作性质、居住环境，有无烟酒嗜好等。

（二）评估身体状况

**1. 症状** 常表现为咽部异物感、痒感、灼热感、干燥感或微痛感，烟酒刺激及劳累后上述症状加重，饮水或进食后症状稍缓解。一般无明显全身症状。

**2. 体征**

（1）慢性单纯性咽炎 咽黏膜弥漫性充血，呈暗红色，咽后壁有散在的淋巴滤泡，常有少量黏稠分泌物附着于咽的黏膜表面，咽反射敏感。

（2）慢性肥厚性咽炎 咽黏膜充血肥厚，咽后壁淋巴滤泡明显增生，多个散在突起或融合成块。咽侧索充血肥厚。

（3）萎缩性咽炎 咽腔较正常者宽大，黏膜干燥，菲薄，起皱或发亮。咽后壁覆有脓性干痂。

（三）评估心理社会状态

慢性咽炎患者因咽部不适，咽异物感等久治不愈而产生焦虑情绪，并易产生恐癌心理，常表现为求医心切，到处诊治。

【护理问题】

**1. 舒适改变** 与咽部慢性炎症有关。

**2. 知识缺乏** 缺乏本病的防治知识。

**3. 焦虑** 与担心病情有关。

【护理措施】

处理原则：积极消除病因，对症治疗，适当使用中成药。

**1. 一般护理** 饮食宜清淡，多饮水，经常漱口，保持口腔清洁。

**2. 用药护理**

（1）指导患者正确使用含漱液漱口及含片含化，以利局部清洁消炎。

（2）指导患者采用中医中药治疗。

（3）肥厚性者遵医嘱用 10% 硝酸银涂抹咽黏膜以收敛消炎，并协助医生用激光、冷冻法等进行治疗。

**3. 心理护理** 向患者介绍疾病的诱因及治疗效果，以减轻焦虑心理，促进康复。

**4. 健康指导**

（1）积极治疗邻近及全身慢性疾病，戒除烟酒，少食辛辣、油煎等刺激性食物。

（2）改善生活和工作环境，减少粉尘及有害气体的刺激。

（3）坚持户外活动，提高抗病能力，防止急性咽炎反复发作。

【护理评价】

**1. 患者在近期内是否达到** ①咽部不适感缓解。②焦虑减轻或消失。

**2. 患者在远期内是否达到** 了解慢性咽炎防治知识。

## 四、急性扁桃体炎患者的护理

某患者，男性，30 岁。因咽痛伴发热、畏寒 5 天，加重 1 天来院就诊。患者 5 天前下雨淋湿后受凉，其后出现咽部疼痛，发热伴有畏寒，患者自觉年轻体壮未加以治疗，昨日起上述症状加重，疼痛剧烈，吞咽时症状加重，伴左侧耳部疼痛来院就诊。患者既往体健。入院查体：T38.9℃，急性病容，讲话时言语含糊不清，唾液潴留，张口轻度受限；咽部急性充血，左侧软腭红肿，两侧扁桃体肿大，有少量黄白色脓点；左下颌角淋巴结肿大，有压痛。临床诊断为：急性扁桃体炎。

1. 请列出该患者主要护理问题。

2. 请列出该患者主要护理措施。

急性扁桃体炎（acute tonsillitis）为腭扁桃体的急性非特异性炎症，可伴有不同程度的咽黏膜和淋巴组织的炎症。好发于儿童和青少年，多继发于上呼吸道感染。病原体可通过飞沫或直接接触而传染，通常呈散发性，偶在集体生活中暴发流行。

病因及发病机制如下。

**1. 感染** 扁桃体炎分为卡他性和化脓性两型。卡他性多为病毒感染。化脓性多为细菌感染，致病菌主要是乙型溶血性链球菌，其次是非溶血性链球菌、葡萄球菌、肺炎链球菌等，亦可见病毒与细菌混合感染。近年还发现有厌氧菌感染，革兰阴性杆菌感染有上升趋势。

**2. 诱发因素** 受凉、潮湿、过度劳累、烟酒过度、有害气体刺激、上呼吸道有慢性病灶存在可诱发急性扁桃体炎的发生。

【护理评估】

**（一）收集健康史**

了解患者工作、生活的环境及既往病史，询问发病前有无受凉、劳累及过度烟酒等诱发因素，有无上呼吸道感染史。评估咽痛程度、时间、伴随症状及治疗经过等。

**（二）评估身体状况**

各种类型扁桃体炎表现相似，急性卡他性扁桃体炎的局部及全身表现均较轻。

**1. 症状** 咽痛为主要症状，疼痛剧烈，吞咽困难，常放射至耳部。可有畏寒、高热、头痛、食欲下降、乏力、周身不适、便秘等全身症状，患者表情痛苦，不愿讲话。小儿可因高热而引起抽搐、呕吐及昏睡。

**2. 体征** 呈急性病容，唇干，体温增高。咽部黏膜弥漫性充血肿大，以扁桃体及两腭弓最为严重。腭扁桃体表面可出现黄白色脓点或在隐窝口处有黄白色、灰白色点状豆渣样渗出物，常融合成片状假膜，易拭去。下颌角淋巴结肿大压痛。

**3. 并发症**  可引起扁桃体周围组织的炎症（包括扁桃体周脓肿、急性中耳炎、咽旁脓肿等）和全身并发症（包括急性风湿热、急性关节炎、心肌炎、急性肾炎）。

**4. 辅助检查**

（1）实验室检查  示白细胞总数和中性粒细胞升高。

（2）咽拭子涂片检查或培养  可提供细菌学依据。

**（三）评估心理社会状态**

急性扁桃体炎起病急，症状重，多数患者能得到及时治疗。行扁桃体手术的患者和家属会有焦虑不安的情绪。

**【护理问题】**

**1. 急性疼痛**  与扁桃体急性炎症有关。

**2. 体温升高**  与扁桃体急性炎症有关。

**3. 吞咽障碍**  与剧烈咽痛有关。

**4. 知识缺乏**  缺乏本病防治知识。

**5. 潜在并发症**  扁桃体周围脓肿、急性中耳炎、急性肾炎等。

☞ 考点：扁桃体炎的主要症状是咽痛。

**【护理措施】**

处理原则：急性扁桃体炎以全身使用抗生素治疗为主，配合中医中药及局部使用含漱液、含片治疗。对已有并发症者，应在急性炎症消退后施行扁桃体切除术。

**1. 一般护理**

（1）病情重者应卧床休息，给予营养丰富、易消化的流质或半流质饮食，多饮水，促使毒素排泄。

（2）高热者采用物理降温，必要时遵医嘱药物降温，至体温降至正常，并加强支持疗法。

**2. 用药护理**

（1）遵医嘱全身使用抗生素、抗病毒药物或清热解毒的中药，咽部化脓性炎症应首选青霉素治疗，咽痛较重者遵医嘱使用止痛药。注意观察药物疗效及副作用，待炎症完全消退后还需用药 3 天以上才可停药。

（2）指导患者正确使用含漱剂如复方硼砂液等含漱及含片含化，以利咽部清洁消炎。

**3. 病情观察**  注意观察患者体温变化，有无一侧咽痛加剧、张口受限、语音含糊、一侧软腭和腭舌弓红肿隆起等扁桃体周围脓肿的表现，发现异常及时通知医生并协助处理。

**4. 健康教育**

（1）加强身体锻炼，增强体质。养成良好生活习惯，睡眠充足，劳逸结合。注意季节变化，预防感冒，保持良好心态。

（2）戒烟忌酒，注意口腔卫生，少吃辛辣刺激性食物。

（3）积极治疗全身及上呼吸道的慢性病灶。

（4）扁桃体炎有一定传染性，发病期间患者应适当隔离，减少出入公共场所。

（5）对扁桃体炎反复发作尤其已有并发症者，应在炎症消退后 2～3 周行扁桃体摘除术。

**【护理评价】**

**1. 患者在近期内是否达到**　①疼痛缓解或消失。②体温降至正常。③吞咽动作正常。④无并发症发生。

**2. 患者在远期内是否达到**　了解急性扁桃体炎防治知识。

## 五、慢性扁桃体炎患者的护理

某患者，男性，35 岁，务农。因咽痛反复发作十余年，诊断为慢性扁桃体炎于 1h 前行扁桃体切除术，术后患者安返病房。体格检查：体温 37.4℃，脉搏 96 次/分，呼吸 20 次/分，血压 130/80mmHg，痛苦面容，张口时表情痛苦，唾液中有少许血丝，焦虑不安。临床诊断：慢性扁桃体炎。

1. 请列出该患者主要护理问题。

2. 请列出预防术后出血的护理措施。

慢性扁桃体炎（chronic tonsillitis）是腭桃体的慢性非特异性炎症。多由急性扁桃体炎反复发作或治疗不彻底迁延而来。

主要的致病菌是链球菌及葡萄球菌。多由急性扁桃体炎反复发作或治疗不彻底迁延为慢性。扁桃体隐窝引流不畅，细菌存留于窝内，作为抗原的细菌及毒素的代谢产物使扁桃体发生自身免疫反应致慢性炎症。

**【护理评估】**

**（一）收集健康史**

了解发病前有无急性扁桃体炎反复发作的病史，有无肾小球肾炎、风湿热等全身性疾病。

**（二）评估身体状况**

**1. 症状**　常有咽痛、易感冒及急性扁桃体炎发作史，平时自觉症状少，伴咽干、发痒、异物感、刺激性咳嗽等轻微症状。若扁桃体隐窝内潴留干酪样腐败物或有大量厌氧菌感染时，则出现口臭。小儿因该病导致扁桃体过度肥大时，可能出现呼吸不畅、打鼾、吞咽或言语共鸣障碍。

**2. 体征**

（1）扁桃体和腭舌弓慢性充血，黏膜呈暗红色。扁桃体大小不定，成人多缩小，表面凹凸不平，常与周围组织粘连，儿童及青少年扁桃体多肿大。

（2）挤压舌腭弓时，隐窝口可见黄白色干酪样点状物溢出。

（3）常有下颌角淋巴结肿大。可有关节、心脏、肾脏等器官病变的体征。

**3. 并发症** 局部并发症有中耳炎、鼻炎、鼻窦炎、咽炎、颈淋巴结炎、扁桃体周围脓肿等。全身并发症常见的有风湿病、急性肾小球肾炎、败血症、关节炎、皮肤疾患（如银屑病）、心肌炎、支气管哮喘等。

**4. 辅助检查** 血沉、尿液分析、抗链球菌溶血素"O"、心电图、血清黏蛋白检查等有助于并发症的诊断。

**（三）评估心理社会状态**

行扁桃体手术的患者和家属会有焦虑不安的情绪。

【护理问题】

**1. 疼痛及吞咽障碍** 与慢性扁桃体炎急性发作或手术机械性损伤扁桃体等有关。

**2. 焦虑** 与慢性扁桃体炎久治不愈或担心手术等有关。

**3. 知识缺乏** 缺乏慢性扁桃体炎防治知识及术后自我护理知识。

**4. 潜在并发症** 扁桃体周围脓肿、急性中耳炎、急性肾炎等。

【护理措施】

处理原则：对反复发作的扁桃体炎可行扁桃体摘除术。扁桃体为免疫器官，对机体具有重要的保护作用，须严格掌握手术的适应证及禁忌证。

**1. 一般护理** 多饮水、常漱口，保持口腔清洁；参加体育锻炼，增强体质。

**2. 用药护理** 遵医嘱使用有脱敏作用的细菌制剂进行脱敏，或选用胎盘球蛋白、转移因子等进行免疫增强治疗，或进行隐窝灌洗或局部涂药。

**3. 手术护理** 有手术适应证者，行扁桃体切除术。手术是慢性扁桃体炎主要治疗措施。

（1）术前护理 参见第三章耳鼻咽喉科护理概述的咽科手术常规护理。

（2）术后护理

①体位 全麻未清醒者取侧俯卧位，头偏向一侧，局麻及全麻清醒后取半卧位。

②饮食 如术后无出血，术后 4h 进饮冷流质饮食，次日进半流质饮食，3 日后进软质饮食，两周后正常饮食。

③疼痛护理 术后 24h 疼痛较为明显，教会患者分散注意力减轻疼痛，如听音乐、看杂志等，亦可给予冰敷颌下或行针灸止痛。必要时遵医嘱使用镇静、止痛药，禁用水杨酸类止痛剂，以免影响凝血功能，引起出血。

④出血护理 a. 注意观察患者的生命体征、神志、面色及分泌物的量、色、质，唾液中有少量出血属正常现象，嘱患者将口中分泌物或渗血轻轻吐出。如持续口吐鲜血或全麻患者出现频繁的吞咽动作，应立即通知医生。b. 少量渗血，可用冰袋颈部冷敷，并给予止血剂。c. 手术当日尽量少说话，避免喷嚏及咳嗽，术后两周内禁食辛辣刺激生硬过热的食物，以免损伤伤口引起出血。

⑤预防感染 a. 术日禁止刷牙漱口，次日开始漱口，保持口腔清洁。b. 术后 1~2 日有轻度发热，次日扁桃体窝出现保护性白膜，勿用力擦拭，以免出血和感染。术后 10 天内白膜逐渐脱落，创面逐渐愈合。c. 遵医嘱使用抗生素。d. 如创面不生长白膜或生长不均，白膜污秽，咽痛剧烈，下颌角淋巴结肿大疼痛及发热等提示有感染，应及

☞ 考点：扁桃体切除术后常见并发症是疼痛、出血和感染。

时通知医生。

⑥预防粘连术后次日起鼓励患者多讲话、常伸舌，以防咽部粘连而影响吞咽和讲话等功能。

**4. 健康教育**

（1）加强身体锻炼，增强体质，戒烟酒，注意季节变化，预防感冒，保持良好心态。

（2）术后 2 周内避免吃刺激性强及坚硬的食物，以软食为主，勿进过硬、过热、有刺激性的食物，以免白膜脱落时引起出血（有白膜脱落是正常现象）。

（3）术后半月内禁止剧烈运动或参加重体力劳动。

**【护理评价】**

**1. 患者在近期内是否达到**　①情绪稳定，焦虑感减轻。③术后无出血及感染，伤口愈合良好。

**2. 患者在远期内是否达到**　①了解慢性扁桃体防治知识及自我护理知识。②无风湿热、肾小球肾炎等并发症。

**知识链接**

### 阻塞性睡眠呼吸暂停综合征

阻塞性睡眠呼吸暂停综合征（OSAS）是指成人于 7h 的夜间睡眠时间内，至少有 30 次呼吸暂停，每次发作时，口、鼻气流停止流通至少 10s 以上；或呼吸暂停指数大于 5 的一种疾病。常因上呼吸道狭窄或堵塞、肥胖、内分泌紊乱及老年期组织松弛儿引起。表现为晨起头痛、倦怠、过度嗜睡、记忆力减退、注意力不集中、工作效率低、性格乖戾、行为怪异等；夜间不能安静入睡、躁动、多梦、张口呼吸、呼吸暂停，白天和夜间睡眠时都有高调鼾声；长期发作可并发高血压、心律失常、心肺功能衰竭等。可应用多导睡眠描记仪进行睡眠观察和监测。治疗原则是调整睡眠姿势、药物治疗、减肥、鼻腔持续正压通气等非手术方式和悬雍垂腭咽成形术或腭咽成形术等手术方式进行治疗。

## 六、喉咽异物患者的护理

某患儿，男性，4 岁。因晚餐时误将鱼骨咽下，有疼痛感，哭闹不止来院就诊。患儿既往体健。临床诊断：喉咽异物。

1. 请列出该患者主要护理问题。

2. 请说出喉咽异物的疾病预防措施。

---

喉咽与外界相通，细小物体容易进入，可因异物阻塞致患者窒息死亡。

病因及发病机制如下。

1. 匆忙进食，误将鱼骨、肉骨、果核等硬物咽下。

2. 儿童平时喜将玩具含于口中，哭闹、嬉笑或跌倒时，异物易坠入喉咽部。

3. 精神异常、昏迷或麻醉未清醒患者，以及醉酒者发生误咽。

4. 老年人假牙松脱坠入喉咽。

5. 企图自杀者，有意吞入异物。

6. 医疗手术中误将棉球、纱条留置于鼻咽部或扁桃体窝中，未及时取出而成为异物。

**【护理评估】**

**（一）收集健康史**

询问患者、家属或目击者事情发生的时间、患者表现、异物种类等。

**（二）评估身体状况**

1. 喉咽部有刺痛感，部位大多比较固定，吞咽时症状明显。

2. 如刺破黏膜，可见少量血液或血性唾液流出。

3. 较大异物存留于喉咽时，可引起吞咽及呼吸困难。

**（三）评估心理社会状态**

如异物不能及时取出，患者因担心病情往往会出现焦虑、恐惧心理。

**【护理问题】**

**1. 清理呼吸道无效** 与喉咽异物阻塞气道有关。

**2. 舒适改变** 与喉咽异物有关。

**3. 知识缺乏** 缺乏与喉咽异物预防相关的知识。

**4. 有窒息的危险** 与异物下坠呼吸道有关。

**【护理措施】**

处理原则：应及早取出异物。本病重点在于疾病预防，应加强健康教育。

**1. 手术护理** 术前备支气管镜、气管异物钳和吸引器，便于术中异物落入气管时使用。如呼吸困难明显，估计难以在喉镜下取出时，应先紧急行气管切开，待呼吸困难缓解后，再于喉镜下取出。取出时应采取仰卧低头位，以防异物坠入下呼吸道。已发生感染者应先用抗生素控制炎症，再取出异物。已形成脓肿者，切开排脓后取出异物。异物取出后，暂时少讲话。

**2. 健康教育**

（1）加强对小儿的看护和宣教，不要将小玩具等含在口内玩耍，不要吃整粒的花生及豆类，儿童的食物中应避免混有鱼刺、碎骨等，以免误入呼吸道。

（2）进食时不要大声说笑。

（3）对精神异常、昏迷、麻醉未清醒患者和醉酒者加强护理，避免发生误吸。

（4）经常检查老年人假牙情况，及时发现松脱假牙，避免坠入下咽。

（5）进食时的异物，忌用饭团或醋吞下。

**【护理评价】**

**1. 患者在近期内是否达到** ①呼吸道通畅，②不适症状缓解。

**2. 患者在远期内是否达到** 了解咽喉异物预防知识。

**知识链接**

**耳鼻咽喉异物患者的护理**

耳、鼻、咽喉均与外界相通，各种细小物体容易进入，临床上以咽部异物最为常见。外耳道和鼻部常因儿童将小物品塞入、蚊虫飞入所致，可引起外耳道炎、耳部胀痛、鼻塞、流分泌物等。咽部异物以鱼刺最常见。喉部异物是最危重的急症之一，以花生、豆类、果冻等物品最为多见，常见于 5 岁以下儿童，可出现突发性呛咳、声嘶、吸气性呼吸困难、发绀等。应及早取出异物，加强宣教，避免异物进入。

# 目标检测

1. 简述鼻咽癌患者的放疗护理要点。
2. 详述扁桃体切除术的术后护理要点。
3. 简述慢性扁桃体炎的并发症。
4. 简述预防喉咽异物发生的措施。

## 第四节　喉科患者的护理

**要点导航**

**知识目标**

1. 掌握会厌炎、喉炎、喉阻塞、喉癌患者的护理评估及护理措施。
2. 熟悉会厌炎、喉炎、喉阻塞、喉癌患者的护理问题及护理评价。
3. 了解喉科常见疾病的病因、发病机制及专科新进展。

**技能目标**

1. 学会应用整体护理程序对会厌炎、喉炎、喉阻塞、喉癌的患者进行护理评估，并制定相应护理的措施。
2. 具有能结合咽科患者具体情况实施健康指导的能力。

**素质目标**

1. 理解喉科患者的心理特点，并在护理关怀中体现。
2. 具有互相帮助、团结协作的团队精神。

喉是呼吸与发音的共同器官，上通喉咽，下连气管。喉上端是会厌上缘，下端为环状软骨下缘，在成人相当于第 3～5 颈椎平面，成年女性及儿童喉的平面位置较成年男性稍高。软骨构成喉的支架，单个软骨为甲状软骨、环状软骨和会厌软骨，成对的软骨有杓状软骨、小角软骨和楔状软骨，共计 9 块。甲状软骨是喉部最大的软骨。喉腔以声带为界分为声门上区、声门区和声门下区。

声门上区位于喉入口至声带上缘之间。喉入口与室带之间为喉前庭。声带上方与之平行的皱襞为室带，亦称假声带。室带与声带之间梭形腔隙为喉室。

声门区位于两侧声带之间。声带位于室带的下方，前起自甲状软骨切迹下方内面，后端止于杓状软骨声带突。声带在间接喉镜下呈白色带状，边缘整齐。张开时，其间出现一等腰三角形的裂隙，称声门裂，简称声门，是喉腔中最狭窄的部分。

声门下区是声带平面以下至环状软骨下缘以上的部分。幼儿期此区黏膜下组织疏松，炎症时易发生水肿致喉阻塞。

## 一、急性会厌炎患者的护理

某患者，男性，50岁。因剧烈咽喉痛2天，伴发热来院就诊。患者既往体健，近2天来出现剧烈咽喉痛，进食时疼痛明显。查体：T38.5℃，P84次/分，R20次/分，Bp110/70mmHg，急性病容。间接喉镜检查：会厌舌面明显充血、肿胀，呈半球形。临床诊断为：急性会厌炎。

1. 请列出该患者主要护理问题。

2. 请列出该患者主要护理措施。

急性会厌炎（acute epiglottitis）又称急性声门上喉炎，是以会厌为主的声门上区喉部的急性炎症。本病具有起病急、发展快，易至喉入口阻塞等临床特点，为喉科急重症之一。成人、儿童均可患本病，以冬春季多见，全年都可发生。多继发于上呼吸道感染。

病因及发病机制如下。

**1. 细菌感染** 为本病最主要的原因。致病菌有乙型流感杆菌、葡萄球菌、链球菌、肺炎双球菌等，亦可是病毒与细菌混合感染。

**2. 变态反应** 可继发于全身或局部的变态反应。变应原可为食物、药物、血清、生物制品等。

**3. 其他** 异物损伤、创伤、吸入有害气体、误咽化学物质及放射线损伤均可引起该病。邻近器官的急性炎症，如急性扁桃体炎、口底炎等，有时也会侵及会厌。

**【护理评估】**

**（一）收集健康史**

了解发病前有无上呼吸道感染史；有无异物损伤、喉部创伤史；有无吸入有害气体、误咽化学物质及放射线损伤史；有无扁桃体、口底等邻近器官急性炎症病史。询问患者疼痛、吞咽困难等发生的时间、程度、伴随症状及治疗经过。

**（二）评估身体状况**

**1. 症状**

（1）局部症状 起病急，多有剧烈咽喉痛，吞咽时加重，甚至连唾液也难以咽下，讲话语音含糊不清。会厌高度肿胀时可引起吸气性呼吸困难，甚至喉阻塞、窒息。因声带大多未受累，故很少有声音嘶哑。

（2）全身症状　有畏寒发热，体温多在 38 ~ 39℃，老人或儿童症状更重，表现为精神萎靡，面色苍白。

**2. 体征**　呈急性病容，体温升高。口咽部检查多无明显改变。可见会厌明显充血、肿胀，严重时呈球形，如会厌脓肿形成，红肿的黏膜表面可见黄白色脓点。

**3. 辅助检查**

（1）间接喉镜检查　间接喉镜检查可见上述会厌改变。由于肿胀的会厌造成遮挡，室带、声带等喉部结构不易看到。儿童往往不能配合，故不宜行间接喉镜检查。

（2）喉部 X 线侧位片　可显示肿大的会厌，对诊断有帮助。

（3）咽拭子培养及药敏试验　以明确致病菌及选择敏感抗生素。

**（三）评估心理社会状态**

因往往病情较重，甚至出现呼吸困难，患者常有焦虑、恐惧心理。

**【护理问题】**

**1. 疼痛**　与会厌急性炎症有关。

**2. 体温过高**　与会厌炎症反应有关。

**3. 吞咽障碍**　与剧烈的咽喉痛及会厌高度充血肿胀有关。

**4. 知识缺乏**　缺乏本病防治知识。

**5. 有窒息的危险**　与会厌高度肿胀阻塞喉部有关。

**【护理措施】**

处理原则：全身应用足量抗生素和糖皮质激素静脉滴注控制感染，呼吸困难无改善时可行气管切开术，脓肿形成时喉镜下切开排脓。

**1. 一般护理**

（1）饮食护理　进食温凉流质或半流质饮食，忌烟酒及辛辣刺激性食物，减轻对会厌刺激。进食困难者，遵医嘱增加补液量或给予静脉高营养，以改善病情。

（2）保持口腔清洁　正确使用漱口液漱口，清洁口腔。

（3）注意观察体温变化，体温过高者采用物理降温，必要时遵医嘱药物降温。增加水的摄入量。

**2. 用药护理**　遵医嘱及时、准确使用抗生素和糖皮质激素类药物，是治疗本病主要措施。协助患者做好雾化吸入治疗，观察用药后效果。

**3. 疼痛护理**　减少活动；尽量少做吞咽动作，口中有分泌物时轻轻吐出；可给予颈部冷敷、口含薄荷糖或药物含片；保持病房安静，减少噪音刺激，播放舒缓的音乐放松心情。

**4. 心理护理**　向患者解释该病的病因、进展、治疗方法、预后、潜在的危险，以及积极配合治疗的重要性，以减轻患者焦虑情绪。

**5. 观察病情**　观察呼吸情况，必要时持续低流量吸氧，监测血氧饱和度。注意有无呼吸困难、发绀、喉喘鸣等喉阻塞症状。若出现喉阻塞的表现，应通知医生并做好气管切开术前准备及术后护理。

**6. 健康教育**

（1）加强体育锻炼，养成良好的生活习惯，避免过度疲劳，戒烟酒，增强体质，有过敏因素者避免与过敏原接触，预防疾病的发生。

（2）积极治疗邻近器官的急性炎症，防止感染蔓延。如出现咽喉剧痛、吞咽困难、呼吸困难等症状时，应及时就诊。

**【护理评价】**

**1. 患者在近期内是否达到** ①咽喉痛等症状缓解。②焦虑情绪缓解。③体温恢复正常。④不发生并发症。

**2. 患者在远期内是否达到** 了解急性会厌炎防治知识。

## 二、急性喉炎患者的护理

某患者，女性，34 岁，售货员。因声音嘶哑，喉部疼痛 1 周，加重 1 天，伴发热来院就诊。患者既往体健，无吸烟饮酒史。查体：T38.7℃，P86 次/分，R21 次/分，Bp120/80mmHg，声音粗糙低沉。间接喉镜检查：喉黏膜充血，声带肿胀、充血，声带由白色变为粉红色或红色，可见声带黏膜下出血，声带因肿胀而变厚，表面有分泌物，两侧声带运动正常。临床诊断为：急性喉炎。

1. 请列出该患者主要护理问题。

2. 请列出该患者主要护理措施。

急性喉炎（acute laryngitis）是喉黏膜的急性卡他性炎症，常与急性鼻炎或急性咽炎合并发生，亦可单独发生。好发于冬春季节，是一种常见的急性呼吸道感染性疾病。儿童病情远比成人严重，如不及时治疗，可并发喉梗阻而危及生命。

病因及发病机制如下。

**1. 感染** 常发生于感冒后，先为病毒感染，后继发细菌感染。小儿亦可继发于某些急性传染病，如麻疹、流行性感冒、猩红热等。

**2. 用声过度** 说话过多、大声喊叫、剧烈久咳等可引起本病。

**3. 其他** 吸入氯气、氨气等有害气体，吸入粉尘或烟酒过度、外伤、变态反应等也可引起本病。

**【护理评估】**

**（一）收集健康史**

了解患者有无急性鼻炎、咽炎等上呼吸道感染病史；有无粉尘及有害物质的长期接触；有无用声过度、烟酒嗜好等。了解声音嘶哑程度及伴随症状。

**（二）评估身体状况**

**1. 症状** 可有畏寒、发热、乏力等全身症状。局部症状有。

☞ 考点：
急性喉炎
的主要症
状是声音
嘶哑。

（1）声音嘶哑　是主要症状。开始时声音粗糙低沉，继而沙哑，严重者完全失声。

（2）咳嗽、咳痰　因喉黏膜发生卡他性炎症，故可有咳嗽、咳痰，但一般不严重，如伴有气管、支气管炎症时，咳嗽咳痰会加重。

（3）喉痛　喉部不适或疼痛，一般不严重，也不影响吞咽功能。

（4）小儿急性喉炎多发生于 3 岁以下的幼儿，除上述表现外，可出现犬吠样咳嗽，夜间突然加重的吸气性呼吸困难，常出现三凹征或四凹征，严重者有面色苍白、口唇发绀，烦躁不安，神志不清等缺氧症状，可因呼吸循环衰竭而死亡。

**2. 体征**　可见喉腔黏膜弥漫性充血，特别是声带充血，声带由白色变为粉红色或红色，有时可见声带黏膜下出血，声带因肿胀而变厚，表面有分泌物，两侧声带运动正常。

**3. 辅助检查**　喉镜检查可见喉腔黏膜、声带等改变。

**（三）评估心理社会状态**

因急性喉炎出现声音嘶哑，给患者工作和生活带来不便，产生焦虑情绪，尤其是职业用嗓者更加明显。部分患者对本病不了解，以致反复发作成慢性喉炎。

**知识链接**

### 小儿易发生喉梗阻的原因

小儿急性喉炎易发生呼吸困难，原因是：①小儿喉腔狭小且声门下区黏下组织疏松，炎症时肿胀较重，易发生喉阻塞。②神经系统不稳定，受激惹易发生喉痉挛。③咳嗽反射较差，痰液不易咳出。④喉软骨柔软，用力吸气时容易塌陷。⑤对感染的抵抗力及免疫力较差，故炎症时反应较重。

**【护理问题】**

**1. 低效性呼吸形态**　与发生吸气性呼吸困难有关。

**2. 语言沟通障碍**　与声带充血、水肿有关。

**3. 体温升高**　与喉部急性炎症有关。

**4. 知识缺乏**　缺乏本病的防治知识。

**5. 有窒息的危险**　与喉阻塞或喉痉挛有关。

**【护理措施】**

处理原则：声带充分休息，雾化吸入局部给药，病情较重者可全身使用抗生素和糖皮质激素，对幼儿，还应严密观察呼吸情况。

**1. 一般护理**

（1）适当休息，少讲话，禁烟酒，避免食用辛辣刺激性食物。

（2）尽量使儿童安静休息，减少哭闹，以免加重或诱发呼吸困难，必要时给予镇静剂。

（3）体温高者遵医嘱物理降温或药物降温。

**2. 用药护理**

（1）遵医嘱给予抗生素和糖皮质激素全身治疗及雾化吸入，做好雾化吸入护理。

注意观察药物疗效及副作用。

（2）遵医嘱给予咽喉片含服和指导患者配合中药治疗。

**3. 心理护理**　关心患者，缓解焦虑心理。

**4. 病情观察**　密切观察小儿呼吸状态，加强对小儿夜间巡视，有呼吸困难小儿应给予持续低流量吸氧，同时作好气管切开的准备。重度喉阻塞者，应严密观察病情变化，药物治疗无效时，应及时通知医生，迅速作气管切开。

**5. 健康教育**

（1）嘱患者平时注意正确发音，不大声或长时间喊叫，青少年变声期、妇女月经期、妊娠期、更年期等均应避免大声喊叫、讲话过多，以免声带黏膜充血水肿而影响发音功能。

（2）职业用嗓者，注意掌握正确的发声方法，控制用声程度。

（3）患儿感冒后不要随意服用镇咳、镇静的药物，出现高热、犬吠样咳嗽、吸气性呼吸困难等时，应及时就医，以免发生严重呼吸困难。

**【护理评价】**

**1. 患者在近期内是否达到**　①声音嘶哑缓解或消失。②焦虑缓解。③体温恢复正常。④未发生并发症。

**2. 患者在远期内是否达到**　了解急性喉炎防治知识。

## 三、慢性喉炎患者的护理

某患者，女性，22岁。声音嘶哑2年，伴喉部干燥感来院就诊。患者既往体健，近2年来声音嘶哑，说话多后加重，休息后稍缓解，自觉喉部干燥感，偶有分泌物，时有疼痛感。间接喉镜检查：喉部黏膜充血，声带呈粉红色，可见少许黏液附于声带表面。临床诊断为：慢性喉炎。

1. 请列出该患者主要护理问题。

2. 请列出该患者主要护理措施。

慢性喉炎（chronic laryngitis）是指喉部的慢性非特异性炎症。

病因并不十分明确，可能与用声过度、长期吸入有害气体或粉尘，鼻部、鼻咽部慢性炎症、急性喉炎反复发作或迁延不愈，以及下呼吸道慢性炎症有关。

**【护理评估】**

**（一）收集健康史**

了解发病前有无急性喉炎反复发作病史，有无粉尘及有害物质的长期接触；有无用声过度、烟酒嗜好，有无呼吸道的慢性炎症等。评估声嘶程度，持续时间，休息后能否缓解等。

**（二）评估身体状况**

**1. 症状**

（1）声音嘶哑　为主要症状，程度不一，易出现声音疲劳，过度用声后加重，休息后缓解。病变产生增生后出现持续性声嘶，重者失声。

（2）喉部不适　喉部干燥感、分泌物增加，以及说话时喉痛感。

**2. 体征**

（1）慢性单纯性喉炎　喉镜检查可见喉部黏膜充血呈暗红，声带呈粉红色，边缘圆钝，声带表面有时见黏痰。

（2）慢性肥厚性喉炎　喉黏膜增生肥厚，以杓间区、室带肥厚较明显，肥厚室带可部分遮盖声带，双侧声带充血肥厚，边缘变钝，使声带不能向中线靠拢至声门关闭不全。

（3）声带小结　双侧声带前中 1/3 交界处见对称性白色结节状隆起，发音时声门闭合不全。

（4）声带息肉　一侧声带前中 1/3 交界处见半透明、表面光滑、白色或粉红色肿物，少数为双侧。

**3. 辅助检查**　喉镜检查可见慢性喉炎上述喉腔黏膜、声带等改变。

**（三）评估心理社会状态**

声音嘶哑严重或久治不愈者，给患者工作和生活带来不便，产生焦虑情绪，尤其是职业用嗓者更加明显。

【护理问题】

**1. 语言沟通障碍**　与喉部病变造成声音嘶哑或失声有关。

**2. 知识缺乏**　缺乏慢性喉炎防治知识及术后自我护理知识。

**3. 有窒息的危险**　与术后声带过度充血、水肿有关。

【护理措施】

处理原则：祛除病因，慢性单纯性及慢性肥厚性喉炎以雾化吸入为主，注意让声带休息。较大声带小结或息肉需手术切除。

**1. 一般护理**　注意休息，少说话，禁烟酒，避免辛辣刺激性食物。

**2. 用药护理**　慢性单纯性、肥厚性喉炎者遵医嘱给予抗生素及糖皮质激素雾化吸入或配合含片含服或中药如黄氏响声丸、清音丸治疗。

**3. 手术护理**　对于较大的声带小结或息肉需手术切除。较小的声带小结通过声带充分休息可自行消失。

（1）术前护理，参见第三章耳鼻咽喉科护理概述的手术常规。

（2）术后护理

①全麻患者　按全麻护理常规护理至清醒。

②饮食护理　全麻清醒后 6h 及表麻患者术后 2h 可进温凉流质饮食，逐步过渡到半流质饮食，避免辛辣刺激性食物，餐后注意漱口，保持口腔清洁。

③病情观察　注意观察患者呼吸情况，分泌物量、性质、伤口疼痛、出血等情况，

如有不适及时与医生联系。术后避免剧烈咳嗽，以免引起伤口出血。

④告知患者术后需禁声2~4周，也不能用耳语代替，以促进声带创面愈合。对于同时进行双侧声带手术的患者，鼓励其术后多作深呼吸运动，预防创面粘连。

⑤遵医嘱给予抗生素及糖皮质激素雾化吸入。

**4. 健康指导**

（1）职业用嗓者，注意掌握正确的发声方法，控制用声程度。

（2）积极治疗鼻部、咽部慢性炎症

（3）避免吸入有害气体或粉尘，控制烟酒，以免引起疾病。

**【护理评价】**

**1. 患者在近期内是否达到** ①声嘶症状缓解或消失。②术后伤口愈合良好。③焦虑缓解。

**2. 患者在远期内是否达到** 了解慢性喉炎的防治知识及保护声带方法。

## 四、喉阻塞患者的护理

某患者，男性，4岁。下午以急性喉炎收住入院。夜间巡视发现患儿吸气相延长伴有喉鸣，胸骨上窝、锁骨上窝、肋间隙、上腹部在吸气时出现凹陷。患儿因用力吸气而疲劳入睡，但数分钟后又因缺氧而醒，烦躁不安，四肢发冷。问题：

1. 请写出该患者的临床诊断及临床分期。

2. 请列出该患者的主要护理问题及护理措施。

喉阻塞（laryngeal obstruction）亦称喉梗阻，是因喉部或邻近组织病变，使喉部通道发生阻塞引起严重的呼吸困难，如不及时治疗，可引起窒息而死亡。喉阻塞不是单独的疾病，是由多种原因引起的一种临床症状。

病因及发病机制如下。

**1. 炎症** 是喉阻塞最常见的原因。如急性喉炎、急性喉气管支气管炎、急性会厌炎、白喉、口底蜂窝织炎、咽后脓肿等。

**2. 异物** 误咽较大异物如豆类、鱼骨或进食习惯不好误呛不仅引起喉腔机械性阻塞，还可致喉痉挛。

**3. 喉水肿** 如血管神经性水肿、药物过敏反应及甲状腺功能减退、心肾等疾病引起水肿等。

**4. 肿瘤** 如喉癌、多发性喉乳头状瘤、喉咽肿瘤、甲状腺肿瘤等。

**5. 喉部畸形** 如巨大喉蹼、喉软骨畸形、喉瘢痕狭窄等。

**6. 喉外伤** 如喉部挫伤、烧灼伤、喉部切割伤、气管插管后的损伤等。

**7. 双侧声带瘫痪** 多由外伤及甲状腺手术引起喉返神经麻痹所致。

☞ 考点：
喉阻塞最常见原因是感染。

**【护理评估】**

**（一）收集健康史**

询问患者有无喉部炎症、肿瘤、外伤史，询问有无甲状腺手术病史；询问有无过敏史、接触过敏源史。对于小儿，要询问有无异物接触史、久咳症状等。了解呼吸困难发生的时间、程度及诱因。

**（二）评估身体状况**

**1. 症状及体征**

（1）吸气性呼吸困难　为喉阻塞的主要特征。表现吸气运动加强，吸气时间延长，吸气深而慢，但通气量并不增加。如无显著缺氧，则呼吸频率不变。

（2）吸气性喉喘鸣　吸气时气流通过狭窄的声门裂时，其下形成的气流旋涡反击声带，使声带颤动而发出的一种尖锐的喉鸣音。一般喉阻塞越严重，喉喘鸣越响，扪及喉或气管时，可有颤动感。

（3）吸气期软组织凹陷　由于吸气困难，胸腔负压增加，形成胸骨上窝、锁骨上窝、肋间隙、剑突下或上腹部吸气期凹陷，称为四凹征。凹陷的程度随呼吸困难的程度而异，儿童的肌张力较弱，凹陷更加明显。

（4）缺氧症状　因缺氧而面色青紫或发白，口唇发绀，吸气时头后仰，坐卧不安，烦躁，脉搏快速，过度疲劳而嗜睡，但片刻又因缺氧窒息感而突然惊醒。如不及时治疗，可因呼吸循环衰竭或窒息而死亡。

**2. 呼吸困难分度**　根据病情轻重将喉阻塞分为四度。

（1）一度　安静时无呼吸困难表现。活动或哭闹时出现轻度吸气期呼吸困难，稍有吸气性喉喘鸣和软组织凹陷。

（2）二度　安静时出现轻度吸气期呼吸困难、吸气性喉喘鸣和软组织凹陷，活动时加重，但不影响睡眠和进食。无烦躁不安，脉搏尚正常。

（3）三度　安静时吸气期呼吸困难、喉喘鸣和软组织凹陷明显；活动时因缺氧加剧而出现烦躁不安、脉搏加快、血压升高、不易入睡、不愿进食等症状。

（4）四度　呼吸极为困难。由于严重缺氧和二氧化碳蓄积，患者坐卧不安、手足乱动、面色苍白或发绀、出冷汗、定向力丧失、心律不齐、脉搏细弱、血压下降，甚至出现昏迷、大小便失禁等，如不及时抢救，则很快发生窒息而死亡。

**3. 辅助检查**

（1）间接喉镜检查　可观察喉部原发疾病变化、声门大小和声带的运动情况等。

（2）影像学检查　喉部侧位 X 线摄片、喉部 CT 扫描均有助于喉部疾病的诊断。

（3）内镜检查　纤维喉镜、直接喉镜可检查喉部病变，或从喉部取出异物。

**（三）评估心理社会状态**

喉阻塞患者常常急诊就医，患者和家属由于害怕病情威胁生命而感到十分紧张和恐惧。患者和家属对气管切开术缺乏认识，担心影响外观、小儿生长发育，容易延误最佳治疗时机，使病情加重，增加窒息的危险性，给治疗带来困难。

【护理问题】

**1. 低效性呼吸形态** 与吸气性呼吸困难有关。

**2. 恐惧** 害怕窒息死亡和气管切开。

**3. 知识缺乏** 缺乏喉阻塞防治知识及气管切开术后自我护理知识。

**4. 有窒息的危险** 与喉阻塞或术后套管阻塞有关。

☞ 考点：低效性呼吸形态是喉阻塞的主要护理问题。

**知识链接**

气体交换受损、低效性呼吸形态、清理呼吸道无效的区别

气体交换受损是指个体肺泡与微血管之间的氧和二氧化碳气体交换减少的状态。

清理呼吸道无效是指个体不能完成呼吸清除呼吸道分泌物或阻塞物的动作，从而呼吸道不能保持通畅的状态。

低效性呼吸形态是指个体呼气、吸气活动过程中肺组织不能有效扩张和排空的状态。

【护理措施】

处理原则：根据喉梗阻分度处理。一度：行病因治疗，减少活动，低流量吸氧。二度：行病因治疗，绝对卧床休息，氧流量可适当增大，必要时给予镇静和雾化吸入治疗，做好气管切开准备。三度：估计病因在短时能去除者（如炎症、异物、过敏等）则先病因处理，密切观察病情；估计病因不易去除者（如肿瘤、外伤、白喉等），立即行气管切开术。四度：立即行气管切开术。情况紧急时，可先行环甲膜切开术，或先气管插管术，再行气管切开术。

**1. 一般护理**

（1）体位 取坐位或半坐卧位舒适体位，减少氧的消耗。

（2）饮食指导 给予营养丰富清淡易消化食物，保持大便通畅。

（3）休息与活动 保持病室环境温度在 18～20℃，相对湿度 70% 以上，减少刺激，减轻咳嗽。保持病室环境绝对安静，嘱患者少讲话，限制探视人数。一度喉阻塞患者应尽量减少活动，二度以上喉阻塞患者应绝对卧床休息，从而减轻呼吸困难程度。

**2. 用药护理**

（1）遵医嘱全身使用足量的抗生素、糖皮质激素静脉滴注及超声雾化吸入，多数患者病情可缓解，注意观察药物的疗效及副作用。

（2）必要时遵医嘱给予减轻气管痉挛性收缩的药物、镇静剂、强心剂、呼吸兴奋剂、升压药等。

**3. 心理护理** 向患者和家属解释呼吸困难的出现原因，介绍配合治疗的重要性，帮助患者树立信心，减轻心理负担。

**4. 病情观察** 密切观察生命体征、神志等变化，特别是呼吸情况，观察血氧饱和度及缺氧情况，并做好记录。若发现低血氧饱和度及缺氧症状，应立即吸氧以缓解病情。有手术指征患者应积极配合医生完善术前检查，床旁备好气管切开包。

**5. 气管切开术护理者** 气管切开术是一种切开颈段气管前壁并插入气管套管，使患者直接经套管呼吸的急救手术。该手术可缓解缺氧，避免二氧化碳潴留，也可经套

管处吸出下呼吸道分泌物，还可经套管滴入药物进行治疗。

（1）术前护理　重点在于手术准备及病情观察。

①心理护理　向患者及家属说明手术目的和意义，术中可能出现的不适及术后的注意事项，减轻患者及家属紧张、恐惧情绪。

②对于拟行气管切开术的患者应禁食禁饮。

（2）术后护理

①体位与饮食　早期取平卧位，头部稍低，以利于气管内分泌物引流，恢复期取半卧位。进食时取坐位或半卧位，头稍向前倾，吞咽前深吸气，屏气后将食物吞下，以防误吸。应进流质或半流质的易消化食物。

②保持气管内套管通畅　是术后护理的关键。按时清洗、消毒内管，成人一般每4~6h 1次，分泌物多时可增加清洗的次数，但内套管与外套管分离的时间不宜过久，可交替使用两个同型号的内套管，以防止外套管被分泌物阻塞。术后10日内一般不更换外套管，长期带管者2~3周更换1次，但应在手术室内进行。

③保持下呼吸道的通畅　由于呼吸改道，气管内水分丢失较多，应湿化呼吸道。保持室内温度和湿度，控制病室温度在20℃左右，湿度在80%左右，以利于痰液咳出；定期套管内滴入湿化液如0.45%生理盐水或0.5%新霉素，并套管口覆盖双层湿纱布；分泌物黏稠时可进行超声雾化吸入，防止分泌物结成干痂，阻塞呼吸道。

④预防感染　a.遵医嘱给予抗生素。b.每日清洁消毒切口，更换被污染浸湿的气管垫，操作中遵守无菌原则，鼓励患者咳嗽，必要时帮助翻身拍背，及时吸除分泌物，减少伤口及肺部感染的机会。c.密切观察体温变化，敷料的渗透情况，分泌物的量、性质，如出现发热、分泌物增多、性质异常时应及时通知医生。

⑤语言交流障碍的护理　术前教会患者表达各种需求的简单手语，为患者准备手写板、纸笔，鼓励患者术后用手语或通过纸笔或手机书写等来表达自己的情感与需求，和患者交流时要有耐心，并对其痛苦表达理解和同情。细心照料患者的饮食、排便等日常生活。

⑥预防脱管护理　a.经常检查系带松紧度和牢固性，系好后以能容纳1指为度。b.昏迷、自杀者及儿童应专人护理，预防手抓套管脱开。c.气管内套管取放时，注意保护外套管，不能单手取放，应一手固定外套管。d.告知患者咳嗽时可用手轻轻地抵住外套管翼部。e.吸痰时动作应轻。

⑦带气囊套管的护理　每小时对气囊放气5min，以防止气管黏膜压迫性坏死和溃疡，放气前吸除口咽部分泌物，放气后嘱患者咳嗽，预防误吸。

⑧预防并发症的护理　注意观察有无皮下气肿、伤口出血、纵隔气肿等并发病，如有异常，及时与医生取得联系。

⑨拔管护理　当喉阻塞解除，病因消除，全身情况允许时，可考虑拔管。拔管前先行堵管24~48h，并1~2天内严密观察呼吸，如出现呼吸困难应立即拔除塞子，如呼吸、睡眠、发音等正常，可考虑拔管。拔管后不需缝合，周围皮肤碘伏消毒后，用蝶形胶布拉拢创缘，数天后可自愈。

### 6. 健康教育

①带管出院患者的护理　a. 教会患者和家属清洗、消毒、取出及放入内套管的方法及其脱管等意外的紧急急救措施。b. 洗澡时防止水进入气管。c. 外出时注意遮盖套管口，防止异物吸入。d. 尽量不去人群密集的地方，防止呼吸道感染。e. 如出现气管外套管脱出、呼吸不畅等情况时应立即到医院就诊。

②介绍喉梗阻常见原因及预防知识，家长注意不要给小儿吃果冻、瓜子、花生等食物，防止异物吸入。

③定期复查，根据病情恢复的情况决定拔管时间。

**【护理评价】**

**1. 患者在近期内是否达到**　①喉阻塞解除，呼吸道通畅。②无并发症发生。

**2. 患者在远期内是否达到**　了解喉梗阻防治知识及带管出院的自我护理知识。

## 五、喉癌患者的护理

 **案例** - - - - - - - - - - - - - - - - - - - - - - - - - - - - - - - - - - - - -

某患者，男性，60岁，工人。因声音嘶哑进行性加重3月余伴呼吸困难1周入院。患者曾在当地医院以"慢性咽喉炎"采用药物进行治疗，病情无好转。患者既往体健，有吸烟史40余年，每日约20支。入院查体：消瘦，颈部可扪及数个肿大的淋巴结，质硬，无触痛。间接喉镜检查：可见左侧声带中部有0.5cm×0.3cm菜花样肿物，左侧声带固定于中位。临床诊断为：喉癌。

1. 请列出该患者主要护理问题。

2. 请列出该患者主要护理措施。

- - - - - - - - - - - - - - - - - - - - - - - - - - - - - - - - - - - - - - - - - - - - - - - -

喉癌（carcinoma of larynx）是喉部最常见的恶性肿瘤，近年来发病率有明显增加趋势。喉癌的发病率地区差别很大，在我国，东北地区发病率最高。高发年龄为50~70岁，男性显著高于女性，城市高于农村。

在喉癌中，鳞状细胞癌占93%~99%，腺癌占2%，未分化癌、淋巴肉瘤和纤维肉瘤少见。根据癌肿的发生部位，喉癌分为声门上型、声门型和声门下型。其中以声门型最为多见，约占60%，多发生于声带的前、中1/3处，细胞分化好，病程进展缓慢，早期很少发生颈部淋巴结转移；声门上型喉癌，约占30%，多发生于会厌基底部或室带部，细胞分化差，病程进展快，常发生早期淋巴结转移；声门下型喉癌，约占6%，发生于声带以下，环状软骨下缘以上部位，易发生淋巴结转移。

☞ 考点：喉癌最常见的病理类型为鳞状细胞癌。

病因及发病机制如下。

**1. 吸烟**　90%的喉癌患者有长期吸烟史，因烟草燃烧时所产生烟草焦油中含有的苯并芘具有强烈的致癌作用，使呼吸道纤毛运动迟缓或停止，黏膜充血水肿，黏膜上皮增厚、化生和恶变。

**2. 饮酒**　声门上型喉癌可能与饮酒有关。当烟酒共存时，叠加致癌作用更加明显。

**3. 空气污染** 长期接触生产性粉尘和废气，如二氧化硫、砷、铬、石棉、芥子气、木材粉尘等，可使喉癌发生率增高。

**4. 病毒感染** 人类乳头状瘤病毒的部分亚型可能与喉癌相关。另外，喉癌的发生与单纯疱疹病毒感染有关。

**5. 癌前期病变** 喉黏膜白斑、喉角化症，是一种声带黏膜上皮角化不良的病变，在长期接触烟、有害气体或炎症刺激后，可发生癌变。

**6. 其他** 喉癌与体内微量元素如锌、镁的缺乏，机体免疫功能障碍、性激素代谢紊乱等有关。

**【护理评估】**

**（一）收集健康史**

询问患者发病前的健康状况，有无长期吸烟、饮酒、接触工业废气史，有无慢性喉炎、喉黏膜白斑、喉角化症等。

**（二）评估身体状况**

**1. 症状**

（1）声音嘶哑 进行性加重，重者失音。声门型喉癌因癌肿发生于声带，所以早期即可出现声音嘶哑，且随着肿块的增大，逐渐加重。声门上型和声门下型喉癌只有当癌肿向下或向上侵及到声门时才会出现声音嘶哑。

（2）咽部不适 声门上型喉癌，原发部位在会厌、室带、喉室等，早期即可感有肿块存在，出现异物感。会厌癌常出现咽喉部疼痛，甚至可因迷走神经反射至耳部，吞咽时疼痛加重。

（3）吞咽困难 声门上型喉癌晚期可侵犯舌根，引起吞咽困难；当癌肿累及喉部，或声门下型喉癌向后侵及食管时，也可出现吞咽困难。

（4）呼吸困难 声门型喉癌如肿块增大，声门裂狭窄，可出现吸气性呼吸困难，并呈进行性加重；若继发出血、水肿、感染，可致急性喉阻塞。当声门上型和声门下型喉癌癌肿增大，导致喉腔狭窄时也可出现呼吸困难。

（5）咳嗽 多为中晚期喉癌的表现；癌肿表面溃烂时出现，多有咯血。

（6）颈部肿块 多见于声门上型和声门下型喉癌，晚期声门型喉癌亦可发生。

（7）远处转移症状 喉癌经血液循环转移至肺、肝、肾脏，可出现咳嗽、咯血、肝区疼痛、血尿等。

**2. 体征** 体检时颈部可触及一个或多个大小不等的结节，质硬，晚期活动度差，可单侧或双侧发生。观察喉体是否增大，如增大说明癌肿已向喉体外侵犯。观察舌骨和甲状软骨间是否饱满，如饱满说明癌肿已侵及会厌前间隙。颈前软组织和甲状腺可触及肿块。

**3. 辅助检查**

（1）喉镜检查 可见到喉部肿块的形态有菜花型、溃疡型、结节型和包块型。观察肿块所在的位置、范围、声带运动是否受限或固定等。

（2）喉部 X 片 通过颈部侧位片了解声门下区或气管上端有无浸润。

（3）颈部和喉部 CT、MRI 可了解病变范围及颈部淋巴结转移情况，以判断癌肿性质，并协助确定拟施行的手术方法。

（4）病理组织活检　是确诊的有效手段。

**（三）评估心理社会状态**

喉癌早期患者常因对咽部不适等未予足够重视，当出现声音嘶哑等症状时病情已达晚期，造成相当大的心理压力，出现焦虑、恐惧等心理；而全喉切除术又可能会使患者丧失发音功能，颈部遗留永久性造口，对心理和形象造成双重恶性刺激，产生悲观、抑郁等心理。当治疗效果不佳时，患者感觉悲观、绝望、无助，对治疗失去信心，可能会出现自杀倾向。

【护理问题】

**1. 焦虑、恐惧**　与害怕手术及对喉癌预后的担心有关。

**2. 舒适改变**　与喉癌侵犯声带及邻近组织有关。

**3. 语言沟通障碍**　与声嘶和喉切除有关。

**4. 知识缺乏**　缺乏喉癌的防治知识及护理知识。

**5. 潜在并发症**　窒息、出血、感染、咽瘘等。

【护理措施】

处理原则：根据肿瘤的范围及转移情况，选择合适的治疗方法，包括手术、放疗、化疗及免疫治疗等。手术治疗是治疗喉癌的主要手段。

**1. 一般护理**

（1）休息与活动　合理安排日常生活，注意休息，适当参加体育锻炼，增强体质。

（2）饮食指导　以富营养、高热量、易消化的食物为宜，避免食用辛辣刺激性食物。养成良好的饮食习惯，多食绿色蔬菜，多饮水，保证均衡的营养摄入。喉返神经麻痹者尽可能取坐位进软食。进食困难者遵医嘱给予静脉高营养液。

（3）注意口腔清洁，每天饭前、饭后、睡前漱口，及时处理龋齿。

**2. 心理护理**　评估患者对治疗、疾病预后及康复知识的了解情况，正确判断患者的心理承受能力，根据情况向患者、家属解释出现喉癌的原因，或向患者暂时保密，以减轻或消除其恐癌心理。

**3. 预防并发症的护理**　晚期喉癌患者常存在不同程度的呼吸困难，特别是对喉镜检查后或取活检后的患者应加强巡视，嘱其卧床休息，必要时吸氧，防止呼吸困难。备好床旁气管切开包，避免剧烈运动，防止上呼吸道感染。

**4. 全喉切除术护理**

（1）术前护理

①心理护理　术前应向患者及家属介绍手术的重要性及术后语言沟通的替代方法，消除顾虑，帮助其树立信心，使患者接受及配合手术。

②备皮　备皮范围为上起下唇水平，下至第3肋骨水平，左右至肩部皮肤。

③口鼻部准备　做好口腔清洁，术前3天开始给予含漱剂漱口，鼻腔及口腔有炎症者及时给予治疗，防止术后感染或感染蔓延。

④术前6h禁食，术前30min遵医嘱注射阿托品及苯巴比妥。

（2）术后护理

①体位　全麻未清醒时，去枕平卧头偏向一侧。麻醉完全清醒后，床头抬高30°～45°，有利于呼吸和减轻水肿，缓解疼痛。同时使头部轻度前倾，患者颈部不可大幅度转动，以减轻颈部切口张力。根据病情及伤口愈合情况，鼓励患者早期活动，以利于身体的恢复。

②饮食　术中置入鼻饲管。术后24～48h内鼻饲管用于胃肠减压，给予静脉高营养。胃肠功能恢复后，经鼻饲管注入高蛋白、高营养的流质饮食。多采用混合流质，加温后注入胃内，每日6次，每次300～400ml，热量每天达2500～3000kcal（1 kcal = 4.184J）。注意固定鼻饲管，防止脱出。如未发生咽瘘或下咽狭窄，伤口愈合良好，术后10天可拔除鼻饲管，恢复经口进食，逐渐由流质过渡到半流质，再到正常饮食。注意观察鼻饲后反应，若有呕吐、消化不良发生，需及时处理。如发生咽瘘则鼻饲管应保留至咽瘘愈合。

③维持气管内套管及保持下呼吸道通畅的护理　见气管切开术护理。

④预防感染及咽瘘　a. 遵医嘱给予抗生素。b. 及时清洗及消毒气管内套管。c. 气管纱布垫潮湿或受污染后及时更换，吸痰及换药时注意无菌操作。d. 负压吸引管保持通畅，防止死腔形成。e. 做好口腔护理，每日做口腔护理两次，连续3天之后嘱患者用含漱液漱口。备好痰杯，嘱患者10天内有唾液及时吐出，切勿做吞咽动作，必要时遵医嘱注射阿托品。

⑤预防切口出血护理　术后1～2天，切口有出血可能，换药及吸痰时动作应轻柔。注意观察患者血压、脉搏，切口渗出、敷料情况，痰液性状，口鼻有无血性分泌物，引流液颜色和量。如有大量出血，立即让患者平卧，用吸引器吸出血液，同时建立静脉通道，使用止血药或重新止血，必要时输血。

⑥失语护理　对患者不能进行语言表达和交流的痛苦表示理解和同情，耐心领会其用手势或文字表达的情感和要求。全喉切除术后，因喉及声带不再存在，空气进出肺部时，不会有声带振动，也就没声音发出来，需帮助患者重建发音功能，嘱患者尽快学会食管发音，或学习应用人工喉发音，以建立新的交流方式。

☞考点：全喉切除术后需做好饮食、切口、口腔、失语等护理。

**5. 喉癌放疗后的护理**

（1）心理护理　告知患者放疗的目的是降低癌肿复发率和颈部淋巴结的转移，鼓励患者克服放疗反应，坚持完成放疗。

（2）告知患者放疗后出现副作用的应对方法。如保持口腔清洁，避免食用坚硬、刺激性食物；保持照射野皮肤清洁干燥，减少物理化学的刺激；预防感冒，勿用力擤鼻及挖鼻等。

**6. 健康教育**

（1）控制、改善环境污染，避免长期生活在空气污浊的环境中；及时治疗喉黏膜白斑、喉角化症、慢性肥厚性喉炎、喉乳头状瘤等疾病；定期检查及补充微量元素，预防喉癌发生。

（2）向患者介绍疾病的相关知识，遵医嘱用药，鼓励患者适当参加体育运动，增强体质；养成良好的生活习惯，戒烟酒，保持愉悦心情；注意营养均衡，加强营养，少食多餐，避免进食过急或进食时谈笑而引起呛咳，避免进食过硬、过大的食物，以防窒息。

（3）出院1个月内每两周随访1次，3个月内每月1次，1年内每3个月1次，1年后每半年复诊1次，一旦出现出血、呼吸困难、造瘘口有新生物或颈部触及肿块时，应及时就诊。

**【护理评价】**

**1. 患者在近期内是否达到**　①气管套管通畅，呼吸平稳。②情绪稳定。③伤口无出血、感染，愈合良好。④无咽瘘及肺部感染等并发症发生。

**2. 患者在远期内是否达到**　①学会用新的方式与他人有效交流。②了解喉癌的防治知识和术后自我护理颈部切口、套管的技能和知识。

## 目标检测

1. 简述会厌炎患者的护理问题。

2. 简述预防喉炎发生的措施。

3. 简述小儿喉炎的护理问题。

4. 简述全喉切除术的术后护理措施。

5. 详述喉阻塞吸气性呼吸困难的分度和相应处理原则。

（王　芃　李国正　梁丽萍）

# 第五章 | 口腔科患者的护理概述

**要点导航**

**知识目标**

1. 掌握口腔科患者的护理评估内容。
2. 熟悉口腔科手术常规护理要点与医院感染管理基本要求。
3. 熟悉口腔卫生保健与儿童口腔保健流程。
4. 了解口腔科患者心理特点。

**技能目标**

1. 熟练掌握口腔四手操作技术。
2. 学会对常见口腔科患者进行护理评估。
3. 学会手术前后的护理配合。

**素质目标**

1. 理解口腔科患者的心理特点，并在护理关怀中体现。
2. 养成爱护实验器材和模型的良好习惯。

## 第一节 口腔科患者的特征

口腔科疾病是人群的常见病和多发病。它在性别、年龄、职业上没有明显限制，男女老幼均可发病。口腔科患者具有以下特征。

**1. 对治疗和护理要求高** 口腔科患者不但要求解除痛苦，恢复功能，还要满足美容的需要，同时在整个治疗中要求得到舒适、愉快的情感体验。

**2. 病情复杂** 口腔科疾病常影响患者张口、语言等功能，严重者通常合并有颅脑损伤、休克、呼吸道梗阻等症状。由于口腔的血管吻合支多、缺乏静脉瓣，损伤后还可引起大出血。

**3. 疼痛明显** 口腔颌面部的神经、血管、淋巴组织丰富且交织在一起，骨性腔隙多、空间小，可引起炎性、创伤性、关节、神经性、癌性、心因性以及医源性等多类型的疼痛。

**4. 多与全身性疾病相关联** 口腔颌面部与整个机体有着密切而又广泛的联系，全身性疾病可在口腔颌面部有所表现。口腔颌面部的疾病容易波及毗邻的器官与组织。如白血病可出现牙龈出血的症状，维生素 $B_2$ 缺乏可发生复发性口疮或口角炎等。

**5. 术后易感染** 口腔颌面部的手术多是经口途径的手术，手术后易感染。另外，口腔内分泌物、食物残渣加重了口腔的不洁，易发生口内伤口感染。

**6. 术后并发症多**　口腔颌面外科全麻手术结束时，可能遇到一些危急情况，如舌后坠、喉痉挛、声门下水肿、支气管痉挛、呼吸道梗阻，以及低氧血症等。因此术后要严密观察和呼吸管理。

# 第二节　口腔科患者的评估

## 一、收集护理病史

### （一）现病史

了解患者患病的原因、诱因、发病的起始情况和时间、主要症状和体征，包括部位、性质、程度、症状出现和缓解的规律及治疗情况。

### （二）既往史

除了解与现有疾病诊断和治疗有关的既往情况外，还应着重了解过去曾患过的重要疾病，如有无心血管疾病、内分泌系统疾病、血液病、传染性疾病以及免疫缺陷等相关疾病；了解患者有无药物过敏史。询问牙外伤史、过敏史以及由牙病引起三叉神经痛等病史。

### （三）生活史

了解患者出生地、生活地、年龄、文化层次、职业、饮食习惯、刷牙方法、刷牙次数、使用牙线、口腔保健检查等情况。

### （四）家族史

了解患者家庭成员健康情况，特别是否有患过类似病史，如牙周炎患者往往具有家族聚集性的特点。

## 二、评估心理社会状况

**1. 疾病知识**　对疾病的病因、性质、过程、预后、治疗、预防、自我护理等方面的了解程度。

**2. 心理状态**　了解口腔疾病对患者工作、学习和生活影响程度；了解有无延迟就医现象；有无惧怕疼痛，担心消毒灭菌不严的畏惧心理；有无焦虑烦躁的情绪等。护士应及时、准确地评估患者的心理状态，给予相应的心理疏导。

**3. 社会支持系统**　评估患者的家庭人员组成、经济、文化、教育背景；家人及朋友对患者所患疾病的认识和支持程度等。

## 三、评估常见的症状与体征

**1. 牙痛（toothache）**　牙痛是口腔科常见的症状，也是患者就诊的主要原因。牙痛的类型有炎性疼痛、创伤性疼痛、关节性疼痛、神经性疼痛、癌性疼痛、心因性疼痛以及医源性疼痛，常在遇冷、热、酸、甜等刺激时牙痛发作或加重。引起牙痛的原因很多，常见的口腔疾病有深龋、各种牙髓炎、外伤、急慢性根尖周炎、牙周脓肿、冠周炎、干槽症、急性化脓性上颌窦炎、颌骨骨髓炎等。常见的邻近组织疾病所致的牵涉痛，如急性化脓性上颌窦炎、颌骨骨髓炎、急性化脓性中耳炎等均可导致牙痛。常见的全身疾病，如流感、癌症、神经衰弱、月经期或绝经期等都可引起牙痛，心脏病可引起心源性牙痛等。

**2. 牙龈出血（bleeding gums）** 牙龈出血是指牙龈自发性的或由于轻微刺激引起的少量流血。轻者表现为仅在吮吸、刷牙、咀嚼较硬食物时唾液中带有血丝，重者在牙龈受到轻微刺激时即出血较多甚至自发性出血。一般而言，牙周炎和牙龈炎是牙龈出血的常见原因，但有时也可以是某些系统性疾病的口腔表现引起牙龈出血，如有维生素 C 缺乏症、血液病、严重贫血、肝硬化、脾功能亢进、播散型红斑狼疮等。

**3. 口臭（ozostomia）** 是指从口腔中散发臭气，它严重影响人们的社会交往和心理健康。80%～90% 的口臭是来源于口腔局部疾病，有生理性口臭和病理性口臭。生理性口臭有可能是由饥饿、食用了某些药物或洋葱、大蒜等刺激性食物、抽烟、睡眠时唾液分泌量减少所致的细菌大量分解食物残渣等引起。病理性口臭可由于未治疗的龋齿、不良修复体、不正常口腔解剖结构、牙龈炎、牙周炎及口腔黏膜病等引起，其中龋齿和牙周疾病又是最常见的相关疾病。但不容忽视的是，口臭也常是某些严重系统性疾病的口腔表现，如消化不良、胃肠疾病、尿毒症、发热、白血病所致的牙龈坏死等。

**4. 张口受限（limitation of mouth opening）** 正常张口度约 3.7cm。凡不能达到正常张口度者，即称为张口受限。常见原因有：口腔颌面部炎症、颞颌关节疾病、口腔颌面部外伤、口腔颌面部肿瘤等。

☞ 考点：
牙齿松动主要原因是牙周病。

**5. 牙齿松动（tooth mobility）** 正常情况下，牙齿只有极轻微的生理动度，约 1mm，超过生理动度的，常是病理性原因所致。常见原因有牙周病、外伤、颌骨骨髓炎及颌骨内肿物，其中牙周病是牙齿松动脱落的主要原因。

**6. 牙齿着色和变色（Coloring and discoloration of teeth）** 牙齿着色和变色指牙齿表面有外来色素沉着。正常牙齿呈黄白色或灰白色，有光泽。如长期吸烟、喝茶等可使牙表面呈褐色、黑色，经洁治后能祛除色素为牙齿着色。不能祛除色素为牙齿变色。牙齿变色分为个别牙变色和全口牙变色。个别牙变色常见于局部原因，如牙外伤时血液、牙治疗时某些药物如渗入到牙本质小管，可使个别牙着色。牙发育期间受环境和全身情况的影响，可致全口牙变色，全口牙变色常见于氟斑牙和四环素牙。

**7. 咀嚼功能障碍（chewing dysfunction）** 常见于牙列缺失、牙感染性疾病（如牙髓炎、牙周炎）、口腔颌面部间隙感染（如翼下颌间隙感染、咬肌间隙感染）、颞下颌关节脱位、颞间隙及颞下间隙感染等。

**8. 其他表现** 吞咽困难，颌面部肿胀有压痛，口腔黏膜溃烂、白斑，牙龈缘红肿、增生或萎缩，龋齿，楔状缺损，牙周袋，牙缺失，颞下颌关节压痛、弹响，唇部缺失等。

# 第三节　口腔科患者的检查及护理配合

## 一、检查前准备

**1. 常用检查器械**　口腔内常检查器械有口镜、镊子及探针（图5-1）。

口镜是利用镜面反光和映像作用检查视线达不到的部位，如牙齿的远中面、舌腭面；此外还可牵拉口角、唇、颊及推压舌体；口镜柄还可用于叩诊牙齿。镊子用以夹持药物及敷料；夹除腐败组织及小块异物；亦可夹持牙齿测定其松动度；镊柄也可作叩诊牙齿用。探针的头尖细，一端呈弧形，另端呈尖角形。它用以检查牙各面的沟裂、点隙、缺陷、龋洞以及敏感区部位；探测牙周袋的深度和龈下牙石的有无；检查充填物及修复体的密合程度；检查皮肤或黏膜的感觉功能。

**2. 调整体位**　检查上颌牙时，患者头部和背部稍后仰，使上颌牙列与地面约成45°~60°角；检查下颌牙时，被检查者正坐，下颌牙与地面平行，高度与检查的肘部平齐。

## 二、各部检查

口腔科检查应按顺序由外向内，即先检查颌面部，再检查牙和口腔。

### （一）颌面部常规检查

**1. 颌面部检查**　主要用视诊和触诊检查。注意观察颜面表情与意识状态；颜面部外形与色泽，即颜面部外形与轮廓的对称性、丰满度，颜面皮肤的色泽、皱纹、弹性等；了解病变范围、形态、硬度、深度、温度、有无触痛、波动感等。

**2. 颞下颌关节检查**　常用方法是医师站在患者的前方，将双手的示指及中指的腹面分别贴放于两侧耳屏前髁状突的外侧面（下关穴处）或用两手的小指末端放在两侧的外耳道口，以拇指在颧骨部固定，请患者作开闭口及侧方、前伸运动，以触知髁状突运动是否协调、有无杂音、滑动情况如何，同时观察下颌运动是否正中或向一侧偏斜等。

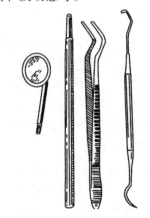

图5-1　口腔科常用检查器械

**3. 张口度检查**　用卡尺测量上下切牙缘间距离，或用手指宽度表示。张口受限常见于翼外肌痉挛；张口过大常见于翼外肌功能亢进。张口异常程度可参照如下标准：

（1）轻度张口受限　上、下切牙切缘间距离可置入两横指（2~3cm）。

（2）中度张口受限　上、下切牙切缘间距离可置入一横指（1~2cm）。

（3）重度张口受限　上、下切牙切缘间距离不足一横指，不足1cm。

（4）完全性张口受限完全　不能张口，也称牙关紧闭。

（5）张口过度　张口度超过4.5cm。

**4. 涎腺检查** 主要是对三对大涎腺,即腮腺、舌下腺、颌下腺的检查。了解形态变化,注意导管口有无分泌物、红肿现象;了解导管的质地,排除导管结石;用手轻轻按摩和推压腺体,观察导管排出物的性质和量,必要时双侧进行对比。

**(二)牙齿检查**

**1. 视诊** 先检查其主诉部位,再检查牙齿的数目、形态、颜色、位置、萌出替换情况、牙体牙周组织及咬合关系等。

**2. 探诊** 利用探针检查和确定病变部位、范围、程度、疼痛反应等。探诊可确定龋洞部位、深浅、牙髓暴露情况、充填物边缘密合程度、有无继发龋,还可用钝头刻度探针检查牙周袋深度和瘘管方向。

**3. 叩诊** 利用口镜柄、牙用镊子柄垂直或从侧方轻叩打牙齿。应先叩正常牙作对比。垂直叩诊主要检查根尖区病变,侧向叩诊主要检查牙周膜某一侧病变。正常牙齿叩诊音清脆,当根尖有较大病变或牙周膜普遍破坏时,叩诊呈浊音。

**4. 触诊** 是用手指或器械按压或触摸检查部位,用于观察病变部位、范围、大小、形状、硬度、压痛、波动、溢脓、热感、振动的大小等。

**知识链接**

### 牙齿矫正

牙齿矫正包括范围较广,通常是指通过口腔技术手段,修整牙齿排列不齐、牙齿形态异常、牙齿色泽异常的治疗过程。牙齿矫正有多种方法,如树脂贴面、瓷贴面、烤瓷牙、正畸等等,要根据个人的牙齿实际情况、牙颌畸形种类等,再综合个人要求选择治疗方法,每种方法各有优缺点,主要分功能性矫正和美学矫正。

牙齿的活动是检查牙周膜和牙槽骨健康状况的重要指标。健康牙齿可以有 1mm 幅度的活动度,超出此幅度为病理性松动。检查方法:前牙用牙科镊子夹住牙冠作唇舌向摇动,后牙可将镊子尖并起后放于咬合面的中央窝做颊舌(腭)向及近远中向摇动。按牙齿松动程度和轻重可分为:

Ⅰ度松动 牙向唇(颊)舌方向的活动度不超过 1mm。

Ⅱ度松动 牙向唇(颊)舌方向的活动度在 1~2mm,且伴有近远中方向活动。

Ⅲ度松动 牙向唇(颊)舌方向的活动度在 2mm 以上,且伴有近远中及垂直向多方向活动。

**5. 嗅诊** 某些口腔疾病有特殊臭味,如坏疽性牙髓炎及坏死性龈炎具有特殊腐败臭味,借助检查者的嗅觉协助诊断。

**6. 咬诊** 用于了解牙齿有无疼痛、松动移位及有无早接触点及范围。有空咬法及咬实物法两种。如牙隐裂、急性根尖周炎咬诊时会出现疼痛。为了查清牙早接触部位,可让患者咬蜡片或蓝纸,然后通过蜡片上的咬印或牙面上蓝点来确定。

**(三)口腔常规检查**

口腔检查主要包括唇、颊、牙龈、系带、腭、舌、口底等。

**1. 唇** 主要检查皮肤和黏膜、有无肿胀、疱疹、脱屑、皲裂,口角有无糜烂、色素沉着、白斑及增生物等。正常唇呈粉红色,若唇苍白或青紫多为疾病所致。

**2. 颊** 在检查颊部黏膜时应从色、形、质三方面检查。主要检查颊部的色泽、对称性、有无肿胀、压痛、慢性瘘管、有无感觉障碍与过敏等。应注意颊黏膜有无角化异常、表面发白的情况；特别要注意腮腺导管乳头有无充血、水肿、溢脓及触痛。

**3. 牙龈** 主要检查牙龈组织的色、形、质的改变，是否有色素沉着，有无瘘管存在，牙龈有无出血、龈缘有无红肿、出血、增生、萎缩、溃疡、坏死和窦道等。正常牙龈呈粉红色，有点彩。牙龈炎、牙周病的最常见表现为点彩减少或消失。

**4. 系带** 是口腔内一种带状纤维结缔组织，依其所在部位不同而命名为唇系带、颊系带、舌系带。检查时应注意其数目、形状、位置及附着情况、对牙位及口腔功能有无影响等。

**5. 腭** 观察有无腭裂、缺损，黏膜下骨质有无异常；观察黏膜有无充血、水肿、溃疡、假膜、白斑等异常变化。

**6. 舌** 正常舌质淡红，舌体柔和滋润有光泽，舌背表面覆盖有薄层白苔，无裂隙。舌腹部黏膜薄而平滑。检查时应注意舌质的色泽，舌苔的变化，舌背是否有裂纹，舌乳头是否充血、肿大、有无肿物，舌的运动与感觉功能是否有障碍，以协助诊断机体全身性疾病。

**7. 口底** 主要检查舌系带是否过短，舌下肉阜有无异常分泌物，导管乳头有无红肿，口底有无肿胀包块及其硬度和活动度等情况。

### 三、特殊检查

**1. 牙髓活力检查** 正常牙髓能耐受一定量的电流刺激或温度刺激而无不适感。临床上常用牙髓对温度和电流的不同反应来协助诊断牙髓是否患病、病变的发展阶段以及牙髓的活力是否存在。正常情况下，牙髓对 20～50℃的温度刺激不产生反应。一旦发生炎症，则对温度刺激反应敏感，如发生变性或坏死，则反应迟钝或消失。

**2. X 线检查** 分口内牙片、口外摄片及造影等，主要用于了解牙体、牙周、关节、涎腺和颌骨等疾病的病变范围、部位及程度。此外还有全景 X 线片检查及牙科锥形束计算机断层扫描（CBCT）等方法。

**3. 温度刺激试验** 温度正常情况下，牙髓对 20～50℃的刺激不产生反应。患牙通过冷、热刺激立即表现出短暂的疼痛。温度测试可帮助患牙定位以及诊断牙髓炎。

**4. 其他检查** 通过临床检验、生物化学检验、细菌学检验等，对颌面外科疾病的诊断、治疗及全身情况监测具有重要的意义。此外，还有细胞学检查、活体组织检查等方法。

☞ 考点：正常情况下，牙髓对 20～50℃的刺激不产生反应。

# 第四节　口腔科手术常规护理

## 一、口腔科术前常规护理

**1. 全身准备** 高血压、糖尿病患者应监测血压和血糖，异常时须通知医生处理，如有发热、咳嗽、月经来潮、面部脓肿及全身感染等情况须通知医生，以便进行必要的治疗和考虑延期手术。

**2. 术牙准备** 遵医嘱给予术前 3 天开始用 1∶5000 复方氯己定漱口。牙结石过多者应行牙周洁治，保持口腔清洁。

**3. 体位准备** 全麻患者按全麻术前护理常规，如呼吸道、消化道的准备以及术前适应性训练等。

**4. 饮食护理** 局麻手术术前不宜过饱；全麻手术成人术前禁食 8~12h，禁饮 4h，小儿禁食（奶）4~8h，禁水 2~3h，保证胃排空，以免麻醉时发生意外。

**5. 心理护理** 评估患者有无恐惧、焦虑、自卑、悲伤、孤独、无望感、自我形象紊乱等表现。评估患者亲属、朋友、社会的支持程度以及经济状况等，有针对性进行心理护理。介绍治疗方案，手术过程、预后、手术前、中、后注意事项，取得患者配合。保证术前晚充足睡眠，必要时给予镇静安眠药。

**6. 术晨护理** ①监测生命体征，如有异常马上通知医生。②备皮，面部手术应进行面部剃须，剃净患侧耳后 3~5cm 毛发，并剪去鼻毛。腭裂患者术前 3 天用呋喃西林、麻黄碱或其他抗生素滴鼻液滴鼻。涉及头皮或额瓣转移的手术需剃光头发。备皮范围应大于手术区 5~10cm。③物品保管：协助患者取下义齿、义眼、眼镜、发夹等活动物品，更换好手术衣裤。④药品准备：遵医嘱执行术前用药，并准备好术中药品等。⑤护送患者：嘱患者排空大小便，携带病历及药品、物品等，护送患者到手术室。

## 二、口腔科术后常规护理

**1. 了解手术情况** 患者术后回到病房，护士应向医生、麻醉师及手术室护士了解手术过程，做好交接班，连接好各种引流管并保持通畅。

**2. 体位护理** 根据不同的手术选择合适体位。麻醉清醒后，保持患者半坐卧位，有利排痰，指导患者有效咳嗽。

**3. 伤口护理** 观察伤口肿胀程度及敷料渗出情况，保持引流管的通畅，并注意观察引流物的量、色、性状，做好记录，密切监测患者生命体征的变化。加强口腔护理，防止切口感染，按医嘱使用抗生素。护士要指导恢复期患者进行口腔卫生清洁，学会自我护理。

**4. 疼痛护理** 对术后疼痛的患者应认真评估疼痛的部位、性质、程度。伤口引起的疼痛可采取松弛法、注意力转移法等护理措施，或遵医嘱给予止痛剂。

**5. 饮食护理** 给予高营养、清淡易消化的饮食。从流食、半流食，逐渐过渡到软食和普食。全麻患者清醒后如果 6h 无呕吐，可给予少量温开水或流质饮食。

**6. 心理护理** 加强巡视及时与患者沟通交流，鼓励患者说出自身感受和焦虑原因并分析，尽量帮助其解决问题，缓解患者焦虑和恐惧。对语言沟通障碍的患者，鼓励其用文字或手势进行表达和交流。

**7. 出院指导** 叮嘱其按医嘱正确用药和定期复查，如口腔不适及时就医。

知识链接

### 一次性使用口腔器械盒（口腔包）

一次性使用口腔器械盒（口腔包）的使用对防止交叉感染有重要的意义，它分为检查型（Ⅰ型）和护理型（Ⅱ型）。检查型口腔包。包括：基本配置，塑料托盘、镊子、牙探针、口镜、围巾；选配配置，PE手套、止血钳、压舌板、棉球、棉签、敷料片或绷带片、治疗巾、包布、纸巾等全部或部分组件组成。护理型口腔包除了缺牙探针、口镜外，其他同检查型口腔包。

# 第五节  口腔科护理管理

## 一、口腔门诊护理管理

### （一）环境与物品

1. 保持口腔诊室环境的整齐、清洁、舒适、采光良好。

2. 口腔门诊所需操作器械、材料、药品准备齐全，摆放位置固定，设备处于备用状态，洗手池旁备好洗手液、擦手纸巾等。下班前应将牙椅归位，并做好诊室环境消毒工作。

3. 口腔门诊的耗材品种多、材料及器械精细贵重，需要特殊的保养与维护。

### （二）工作内容

**1. 就诊管理**  护士对患者初步问诊后，合理分诊，优先安排急、重症、年老体弱及残疾人就诊。维护好诊室秩序，保持诊室安静。

**2. 协助就诊**

（1）热情安排患者就诊，协助患者取舒适体位，协助患者漱口。

（2）熟练掌握患者病情和治疗过程，按需传递药品和调拌好的材料。材料调拌技术直接关系到治疗的成败。

（3）在治疗过程中随时观察患者的反应，重视患者的意见和问题，并适时解答，发现异常及时停止治疗，立即抢救。

（4）由于口腔诊疗工作的易感因素多，大量的治疗工作在患者充满唾液、血液和多种微生物的口腔内用手完成操作，若处置不当，极易造成交叉感染，因此，院内感染预防与控制工作贯穿于口腔门诊护理工作的全过程。

**3. 健康教育**  针对不同的病种做好门诊患者的口腔卫生健康指导工作，必要时可通过向患者发放健康教育小册子、电视、录像或现场示范等方法做好患者就诊前后的健康教育。做好复诊患者预约登记。

**4. 护理指导**  根据患者的具体情况，运用护理知识，给予生活、用药、预防等方面的护理指导，需要时预约登记复诊时间。

## 二、颌面外科病房管理

### （一）环境与物品

护士应保持病室清洁、安静、安全、合适、美观，为患者营造一个有利于诊治与休息的人性化环境。采光良好与光线柔和，避免强光刺激影响患者休息。监护室设备、多功能监护仪及抢救车等急救物资应专人管理，保证物品齐全，功能良好，处于备用状态。

### （二）工作内容

**1. 做好入院介绍** 入院介绍包括病房环境、住院制度等。

**2. 定期巡视病房** 严密观察病情，注意呼吸管理，遇危急情况立即报告并组织抢救。

**3. 预防和控制感染** 加强患者口腔护理，各项操作严格执行无菌技术，预防口腔感染。

**4. 健康教育** 患者手术前后、出院时，对患者或家属进行健康指导，嘱其定期来院复查。

## 三、口腔科医院感染管理

随着口腔医学的高度发展，人们对口腔感染的严重性及控制感染的重要性日益关注，特别是血液性传染病如艾滋病、乙型肝炎、丙型肝炎等有广泛传播的趋势，增长速度较快，形势非常严峻。因此，做好口腔科空气的消毒、治疗台面及地面的消毒、器械的消毒、职业防护等措施，对防止传染病的扩散，防止交叉感染的发生显得非常重要。

### （一）口腔科医院感染管理的基本要求

**1. 建立制度** 建立口腔诊疗器械消毒工作的相关规章制度和管理责任制。

**2. 环境管理**

（1）口腔诊疗区域和口腔诊疗器械清洗、消毒区域应当布局合理。每日清洁、消毒；每周对环境进行一次彻底的清洁、消毒。

（2）诊疗区域按规范安装空气消毒机，并保证开诊时间处于正常运转状态，定期更换过滤网，保证环境整洁。

（3）牙科综合治疗台及其配套设施应每日清洁、消毒，遇污染应及时清洁、消毒。每次治疗开始前和结束后及时踩脚闸冲洗牙椅管路管腔30s，减少回吸污染；有条件可配备管腔防回吸装置或使用防回吸牙科手机。

**3. 人员管理**

（1）从事口腔诊疗服务的医务人员，应当掌握口腔诊疗器械消毒及个人防护等医院感染预防与控制方面的知识，严格遵守有关规章制度。

（2）医务人员进行口腔诊疗操作时，应当戴口罩、帽子；遇上可能出现患者血液、

☞ 考点：进入患者口腔内的所有诊疗器械，必须达到"一人一用一消毒或者灭菌"的要求。

体液喷溅时，应当戴护目镜。每次操作前、后应当严格洗手或者手消毒。

（3）医务人员戴手套操作时，治疗一个患者更换一副手套并洗手或者手消毒。进入患者口腔内的所有诊疗器械，必须达到"一人一用一消毒或者灭菌"的要求：①凡接触患者伤口、血液、破损黏膜或者进入人体无菌组织的各类口腔诊疗器械，包括牙科手机、车针、根管治疗器械、拔牙器械、手术治疗器械、牙周治疗器械、敷料等，使用前必须达到灭菌。②凡接触患者完整黏膜、皮肤的口腔诊疗器械以及辅助治疗的物理测量仪器、印模托盘、漱口杯等，使用前必须消毒。③凡接触患者体液、血液的修复、正畸模型等物品，送技工室操作前必须消毒。

**（二）口腔设备器械材料的消毒灭菌管理**

口腔诊疗器械消毒灭菌管理，包括器械维护与保养、清洗、消毒、灭菌、贮存等工作。

**1. 口腔诊疗器械清洗、维护与保养**　诊疗器械使用后，应当及时用流动水彻底清洗，然后使用加酶超声清洗，再用流动水冲洗干净。清洗后的器械应当擦干或者采用机械设备烘干并维护和保养，对牙科手机和特殊的口腔器械注入适量专用润滑剂，并检查器械的使用性能。

**2. 口腔诊疗器械贮存**　根据采用消毒与灭菌的不同方式对口腔诊疗器械进行包装，并在包装外注明消毒日期、有效期。采用快速卡式压力蒸汽灭菌器灭菌器械，可不封袋包装，裸露灭菌后存放于无菌容器中备用，一经打开使用，有效期不得超过4h。

**3. 口腔诊疗器械消毒或灭菌**　新灭菌设备和维修后的设备在投入使用前，应当确定生物监测合格后，方可投入使用。在设备灭菌操作程序、灭菌物品包装形式和灭菌物品重量发生改变时，应当进行灭菌效果确认性生物监测。灭菌设备常规使用条件下，至少每月进行一次生物监测，确保消毒、灭菌合格。

# 第六节　口腔卫生保健

口腔保健是整体健康保健的组成部分。1981 年 WHO 制定的口腔健康标准是"牙清洁、无龋洞、无疼痛感、牙龈颜色正常、无出血"。对口腔健康所下的定义虽然各不相同，但不能缺少的内容以下三方面，即：应具有良好的口腔卫生、健全的口腔功能以及没有口腔疾病。因此，良好的口腔卫生习惯、定期检查、纠正不良习惯、加强营养、改善劳动措施是预防和控制口腔疾病发生的基本措施。

## 一、口腔卫生

口腔卫生重点在于控制菌斑、消除软垢和食物残渣，增强生理刺激，使口腔和牙颌系统有一个清洁健康的良好环境，从而达到发挥其生理功能、增进口腔健康的目的。

### （一）刷牙

刷牙是每一个体常规的自我口腔保健措施，是机械性祛除菌斑和白垢最常用的有效方法。至少要做到早、晚各刷牙 1 次。最好能够做到每餐后刷牙，如果做不到，则应饭后漱口。特别强调晚间睡前刷牙，入睡后口腔内唾液分泌少，口腔内自洁作用差，如有食物残渣残留，口腔内微生物更易滋生繁殖，故睡前必须刷牙，保持较长时间的口腔清洁。同时要注意正确刷牙方法和刷牙质量，刷牙时间每次以 3min 为宜，因时间太短不足以清除菌斑，且一定要刷到三个牙面（唇颊、腭舌及面）。

刷牙虽然是维护口腔卫生的有效方法，但有报道称单纯的刷牙平均只能清除菌斑的 50% 左右，特别是难以消除邻面菌斑。因此，除了刷牙外，还需采用一些特殊的牙间清洁器具，如牙签、牙线等帮助祛除牙间隙的菌斑及白垢。

### （二）牙线

牙线可用棉、麻、丝、尼龙或涤纶制成，不宜过粗或太细。有含蜡或不含蜡牙线，也有含香料或含氟牙线。含蜡牙线一般用来祛除牙间隙的食物残渣和白垢，但不易祛净菌斑。不含蜡牙线上有细小纤维与牙面接触，有利于祛除牙菌斑。

### （三）牙签

在牙龈乳头退缩或牙周治疗后牙间隙增大时，可用牙签来清洁邻面和根分叉区。常用的牙签有木质和塑料的。使用方法：将牙签以 45 度角进入牙间隙，牙签尖端指向面，侧面紧贴邻面牙颈部，向方剔起或做颊舌向穿刺动作，清除邻面菌斑和嵌塞的食物，并磨光牙面，然后漱口。注意事项：勿将牙签压入健康的牙龈乳头区，以免形成人为的牙间隙；于使用牙签时动作要轻，以防损伤龈乳头或刺伤龈沟底，破坏上皮附着。

### （四）牙龈按摩

适当地按摩牙龈，可使上皮增厚、角化增强，还能加强牙龈组织的血液循环，改善营养及氧的供给，有利于组织的代谢和恢复，增进牙龈组织的健康。按摩可用手指或专门的牙间按摩器或清洁器进行。对未做牙周洁治术的牙龈炎和牙周炎患者，暂不宜做牙龈按摩。

### （五）龈上洁治术

是使用龈上洁治器械祛除龈上牙石和菌斑，并磨光牙面，防止菌斑和牙石再沉积，防治牙周病的措施。根据所使用的器械不同，龈上洁治术分为手用器械洁治法和超声波洁牙机洁治法。超声洁治不宜用于放置有心脏起搏器的患者，亦不宜用于肝炎、肺结核、艾滋病等传染性疾病患者。对牙龈炎患者，每 6～12 个月做 1 次洁治，可有效地维护牙周健康。

### （六）漱口

漱口能清除食物碎片、部分软垢及口内易被含漱力冲落的污物，故漱口应着重在饭后进行。漱口时一般用清洁水即可，为了预防口腔疾病的发生，也可根据不同目的，选用不同药物的漱口水漱口。

## 二、定期口腔检查

定期进行保健检查，了解被检查者的口腔卫生状况及口腔常见病流行情况，达到

"有病早治，无病预防"的目的。检查时限可根据需要及客观条件决定。

对于口腔癌，定期检查对降低死亡率是十分有意义的。口腔癌警告标志为：①口腔内的溃疡，2 周以上尚未愈合；②口腔黏膜有白色、红色或发暗的斑；③口腔与颈部有不正常的肿胀和淋巴结肿大；④口腔反复出血，出血原因不明；⑤颌面部、口腔、咽部和颈部有不明原因的麻木与疼痛。

### 三、纠正口腔不良习惯

口腔不良习惯种类很多，影响各异，主要是影响牙的正常排列和颌骨的正常发育，以及丧失生理性刺激。下列一些不良习惯危害较大，必须及早予以纠正。

1. 长期单侧咀嚼咀嚼食物，由于两侧的生理刺激不均衡，可造成非咀嚼侧组织衰退，发育不良，且缺乏自洁作用，易堆积牙石，导致牙周疾病的发生。

2. 长期用口呼吸，会造成上牙弓狭窄，腭部高拱，上前牙前突，唇肌松弛，上、下唇不能闭合，形成开唇露齿，导致口腔黏膜干燥和牙龈增生。

3. 长期吮唇、咬舌、咬颊，形成深覆，吮上唇可形成反。咬舌可形成开。咬颊可影响后牙牙位及上、下颌的颌间距离。所有这些都可导致错畸形。

4. 长期咬笔杆、咬筷子、吮指，可使上前牙向唇侧移位，下前牙移向舌侧，造成牙位不正，也是错畸形的病因。

### 四、消除口腔不利因素

牙面的窝沟、点隙为龋病的好发部位，应及时涂布窝沟封闭剂，预防龋病发生。额外牙（又称多生牙）、阻生牙及错位牙等，可造成错畸形及其他病变，应根据情况予以拔除或矫正。乳牙过早缺失所遗留的空隙，应及时做间隙保持器，保持其近、远中距离，以免引起邻牙移位及相对牙过度伸长，造成恒牙错位萌出或阻生。缺失牙应及时修复；口内残根、残冠应及时拔除，以免形成慢性不良刺激。

### 五、合理营养

从保证口腔健康、预防口腔疾病的角度要求，应注意以下营养问题。

（1）要注意钙、磷、维生素及微量元素的供应，特别在胎儿期、婴幼儿期、少儿期。

（2）多吃一些较粗糙和有一定硬度的食品，以增加口腔自洁作用和对牙龈的按摩作用；同时强化通过咀嚼所产生的生理性刺激，以增强牙周组织的抗病能力。

（3）适当控制吃糖和精制糕点　糖和精制糕点是龋病发生必不可少的底物。教育儿童在两餐之间应少吃或不吃糖果、糕点，特别在睡前应禁吃甜食。

### 六、改善劳动环境

对接触酸雾、铅、汞等有害物质的工人，应增添密封设备、定向通风、穿防毒隔离衣、防护面罩和手套等，以隔绝或减少有害物质与人体的接触，维护口腔及全身的健康。

# 第七节　儿童口腔保健

1981 年 WHO 制定的口腔健康标准是"牙清洁、无龋洞、无疼痛感、牙龈颜色正常、无出血现象"。为了达到这一目的，应注意口腔保健，尤其是儿童的口腔保健。应定期对儿童进行口腔健康检查，并对家长进行口腔保健指导，提高家长和儿童的口腔健康意识，帮助家长掌握正确的口腔卫生保健知识和技能，培养儿童养成良好的口腔卫生习惯，预防儿童龋病等口腔疾病，提高儿童健康水平。

## 一、保健时间

0~6 岁儿童进入口腔保健系统管理，其中 6、12、24 和 36 月龄为口腔筛查的重点年龄。

## 二、检查内容

### （一）问诊

询问儿童的喂养、饮食及口腔护理情况，了解是否喜食甜食、进食甜食的频率，是否有吮指、咬唇、吐舌、口呼吸等不良习惯，是否使用安抚奶嘴，口腔清洁、刷牙等卫生习惯。

### （二）口腔疾病筛查

1. 面部检查。检查是否有唇裂、腭裂等颜面发育异常。

2. 牙齿、口腔黏膜和舌系带的检查。检查牙齿的数目、形态、颜色、排列、替换及咬合情况，乳牙有无早萌、滞留、反咬合。检查有无口腔溃疡、鹅口疮、舌系带过短等异常。

3. 龋齿检查。检查牙齿是否有褐色或黑褐色改变，或者出现明显的龋洞。

## 三、口腔保健指导

根据儿童的年龄阶段，从牙齿发育、饮食、口腔卫生指导等方面予以宣传教育。

1. 喂养。提倡母乳喂养，牙齿萌出以后规律喂养，逐渐减少夜间喂养次数。人工喂养儿应当避免奶瓶压迫其上下颌，不要养成含着奶瓶或含着乳头睡觉的习惯。牙齿萌出后，夜间睡眠前可喂服 1~2 口温开水清洁口腔；建议儿童 18 个月后停止使用奶瓶。

2. 饮食习惯。减少每天吃甜食及饮用碳酸饮品的频率，预防龋病的发生；牙齿萌出后，进行咀嚼训练；进食富含纤维、有一定硬度的固体食物；培养规律性的饮食习惯，注意营养均衡。

3. 牙齿萌出。乳牙萌出时婴儿可能出现喜欢咬硬物和手指、流涎增多，个别婴儿会出现身体不适、哭闹、牙龈组织充血或肿大、睡眠不好、食欲减退等现象。待牙齿萌出后，症状逐渐好转。建议这一时期使用磨牙饼干或磨牙棒以减轻症状。

4. 口腔清洁。注意儿童的口腔清洁，尤其在每次进食以后。牙齿萌出后，家长应当用温开水浸湿消毒纱布、棉签或指套牙刷轻轻擦洗婴儿牙齿，每天 1~2 次。当多颗牙齿萌出后，家长可选用婴幼儿牙刷为幼儿每天刷牙 2 次。3 岁以后，家长和幼儿园老师可开始教儿童自己选用适合儿童年龄的牙刷，用最简单的"画圈法"刷牙，其要领是将刷毛放置在牙面上，轻压使刷毛屈曲，在牙面上画圈，每部位反复画圈 5 次以上，牙齿的各个面（包括唇颊侧、舌侧及咬合面）均应刷到。此外，家长还应每日帮儿童刷牙 1 次（最好是晚上），保证刷牙的效果。当儿童学会含漱时，建议使用儿童含氟牙膏。

5. 纠正不良习惯。幼儿期尽量不用安抚奶嘴；纠正吮指、咬唇、吐舌、口呼吸等不良习惯。

6. 口腔健康检查。儿童应该在第一颗乳牙萌出后 6 个月内，由家长选择具备执业资质的口腔医疗机构检查牙齿，请医生帮助判断孩子牙齿萌出情况，并评估其患龋病的风险。此后每半年检查一次牙齿。

7. 局部应用氟化物预防龋病。3 岁以上儿童可接受由口腔专业人员实施的局部应用氟化物防龋措施，每年 2 次。对龋病高危儿童，可适当增加局部用氟的次数。

8. 窝沟封闭预防龋病。窝沟封闭是预防磨牙窝沟龋的最有效方法。应当由口腔专业人员对儿童窝沟较深的乳磨牙及第一恒磨牙进行窝沟封闭，用高分子材料把牙齿的窝沟填平，使牙面变得光滑易清洁，细菌不易存留，达到预防窝沟龋的作用。

## 四、转诊

出现以下情况之一者，应当予以及时转诊至上级妇幼保健机构或其他医疗机构的相关口腔专业门诊进一步诊治。

1. 唇裂、腭裂等颜面发育异常。
2. 舌系带过短。
3. 乳牙早萌或滞留。
4. 乳牙反咬合。
5. 龋齿。

# 第八节 口腔科常用护理技术操作

## 一、口腔四手操作技术

口腔四手操作是指在口腔治疗的全过程中，医师、护士采取舒适的坐位，患者平卧于牙科综合治疗台上，医护双手（四只手）同时为患者进行各项操作，平稳而迅速地传递治疗所用器械、材料，从而提高工作效率及质量的一项操作技术。该项操作技术目前已得到了 WHO 的认可，并通过世界 pd 学会（World Society for pd Health Care）

向全球推广。

**（一）医、护、患的位置关系**

在实施四手操作技术时，医生、护士有其各自互不干扰的工作区域，以保证通畅的工作线。正确的就座位置，能够保证医生接近手术区，医生和护士舒适，并有良好的视野，患者安全、相对舒适。为了更好地说明医生、护士及设备与患者之间的位置关系，将医生、护士、患者的位置关系假想成一个钟面，以患者的面部为中心，分成四个时钟区（图5-2）。

**1. 医生工作区**　位于时钟 7～12 时。根据治疗牙位不同，医生可在 7～12 时范围内选择最佳操作位置。此区不能放置物品，如柜子、软管等，以免术者改变位置时影响工作。工作区也是患者到达和离开椅位的通道。

**2. 静止区**　位于时钟 12～2 时。此区可放置相对固定设备，如银汞调拌器、治疗车等。

**3. 护士工作区**　位于时钟 2～4 时。通常多选时钟 3 时。此区不能放置物品，这样护士既可接近传递区，又可通往安放治疗车的静止区。

**4. 传递区**　位于时钟 4～7 时。为传递器械和材料区。在这一扇形区域内，靠近患

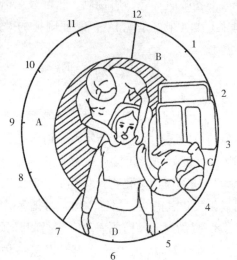

图5-2　医、护、患的位置关系

者口腔的空间是医生和护士传递材料和器械的地方；远离患者面部的空间，通常用来安放牙科治疗盘和各种牙钻等设备。另外，在治疗椅四周还需要留出一定空间，以便巡回护士走动。

**5. 医护患位置关系**　以患者口腔为中心，患者仰卧位于口腔治疗椅上。医生坐于患者右侧或右后侧，工作区位于时钟 7～12 点。护士坐在医生对面，髋部与患者肩部平行，肘关节比患者口腔位置高 10～12cm，座位比医师高 10～15cm，传递区位于时钟 4～7 点，工作区位于时钟 2～4 点。

**（二）具体操作中的要求**

**1. 治疗前准备及器械摆放**　在患者的治疗方案确定后，护士应尽快按既定的治疗程序进行器械、材料、药品的准备工作。物品摆放应有一定的标准，以利于在治疗中的取用。

**2. 患者体位调整**　患者进入诊室后，护士应辅助患者处于舒适体位，调节合适光源，在协助患者坐在治疗椅上时，动作应规范、轻柔。

**3. 操作过程中的配合**　在口腔治疗的操作过程中，护士要能和医生密切配合。具体的职责有：①协助医生拉开患者口角，保持手术区域视野清晰。②正确使用吸引器，及时吸出口内液体。③及时准确地做好器械、材料的传递与交换。④在整个治疗过程中，护士应随时进行卫生宣教，并注意观察患者反应，发现情况及时向医生报告，协

助处理。

**4. 操作后护士的工作** ①向患者交代注意事项，预约下次复诊时间。②清理用物，常规消毒，归还原处。③对用过的器械按物品性质进行分类、消毒、灭菌处理；对一次性口腔治疗盘、注射器等，需依据一次性卫生材料处理原则进行焚烧或统一毁形处理，严禁污染的医疗用品重新使用或流向社会；对使用过的治疗椅及治疗台等物体表面，可使用含氯消毒剂进行擦拭消毒；牙科手机应做到一人一用一灭菌，以防止交叉感染。

## 二、口腔科常用护理配合操作技术

### （一）口腔护理吸引技术

**1. 吸引器的握持方法** 口腔护士的操作位置是在患者的左侧，右手离患者口腔较近，因此用右手握持吸引器更利于操作。握持的位置应在吸引器的柄部，不能离吸引头太近，以免挡住患者口腔，影响医生操作。吸引器头可以根据需要弯曲或拉直。在吸引器头弯曲时，护士可自然地拿住吸引器的柄部，吸引器向上弯曲进入患者口腔，吸引管自然下垂即可。在吸引器头较直时，可采用改良握笔式或握刀式。

**2. 吸引器的放置规则** 为确保操作的顺利进行，吸引器的放置应有一定规范。具体操作规则如下。

（1）及时吸引 口腔护士应和医生配合默契，在医生进行治疗时，护士应及时吸去患者口腔内的液体、水及碎屑，时刻保持诊疗部位清晰。必要时可配合三用枪同时使用。

（2）不干扰医生工作 吸引器的放置位置不能干扰医生的操作。因此，护士应掌握口腔内不同部位治疗时吸引器放置的位置和操作要领。一般情况下，吸引器应放入治疗部位附近区域，以确保及时吸走液体，保持口腔内操作空间。

（3）尽量减少患者不适感 护士操作时动作宜轻柔，不能增加患者的不适感。吸引器应避免放入患者口内的敏感区域，如软腭、咽部等，以免引起患者恶心。

（4）注意吸引头口的位置 因吸引头口处有负压，吸引头的口不能紧贴黏膜，以避免损伤黏膜和使管口堵塞。

### （二）器械的传递与交换

正确、规范的器械传递与交换动作可以使医生充分利用治疗时间，提高工作质量。

**1. 器械的传递** 器械的传递以方便医生的使用为原则。在四手操作的前提下，医生在整个操作过程中不离开座椅，操作中用到的所有治疗器械均由护士协助拿取，再转交医生，这一过程称为器械的传递。

（1）器械传递位置在患者颏下与上胸之间，尽量靠近患者口唇，贴近医生。

（2）护士以左手握持器械的非工作端末端送至传递区上方。工作端的方向可以向上或向下，取决于医生的工作习惯。器械在传递区的位置方向根据医生的工作位置来定，当医生在 11 点工作位时，器械长轴与患者口角连线平行，在 9∶30 工作位时与患者口角连线呈 45°。

（3）医生根据器械的不同使用方法选用握笔式、掌-拇式或握刀式取过器械。医生手的位置一般位于器械中部或略偏工作端。

（4）当医生从患者口中拿出器械时，护士左手应即刻伸至传递区，准备接过已用

☞ **考点：** 护士应将器械非工作端末端传到医生手里。

完的器械。护士接过器械的位置应在器械的非工作端。

**2. 器械的交换**　器械的交换是在器械传递的基础上进行的，即在递进新器械的同时取回用过的器械。实行正确的器械交换可以缩短患者治疗时间，提高医疗服务的质量，是四手操作护士必须掌握的一项基本技术。

（1）器械交换方法　四手操作护士在临床上进行器械交换时，可用双手进行，即一手传递，一手取回；也可以单手进行，具体动作方法包括平行器械交换法和旋转器械交换法。

（2）器械交换的注意事项　①护士应提前了解病情及治疗程序，并提前准备好治疗中用到的所有器械，准确、及时交换医生所需器械。②每一步治疗结束时，医生将器械离开患者口腔2cm左右，即为结束使用该器械的信号，护士应及时准备好下一步治疗所需器械。③器械交换过程中，护士应注意握持器械的部位及方法，以保证器械交换顺利，无碰撞、无污染。④在单手进行器械交换时，护士用左手的拇指、示指来传递新器械；用无名指、小指取回用过的器械。⑤器械的交换应离患者面部上方有一定距离，尤其对锐利器械要格外注意，防止损伤患者。⑥交换动作一般用于单根器械或较为轻巧的器械，而对于较大器械或需要双手传递的器械则不能用交换的方法，如牙钳、银汞合金输送器、注射器等。

## 三、玻璃离子黏固剂的调拌

［目的］口腔临床治疗中充填、黏结固定修复体材料的准备。

［用物］玻璃离子黏固粉和液、塑料调拌刀、调拌纸、酒精棉球、瓶镊罐。

［粉液体积比例］重量比为粉2.5g，液1g；体积比为1匙粉，1滴液。

［操作过程］

1. 将调拌纸、调拌刀平放于治疗巾上，调拌刀平放于调拌纸的右侧。

2. 用配套的塑料小匙取适量的粉剂置于调拌纸的一端，按比例滴适量的液体于调拌纸的另一端。盖好粉、液瓶盖。

3. 左手固定调拌纸，右手持调拌刀将粉剂分成两份。

4. 将粉剂逐次加入液体中，用旋转推开法将粉液充分调拌成面团状。每次将粉末加入液体时一定要混合均匀后再加入另一份粉末，调拌过程约为1min，调拌后3～5min即可固化。

5. 质量要求表面光滑细腻、质地均匀、断面结构致密。

［注意事项］操作完毕，用酒精棉球擦拭消毒玻璃板和调拌刀，并用密封袋保存。

## 四、印模材料的调拌方法

以藻酸钾印模材料调拌为例。

［目的］口腔临床修复治疗中印模制取材料准备。

［用物］橡皮碗、调拌刀、藻酸钾印模材料、清水、量杯。

［粉液体积比例］水和粉比例按照商品要求计量。

［操作过程］

**1. 调拌方法**

（1）了解治疗方案及患者口腔情况，协助医生选择合适的托盘。

（2）按商品要求取适量的水和粉于橡皮碗内，然后开始调拌。

（3）调拌时，调拌刀与橡皮碗内壁平面接触，开始 10~20s 时轻轻调和，待水粉均匀混合后加快调拌速度。调和时间一般在 30~45s 之间，凝固时间为 2~3min。冬季室温较低时可用温水调和，以缩短凝固时间。

**2. 上托盘方法**　将调和完成的材料装入托盘前，应将材料用调拌刀收刮于橡皮碗一侧，并反复在碗内折叠、挤压排气。置于上颌托盘时将材料形成团状，用调拌刀取出，从托盘远中方向近中方向推入，防止产生气泡；置材料于下颌托盘时，将材料形成条状于调拌刀上，从托盘的一端向另一端旋转盛入。堆放在托盘上的材料应表面光滑，均匀适量，无气泡。

**3. 整理用物，消毒备用。**

**4. 质量要求**　①橡皮碗、调拌刀应清洁，无残留物。②调拌完成的印模材料均匀、细腻、稀稠适宜呈糊状。③堆放在托盘上的材料表面光滑、无气泡。④材料取量适度、浪费少。

［注意事项］

1. 印模材料调拌时，要保持调拌用具的清洁、干燥。若调拌用具残留陈旧印模材料或石膏碎屑等物质，将影响材料的质量。

2. 印模材料调拌时，要严格按水粉比例及调和时间的要求调拌。调拌应在 30~45s 内完成。调和时间不足，会使印模强度下降，调和时间过长，会破坏凝胶而同样使印模强度下降，不能通过改变调和比例的方式来改变凝固时间。

3. 为了使所调材料取量适宜，在材料调拌前应了解患者失牙的部位、数量及修复方法，以决定所需材料的用量及材料放置在托盘上的主要位置。

4. 材料用后应加盖密闭存放，橡皮碗、调拌刀使用后清洗干净，消毒处理干燥后备用。

## 目标检测

1. 简述口腔科患者的护理评估要点。

2. 简述口腔科医院感染管理基本要求。

3. 简述口腔科术晨护理常规。

4. 简述口腔四手操作技术。

5. 简述儿童口腔保健流程。

（张　虹　王珊珊）

# 第六章 | 口腔科患者的护理

## 第一节 口腔内科患者的护理

**要点导航**

**知识目标**

1. 掌握龋病、牙龈炎、牙周炎、复发性阿弗他溃疡患者的护理评估及护理措施。

2. 熟悉龋病、牙龈炎、牙周炎、复发性阿弗他溃疡患者的护理问题及护理评价。

3. 了解口腔科常见疾病的流行病学特点、病因、发病机制和专科新进展。

**技能目标**

1. 学会运用整体护理程序对龋病、牙龈炎、牙周炎、复发性阿弗他溃疡患者进行护理评估，并制定相应的护理措施。

2. 具有能结合口腔内科患者具体情况实施健康指导的能力。

**素质目标**

1. 理解口腔科患者的心理特点，并在护理关怀中体现。

2. 具有认真的学习态度、严谨的工作作风及良好人际沟通能力。

口腔指口内的空腔，口腔内有牙、舌、唾液腺等器官。口腔内科疾病包括牙体、牙周、牙髓及黏膜疾病。

### 一、龋病患者的护理

患者，男性，10 岁。主诉对冷、热、酸、甜等刺激较为敏感，特别对冷的刺激尤为敏感。口腔检查上颌第一前磨牙可见龋洞。

1. 请列出该患者拟诊断的疾病名称。

2. 请列出该患者主要的护理问题。

3. 请列出该患者主要的护理措施。

龋病（tooth decay）是口腔科常见病多发病，是以细菌为主的多种因素影响下，牙体硬组织发生慢性、进行性破坏的一种疾病。龋病向纵深发展，可引起牙髓炎、根尖周炎、牙槽脓肿等并发症，甚至成为病灶，影响身体健康。

龋病是由多种因素复合作用所致，目前被口腔学术界普遍接受的龋病病因学说是四联因素学说（图6-1），它认为龋病的形成包括：细菌、食物、宿主和时间，四者相互关联，缺少一个方面都不能发生龋病。

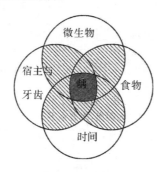

图6-1　致龋四联因素

**1. 细菌**　致龋菌是龋病发生的主要条件。致龋菌形成牙菌斑，并使碳水化合物产生各种有机酸。在这些酸的作用下，牙齿硬组织发生脱矿，形成龋病。

**2. 食物**　糖类食物是致龋的基质，尤其是蔗糖及其他低分子量糖。

**3. 宿主**　宿主因素包括牙和唾液。牙齿的形态异常、排列不齐、接触不良都能形成致龋菌的"滞留区"，成为龋病的发病条件。唾液的分泌量不足、成分异常也会促进龋病的发生。

**4. 时间**　龋病的发生和发展是一个缓慢的过程。菌斑形成一般需要5到7天，菌斑演变为龋齿要经过6到12个月，从初发龋到临床龋洞的形成约需1.5~2年的时间，2~14岁这段时间是乳恒牙患龋的易感期，这对预防工作有着重要意义。

**知识链接**

**牙菌斑是如何形成的?**

在进食时一些食物黏附在牙齿上，吸引了微生物菌落附着在牙面上，形成一层软垢。这种细菌和食物软垢在牙齿表面结合形成一薄层致密的、非钙化的、胶质样的膜状细菌团，称为菌斑。

**【护理评估】**

**（一）收集健康史**

询问患者口腔卫生及饮食习惯，尤其询问其有无睡前吃甜食的嗜好。若有疼痛，了解是自发性痛还是激发痛，与冷热刺激是否有关。

**（二）评估身体状况**

**1. 症状与体征**　龋病的临床特征是牙体硬组织的色、形、质的改变。其病变过程是由牙釉质或牙骨质表面开始，由浅入深逐渐累及到牙本质，呈连续破坏过程。临床上为了便于诊断和治疗，根据龋损程度分为浅龋、中龋及深龋（图6-2）。

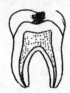

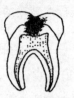

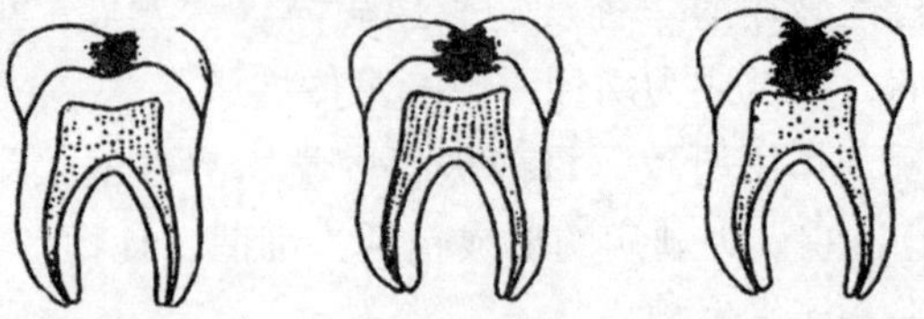

牙釉质龋　　　　　牙本质浅层龋　　　　牙本质深层龋

图6-2　龋病的三个阶段

（1）浅龋　龋蚀只限于牙齿的表层即牙釉质或牙骨质。初期在牙面上形成白垩色，继之成黄褐色或黑色，患者无自觉症状，探诊有粗糙感或有浅层龋洞形成。

（2）中龋　龋蚀已进展到牙本质浅层，形成龋洞。龋洞内有着色软化的牙本质及食物残渣，患者对冷、热、酸、甜等刺激较为敏感，对冷的刺激尤其明显，但祛除外界刺激后，症状即可消失。

（3）深龋　龋蚀已进展到牙本质深层，临床上可见较深的龋洞。距牙髓组织较近，所以对温度变化及化学刺激更为敏感，食物嵌入洞内压迫发生疼痛，探查龋洞时酸痛明显，但无自发性痛。

**2. 辅助检查**

（1）温度刺激试验　可用冷热刺激进行检查，亦可使用电活力测定，了解牙髓状况，确定治疗方案。

（2）X线检查　可借助X线摄片检查有无邻面龋或颈部龋，了解龋洞的深度。

**（三）评估心理社会状态**

龋病初期患者无自觉症状，不易受到患者的重视，当出现临床症状才来就诊，常延误了治疗时机，从而导致发生牙髓炎、根尖周炎、牙槽脓肿等严重的口腔疾病。因此，应正确评估患者的年龄、口腔卫生习惯、口腔卫生保健知识、文化层次、经济状况、对疾病了解程度，以及不愿就诊的原因等。

**【护理问题】**

**1. 组织完整性受损**　与龋坏造成牙体硬组织的缺损有关。

**2. 舒适改变**　对冷、热、酸、甜刺激过度敏感，与牙齿龋坏造成牙本质暴露有关。

**3. 知识缺乏**　缺乏龋病的发生、发展、预防及早期治疗的有关信息。

**4. 潜在并发症**　牙髓炎、根尖周炎等。

**【护理措施】**

处理原则：早期釉质龋采用药物治疗的方法抑制龋病的发展。当牙体组织破坏形成龋洞时，则采用修复性治疗。

**（一）用药护理**

**1. 用物准备**　口腔检查基本器械（治疗盘、口镜、探针、镊子），高速手机及合适车针，用小棉球蘸10%硝酸银或氟化物备用。

**2. 护理配合**

（1）暴露病变部位 递手机，协助扩大术野，及时吸唾，保持术野清晰、干燥。

（2）清洁患牙 递清洁刷清洁牙面，必要时递洁牙手机清除牙结石及菌斑，用三用枪冲洗干净。

（3）隔湿 递镊子夹棉卷隔湿或协助医师用橡皮障隔湿，吹干患牙表面。

（4）涂布 递蘸有药物的小棉球，医师在患牙上进行涂布时，协助牵拉患者口角、挡舌和吸唾，避免药物接触口腔软组织。

**（二）修复性治疗的护理**

牙体硬组织是高度钙化的组织，一旦遭到破坏后无自身修复功能，牙体组织有缺损时，需用充填术恢复牙的形态和功能，其方法是祛除龋坏组织，制成一定洞形，然后选用适宜的修复材料修复缺损部分。在进行充填术的过程中，护士应进行如下配合。

**1. 用物准备**

（1）器械和物品 治疗盘、口镜、探针、镊子、纱团、小棉球、高、低速手机、车针、挖器、黏固剂充填器、雕刻刀、玻璃板、调拌刀、充填器，成形片、成形夹、木楔。

（2）药品 25%麝香草酚酊、50%酚甘油、75%酒精、樟脑酚合剂、丁香油、银汞合金、复合树脂、玻璃离子粘固粉、磷酸锌粘固粉、氧化锌丁香油粘固粉、氢氧化钙粘固粉。

**2. 护理配合**

（1）安排患者就位 根据治疗的需要调节椅位及光源，引导患者上椅位，围好胸巾，让患者处于舒适的体位。做好患者的解释工作，消除对钻牙的恐惧心理。

（2）制备洞型 装上适用车针递给医师，协助牵拉口角，用吸唾器及时吸净冷却液，保持术野清晰，注意吸唾时不要损伤软组织。如使用电动牙钻机无冷却装置时，用水枪对准钻头缓慢滴水，防止因产热刺激牙髓而引起疼痛。

（3）隔湿、消毒 备好棉球、棉条、橡皮樟或用吸唾器协助医生隔湿，防止唾液的污染。充填时如洞壁有唾液或冲洗液均可影响充填材料的性能，甚至使充填失败。准备窝洞消毒的小棉球，消毒药物根据龋洞情况及医嘱选用。

（4）调拌垫底及充填材料 浅龋一般不需垫底；中龋用磷酸锌粘固粉或玻璃离子粘固粉单层垫底；深龋则需用氧化锌丁香油粘固粉及磷酸锌粘固粉双层垫底。遵医嘱调拌所需垫底材料，再选用永久性充填材料充填。后牙多采用银汞合金。前牙可选用复合树脂或玻璃离子粘固粉可达到与牙最佳的颜色匹配。

（5）清理用物 将所有车针、器械及手机消毒后备用。

（6）术后指导 嘱患者银汞合金充填的牙齿24h内不能咀嚼硬物。深龋充填术后如有疼痛应及时到医院复诊。

**（三）健康教育**

1. 向患者宣传预防龋病的有关知识，增强人们的健康保健意识。

2. 告知患者要养成良好的口腔卫生习惯，做到早、晚刷牙、饭后漱口，并指导患者采用正确的刷牙方法。

3. 定期口腔检查 一般 2 ~ 12 岁半年 1 次，12 岁以上一年 1 次，以便早发现龋齿，及时治疗。

4. 合理饮食 儿童和青少年要少吃饼干、糖果等精致的食物，尤其是临睡前勿进甜食，可使用蔗糖代用品。应多吃粗纤维的食物。

【护理评价】

**1. 患者在患者近期内是否达到** ①了解早期浅龋药物治疗的重要性。②疼痛减轻或消除。③恢复牙体缺损组织的完整性。

**2. 患者在患者远期内是否达到** ①了解龋病的防治知识及养成了良好的口腔卫生习惯。②无并发症的发生。

## 二、牙龈炎患者的护理

男性，40 岁。口腔卫生差，牙齿颈部有牙垢和牙石沉积，近段时间晨起发现口内有血污，并伴有口臭。口腔检查：左下 5 6 牙间乳头红肿有明显探触痛，易出血。牙体无龋坏和非龋性疾病。叩诊（+），无松动，未探及牙周袋。

1. 请列出该患者拟诊断的疾病名称。

2. 请列出该患者主要的护理问题。

3. 请列出该患者主要的护理措施。

牙龈炎（gingivitis）指局限于牙龈组织，未侵犯深层牙周组织的炎症。一般炎症只局限于龈乳头和龈缘，严重时可累及附着龈。牙龈炎的病变可逆转，一旦病因被祛除，炎症可以完全消退，牙龈组织恢复正常，但如果炎症未得到控制，部分牙龈炎可进一步发展为牙周炎。牙龈炎种类较多，以慢性龈缘炎和增生性龈炎最常见。

病因及发病机制如下。

**1. 局部因素** 牙菌斑是慢性牙龈炎的始动因子。另外，口腔卫生不良，如牙结石、食物嵌塞、不良修复体及牙颈部龋等可促使牙菌斑积聚，引起或加重牙龈炎。此外，有口呼吸习惯的患者可因上前牙的唇侧长期暴露在空气中而致该区发生牙龈肥大。

**2. 全身原因** 如内分泌紊乱、营养障碍、维生素 C 缺乏、系统性疾病、妊娠期性激素水平改变，也可加重或促发牙龈炎。

【护理评估】

（一）收集健康史

了解患者身体状况及口腔卫生情况，有无用口呼吸的习惯，有无药物过敏史及长期服用激素、避孕药等病史。

（二）评估身体状况

**1. 症状** 一般无明显自觉症状，偶有牙龈发痒、发胀等不适感。多数患者往往因牙龈受到机械刺激，如刷牙、咀嚼、说话、吸吮等引起出血而就诊，可有口臭或口腔异味。

**2. 体征**

（1）牙龈色、形、质改变　牙龈充血、红肿、呈暗红色，点彩消失，表面光滑发亮，质地松软，缺乏弹性。

（2）假性牙周袋形成　炎症刺激龈缘及龈乳头增生肥大覆盖牙冠，龈沟深度可达3mm以上，形成假性牙周袋，但上皮附着仍位于釉牙骨质界处，这是区别牙龈炎与牙周炎的重要标志。牙齿无松动、牙槽骨无破坏。

☞ **考点：**龈沟正常的深度应小于2mm。

（3）牙颈部可见牙石与牙垢沉积，探诊易出血。

知识链接

**假性牙周袋与真性牙周袋的区别**

牙周袋是病理性加深的龈沟。牙龈炎、牙龈肿胀或增生使龈缘位置向牙冠方向移动，而龈沟底结合上皮的位置并未向根方迁移，此情况称为假性牙周袋。而牙周炎时，结合上皮向根方增殖，其冠方部分与牙面分离形成牙周袋，这是真性牙周袋。

**（三）评估心理社会状态**

牙龈炎一般无自觉症状，容易被患者忽视而得不到及时治疗，当出现牙龈出血，口臭影响人际交往时，才引起患者重视。

【护理问题】

**1. 口腔黏膜改变**　与炎症引起牙龈乳头充血、红肿、点彩消失有关。

**2. 牙齿异常**　与无效的口腔卫生导致牙结石过多有关。

**3. 社交障碍**　与口臭有关。

**4. 知识缺乏**　缺乏牙齿卫生保健知识。

【护理措施】

处理原则：清除菌斑及牙结石或其他有关刺激因子，控制感染。

**1. 祛除致病因素**　协助医师取下不良修复体及消除食物嵌塞等不良刺激因素。

**2. 用药护理**　配合医师用3%双氧水及生理盐水交替冲洗龈沟后涂以1%的碘甘油。病情严重者，指导患者遵医嘱服用抗生素及维生素。

**3. 洁治术的护理**　洁治术是祛除牙菌斑和牙石的基本手段。包括龈上洁治术和龈下刮治术。其方法是使用器械或超声波洁牙机除祛龈上、龈下牙石，消除结石和菌斑对牙龈的刺激，以利于炎症和肿胀消退。以上两种手术的操作步骤及护理配合如下。

（1）术前准备

①向患者说明手术的目的及操作方法，取得患者配合。

②评估患者的身体状况　有无牙龈恶性肿瘤、活动性心绞痛、心力衰竭、血液性疾病、未控制的高血压等，必要时作血液检查，如出凝血时间、血常规、血小板计数等。

③物品准备　备好消毒的洁治器械或超声波洁牙机。龈上洁治器包括镰形洁治器、锄形洁治器；龈下刮治器包括锄形刮治器、匙形刮治器、根面锉。另备磨光用具，包括电机、低速手机、橡皮磨光杯、磨光粉或脱敏糊剂。

（2）术中配合

①调节椅位、光源　治疗上颌牙时，使患者颌平面与地面呈45°；治疗下颌时颌平面与地面平行，便于医师操作。

②嘱患者用3%过氧化氢液或0.1%氯己定溶液含漱1min，用1%碘酊消毒手术区。

③根据洁治术的牙位及医师使用器械的习惯，摆放好所需的洁治器。

④术中协助牵拉唇、颊及口角，保证手术区视野清晰，及时吸净冲洗液。若出血较多用肾上腺素棉球止血。

⑤牙石去净后，备橡皮杯蘸磨光粉或脱敏糊剂打磨牙面，龈下刮治则用根面锉磨光根面。

⑥协助医生用药物冲洗龈沟，备纱团及小棉球拭干手术区。用镊子夹持碘甘油置于龈沟内。全口洁治应分区进行以免遗漏。

（3）术后护理

①取下护目镜，清洁患者的面部，取下围巾，整理物品，分类处理，及时送去消毒。

②嘱患者30min内勿漱口、饮水及进食，以保证药效。

③告知患者24h内可能有少量的渗血，属正常现象，当天勿食过热、过硬的食物。遵医嘱服用抗生素，预防感染。正常刷牙。

**4. 健康教育**

（1）指导患者正确刷牙，养成良好口腔卫生习惯，合理使用牙线、牙签。

（2）告知患者牙龈炎是可逆的，要及时治疗，如发展到牙周炎将会对口腔健康带来严重的危害，增强患者防范意识。

**【护理评价】**

**1. 患者在患者近期内是否达到**　①牙龈组织恢复正常。②患者口臭消失，自信心增强。

**2. 患者在患者远期内是否达到**　①了解牙龈炎特点及治疗方法。②口腔卫生良好，掌握正确刷牙方法及正确使用牙线、牙签。

## 三、牙周炎患者的护理

女性，32岁。诉两侧后牙咀嚼不适，牙龈出血10年。口腔检查：切牙和第一磨牙牙周袋6～7mm，松动Ⅰ°～Ⅱ°，切牙轻度唇侧移位，余牙无牙周袋。X线片示：仅切牙和第一磨牙牙周袋牙槽骨吸收明显。

1. 请列出该患者拟诊断的疾病名称。

2. 请列出该患者主要的护理问题。

3. 护士应如何对此患者进行健康指导。

牙周炎（periodontitis）是牙周支持组织牙龈、牙周膜、牙骨质及牙槽骨的炎性破坏性疾病。除有牙龈炎的症状外，牙周袋的形成是其主要临床特点。经过治疗，除牙龈炎症消退外，已破坏的牙周支持组织不能恢复原有水平。牙周炎与龋病一样，是破坏咀嚼器官的主要口腔疾病之一，是拔牙的首位原因，其危害远大于牙龈炎。

**知识链接**

**牙周病**

牙周病是指发生在牙支持组织（牙周组织）的疾病，包括仅累及牙龈组织的牙龈病和波及深层牙周组织（牙周膜、牙槽骨、牙骨质）的牙周炎两大类。牙周疾病是常见的口腔疾病，是引起成年人牙齿丧失的主要原因之一。牙周病的早期症状不易引起重视，造成牙周组织长期慢性感染，炎症反复发作，损害口腔咀嚼系统的功能。

牙周炎是多因素疾病，其病因基本上与牙龈炎相同。牙龈炎如未能及时治疗或者由于致病因素增强，机体抵抗力下降，则牙龈炎可能发展为牙周炎。牙周炎的发生发展不仅与菌斑、牙石，龈下结石有关，而且与全身的营养代谢障碍、内分泌紊乱、精神因素、自主神经功能紊乱有一定的关联。

**【护理评估】**

**（一）收集健康史**

了解患者口腔状况，有无牙结石、不良修复体、食物嵌塞等刺激性因素，牙列是否整齐，是否戴有矫治器；有无磨牙症、口呼吸、吸烟等不良习惯，有无牙龈炎及全身疾病病史等。

**（二）评估身体状况**

**1. 症状** 早期无明显自觉症状，后期常出现口臭，疼痛。

**2. 体征**

（1）牙龈肿胀出血 牙龈组织水肿，颜色暗红，点彩消失。在刷牙、咀嚼、说话时出现牙龈出血。

（2）牙周袋形成 最重要表现之一。炎症的刺激使牙周膜破坏，牙槽骨吸收，牙龈与牙根面分离，使龈沟破坏加深到3mm以上，形成病理性牙周袋。

（3）牙周袋溢脓及牙周脓肿 牙周袋内组织由于细菌感染出现慢性化脓性炎症改变，轻压牙周袋外壁，有脓液溢出，并伴有口臭。当机体抵抗力下降或袋内脓液引流不畅时，可发生急性牙周脓肿，表现为近龈缘处局部呈卵圆形突起，红肿疼痛，严重病例可出现全身不适，体温升高，常伴有区域性淋巴结肿大等症状。肿胀中心靠近龈缘，易从牙周袋引流，可与牙槽脓肿区别。

（4）牙齿松动 由于牙周膜破坏，牙槽骨吸收，牙周支持力量不足而出现牙齿松动，咀嚼功能下降或丧失。

**3. 辅助检查** X线片显示牙槽骨呈水平式吸收，牙周膜间隙增宽，硬骨板模糊，骨小梁疏松等。

**（三）评估心理社会状态**

牙周炎为慢性疾病，早期症状较轻，容易被患者忽视而得不到及时治疗，或由于

☞ 考点：牙周炎四大临床表现是牙龈肿胀、牙周袋形成、牙槽骨吸收、牙齿松动。

惧怕口腔治疗的方法及惧怕传染上其他疾病而不愿到医院就诊。晚期由于牙周组织破坏严重，牙槽骨重度吸收，出现口臭、牙齿松动、脱落。牙缺失后，常影响咀嚼功能及面容，加上牙周炎治疗效果差，患者会表现出自卑、焦虑情绪。疼痛患者可出现烦躁、性格变化等。

【护理问题】

**1. 急性疼痛**　与牙周炎症刺激有关。

**2. 口腔黏膜改变**　与炎症造成牙龈充血、水肿、色泽改变有关。

**3. 自我形象紊乱**　与牙齿缺失、口臭有关。

**4. 知识缺乏**　缺乏口腔卫生知识、对疾病早期治疗的重要性认识不足。

**5. 有体温升高的危险**　与牙周细菌感染有关。

【护理措施】

处理原则：保持口腔卫生，通过洁治术、刮治术和根面平整术等治疗清除牙菌斑、牙石、祛除牙周袋，并固定松动牙齿和拔除过于松动、确无保留价值的牙等，并配合药物治疗。

**1. 药物治疗护理**　近年来研究认为菌斑是牙周病的主要致病原因，临床上常用螺旋霉素、甲硝唑等抗生素来杀灭细菌，控制感染。嘱患者按医嘱服药。协助医生局部用3%过氧化氢液冲洗牙周袋，拭干后用探针或镊子夹取少许复方碘液置于袋内。

**2. 祛除局部刺激因素**　龈上洁治术或龈下刮治术是清除牙结石，减缓牙周袋形成的重要手段，操作步骤及护理配合见牙龈炎有关部分。

**3. 消除牙周袋**　经局部治疗，牙周袋仍不能消除者，可行牙周手术清除牙周袋。常用的手术方法有牙龈切除术及牙龈翻瓣术。护理配合以牙龈翻瓣术为例。

（1）术前护理

①器械准备　外科手术刀、牙周探针、骨膜分离器、眼科剪、刮治器、小骨锉、局麻器械、缝针、缝线、持针器、调拌用具、消毒药品、无菌包。另备牙周塞治剂及丁香油。各类器械消毒后备用。

②心理护理　向患者介绍手术目的、手术过程、术中可能出现的不适及术后的注意事项等，消除患者紧张、恐惧心理。

（2）术中配合

①术前用0.1%氯己定液漱口，75%酒精消毒口周皮肤，铺孔巾。

②备局麻药进行术区麻醉。

③医师做翻瓣术切口时牵拉口唇，及时传递手术器械，及时吸净血液、唾液，协助止血，保持术野的清晰。

④医师平整根面时，协助医师彻底清除病变区肉芽组织、牙石、骨碎片等，用生理盐水冲洗创面，吸去冲洗液，用纱球拭干术区。

⑤医师缝合时协助剪线。缝合完毕，调拌牙周塞治剂，将其形成长条状，置于创面，用棉签蘸水轻轻加压，使其覆盖整个术区，保护创面。

（3）术后护理　嘱患者注意保护创口，24h内不要漱口刷牙，进软食。必要时按医嘱服抗生素 1 周。术后 5 ~7 天拆线，6 周内勿探测牙周袋，以免影响愈合。

**4. 健康教育**

（1）加强营养，增加维生素 A 和维生素 C 的摄入，提高机体的修复能力，以利于牙周组织的愈合。经常进行叩齿及牙龈按摩，增进牙周组织健康及抗菌能力。

（2）向患者特别强调牙周炎的治疗效果与患者口腔卫生习惯密切相关，定期接受医师的检查和指导，才能巩固疗效，阻止疾病发展。

**【护理评价】**

**1. 患者在患者近期内是否达到** ① 牙周炎症消退，病情得到控制。②患者口臭消失，自信心增强。

**2. 患者在患者远期内是否达到** ①了解牙周炎的防治知识。②保持良好口腔卫生。③能定期复查及行预防性洁治。④修复缺失的牙齿，恢复美观与功能。

## 四、复发性阿弗他溃疡患者的护理

女性，38 岁。口腔溃疡就诊。查体：舌尖充血水肿，，溃疡直径约2mm，数目多达十几个，散在分布。患者自感剧痛，进食困难，唾液分泌增加。

1. 请列出该患者拟诊断的疾病名称。

2. 请列出该患者的主要护理问题。

3. 请列出该患者的主要护理措施。

复发性阿弗他溃疡（recurrent aphthous ulcer，RAU）亦称复发性口疮，是一种常见的口腔溃疡性损害，发病率居口腔黏膜病之首。本病呈周期性复发且有自限性，一般7 ~10 天可自愈。

本病的病因和发病机制目前尚不清楚。多数人认为与病毒感染，胃肠功能紊乱、免疫功能低下、精神因素、微量元素缺乏、疲劳等诱发因素有关。女性月经期或更年期也常伴发此病。近年来，也有学者认为本病是一种自身免疫性疾病。

**【护理评估】**

**（一）收集健康史**

询问患者近期有无上呼吸道感染、消化道不适、过度疲劳、精神紧张等诱因。

**（二）评估身体状况**

**1. 症状** 反复口腔黏膜局部疼痛，进食时加剧。

**2. 体征** 临床上将此病分为三种类型：轻型、重型和疱疹样溃疡。

（1）轻型 最常见，约占 RAU 的 80%。多见于青少年。好发口腔黏膜未角化或角化程度低的部位，如唇、舌缘、舌尖、前庭沟等处。溃疡具有"红、黄、凹、痛"的特点，初期仅有黏膜充血水肿，随即出现单个或多个粟粒大小的红点，随之破溃形成

☞ 考点：轻型阿弗他溃疡的特点是"红、黄、凹、痛"。

圆形或椭圆形溃疡，直径约2.0~4.0mm，中央稍凹下，表面覆盖一层灰黄色假膜，周围红晕，有自发的烧灼痛，约7~10天溃疡自愈，愈合后不留瘢痕；经过一段间歇期可在口腔另一部位复发。

（2）重型　又称腺周口疮，较少见。发作时溃疡较大，直径可达10~30mm，深可及黏膜下层甚至肌层，边缘不规则且隆起，中央凹陷疼痛剧烈，形成"弹坑状"损害。病程可长达数月，有自限性，愈后留有瘢痕。

（3）疱疹样溃疡　又称阿弗他口炎。溃疡小而多，散在分布在黏膜任何部位，直径小于2mm，可达数十个之多，散在分布，似"满天星"。邻近溃疡可融合成片，黏膜充血，剧痛，可伴有头痛、低热、全身不适，局部淋巴结肿大。有自限性，不留瘢痕。

**（三）评估心理社会状态**

溃疡新旧交替反复发作，局部疼痛，且治疗效果不佳，患者十分痛苦。因进食使疼痛加剧，患者常惧怕进食，求治心切。

【**护理问题**】

**1. 疼痛**　与口腔黏膜病损，食物刺激有关。

**2. 营养失调**　低于机体需要量，与进食疼痛，惧怕进食有关。

**3. 口腔黏膜改变**　与口腔内溃疡形成有关。

**4. 焦虑**　与溃疡反复发作，难以根治有关。

**5. 知识缺乏**　缺乏本病的防治知识。

【**护理措施**】

处理原则：局部可用中药散剂撒敷、口腔溃疡药膜贴敷、腐蚀剂烧灼、抗菌液含漱及含片含服等治疗；病情较重者，可辅以全身可用糖皮质激素、免疫增强剂、维生素等治疗。

**1. 一般护理**　注意休息，给予营养丰富温凉的清淡易消化饮食，禁止刺激性的食物。

**2. 用药护理**

（1）医生用10%硝酸银或50%三氯醋酸烧灼溃疡，促时溃疡愈合时，护士协助隔离唾液、压舌，切勿使药液超出溃疡面，以免伤及周围正常黏膜。

（2）遵医嘱指导患者用药，如中药散剂吹敷、口腔溃疡药膜贴敷，抗菌液含漱及含片含服，以消炎、止痛、促进溃疡的愈合。

（3）对于病情较重者，遵医嘱全身给予糖皮质激素、免疫增强剂等治疗，适当补充维生素C及复合维生素B，以减少复发，促进愈合。

**3. 对症护理**　当溃疡疼痛难忍，进食困难时，可用0.5%盐酸达克罗宁液或1%丁卡因溶液用棉签涂布溃疡面，可迅速麻醉止痛。

**4. 健康指导**

（1）向患者介绍疾病的病程及治疗目的，让其了解本病有自限性。不经治疗7~10天溃疡也会自愈，减轻焦虑情绪。

（2）均衡饮食，少吃刺激性食物，多吃新新鲜的蔬菜和水果，嘱患者注意调解生活节律，调整情绪，避免和减少诱发因素，防止复发。

**【护理评价】**

**1. 患者在患者近期内是否达到** ①口腔溃疡愈合良好，疼痛减轻。②焦虑减轻或消除。

**2. 患者在患者远期内是否达到** ①了解口腔溃疡的防治知识。②重视引起疾病诱因，减少口腔溃疡复发。

# 第二节 口腔颌面外科患者的护理

> **要点导航**
>
> **知识目标**
>
> 　1. 掌握口腔颌面部损伤、唇裂、腭裂患者的护理评估及护理措施。
>
> 　2. 熟悉口腔颌面部损伤、唇裂、腭裂患者的护理问题及护理评价。
>
> 　3. 了解口腔科常见疾病的流行病学特点、病因、发病机制和专科新进展。
>
> **技能目标**
>
> 　1. 学会运用整体护理程序对唇裂、腭裂患者进行护理评估，并制定相应的护理措施。
>
> 　2. 能配合医生对口腔颌面部损伤患者进行急救和处理。
>
> 　3. 学会对口腔颌面部损伤、唇裂、腭裂患者进行专科健康教育。
>
> **素质目标**
>
> 　1. 具有互相帮助、团结协作的团队精神。
>
> 　2. 理解口腔科患者的心理特点，并在护理关怀中体现。

## 一、口腔颌面部损伤患者的护理

李芳，男，20岁，因与他人斗殴，导致颌面部损伤。入院后查体：患者神志清楚，体温36.7℃，脉搏80次/分，呼吸20次/分，血压130/80mmHg，下颌骨肿胀、出血、移位，咬合关系错乱。X线片显示下颌骨颏孔处骨折。入院诊断为下颌骨骨折。

1. 请列出该患者主要的护理问题。

2. 请说出该患者的急救措施。

口腔颌面部损伤（oral and maxillofacial trauma）口腔颌面部处于人体暴露部位，易受外来因素作用引起损伤。

损伤原因很多，平时多因工伤、运动损伤、交通事故和生活中的意外伤害所致，战争时期以火器伤为主。由于口腔颌面部特殊的解剖生理特点，损伤后可造成组织器官不同程度的反应和功能障碍，甚至引起面型的缺陷或毁损。损伤具有以下特点。

**1. 血液循环丰富对颌面损伤的利弊**　颌面部血运丰富，伤后出血多或容易形成血肿，组织肿胀反应快而重，从而使得表面伤情与实际伤情不完全一致，不利于诊治。另一方面因血运丰富，组织的愈合功能和抗感染能力较强，伤口易于愈合。

**2. 牙对颌面损伤的利弊**　颌面部损伤常累及牙。损伤的牙齿及牙齿碎片向邻近组织飞散，易造成"二次损伤"，并可将牙齿上的牙结石及细菌带入深层组织，引起伤口感染。骨折线上的牙可导致骨创感染，影响骨折的愈合。而牙列移位或咬合关系错乱是诊断颌骨骨折的依据。

☞ 考点：
牙列移位或咬合关系错乱是诊断颌骨骨折的依据。

**3. 易伴发其他部位损伤**　颌面部上接颅脑，上颌骨或面中 1/3 部位损伤时容易并发颅脑损伤，如脑震荡、颅底骨折等，常常有伤后昏迷史。颌面部下接颈部，下颌骨损伤时容易并发颈部损伤，如颈部血肿、颈椎损伤或高位截瘫。口腔颌面部还有涎腺、面神经、三叉神经分布，均可受损而导致涎瘘、面瘫、麻木感等。

**4. 易发生窒息**　口腔颌面部在呼吸道上端，损伤时可因组织移位、肿胀、舌后坠、血凝块和分泌物堵塞而影响呼吸或发生窒息。

**5. 易发生感染**　口腔颌面部腔窦多，如口腔、鼻腔、上颌窦，大量病原菌存在与腔窦中，受伤后伤口若与这些窦腔相通，则易发生感染。

**6. 面部畸形**　口腔颌面部特殊的组织器官高度集中，开放性损伤如处理不当，常发生不同程度的面部畸形，患者的心理压力大。处理颌面部伤口时，应尽量保留有可能存活的组织及精确对位缝合，减少畸形的发生。

**【护理评估】**

**（一）收集健康史**

准确收集患者受伤史，意识清醒者直接询问，意识不清者从其家属或陪同处获取。注意了解损伤原因、致伤物性质、是否合并其他部位的损伤等。掌握病情，评估患者的全身情况，及时采取有效的急救措施。

**（二）评估身体状况**

**1. 症状与体征**

（1）口腔颌面部软组织损伤　据资料统计，单纯颌面部软组织损伤的发生率占颌面部损伤的 65% 左右，它可以单独发生也可以与颌骨骨折同时发生。口腔颌面部软组织损伤分为闭合性损伤和开放性损伤。前者常见为挫伤、擦伤、蜇伤，主要表现为皮下淤血、疼痛、肿胀等。后者常见为切割伤、刺伤、挫裂伤、咬伤及火器伤等。损伤部位有不同程度的伤口出血、肿胀、疼痛或受损组织器官功能障碍。

（2）牙及牙槽损伤　多发生在前牙区，引起的原因常为碰撞、打击、跌倒或咀嚼硬物。轻则引起牙体松动，重则发生牙脱位、牙折断，甚至伴有牙槽骨骨折。牙槽骨骨折时常伴唇和牙龈的撕裂伤。

（3）颌骨骨折　颌骨骨折包括上颌骨骨折、下颌骨骨折及上、下颌骨联合骨折等。临床上以下颌骨骨折常见。下颌骨骨折较上颌骨骨折常见的原因为下颌骨位于面部最突出的部分。骨折线多发生在解剖结构较薄弱的部位。主要表现为面部肿胀、疼痛、出血、骨折处压痛等。颌骨骨折片移位时可引起咬合关系错乱。上颌骨骨折常伴有颅脑损伤或颅底骨折，出现脑脊液鼻漏或耳漏。下颌骨骨折伴有下牙槽神经损伤时，会出现下唇麻木。

**2. 辅助检查** X线显示骨折部位及骨折片移位的情况。

**（三）评估心理社会状态**

颌面部损伤多因为突如其来的外伤、暴力或交通事故所致，给患者及家庭带来重大打击，受伤后的不同程度的面部畸形，让患者背上了沉重的心理负担。

【护理问题】

**1. 疼痛** 与组织损伤有关。

**2. 组织完整性受损** 与外伤有关。

**3. 吞咽困难** 与疼痛、咬合错乱、咀嚼功能障碍有关。

**4. 恐惧** 与患者机体创伤、精神受到强烈刺激有关。

**5. 潜在并发症** 窒息、出血、休克、感染等。

【护理措施】

处理原则：现场处理时，应从威胁生命最主要的问题开始，首先处理窒息，然后依次为出血、休克、颅脑损伤等。

**1. 术前护理**

（1）观察生命体征 测量体温、脉搏、呼吸、血压，密切观察患者的神志及瞳孔变化。

（2）评估患者疼痛程度，向患者解释疼痛原因，分散注意力，减轻疼痛。

（3）药物过敏试验 如青霉素、普鲁卡因、破伤风抗毒素等皮肤过敏实验，及时注射破伤风抗毒素。

（4）根据伤情准备急救物品 如氧气、吸引器、急救药品及各种切开包。

（5）清创 先用3%过氧化氢溶液清洗伤口，再用生理盐水清洗。

（6）病情观察 观察患者耳、鼻是否有带血色水样液体或清亮液体流出。若有脑脊液漏时，禁止冲洗鼻腔及耳道，禁止填塞，嘱咐患者不要用力擤鼻涕，防止咳嗽，以免引起颅内感染。

（7）需急诊手术者 按手术区常规备皮。

**2. 术中护理**

（1）严密观察伤口出血情况，出血多时应行止血并报告医生。

（2）注意患者呼吸情况，保持呼吸道通畅，防止窒息发生。

（3）协助医生做好清创缝合术。

（4）遵医嘱应用抗生素，预防感染。

**3. 术后护理**

（1）体位护理 一般采取半卧位，以减少出血，增进肺部呼吸运动，利于痰液及分泌物的排除。也可取仰卧头偏向一侧体位，以利于口内液体自行流出。

（2）饮食护理 加强营养，增强机体抵抗力，给予流质或半流质食物，必要时鼻饲。腮腺或颌下腺损伤在治疗期不食酸性饮食；而腮腺导管损伤后，经导管吻合或导管再造术治疗期间，应让患者多食酸性饮食，促使导管畅通。

（3）加强口腔护理　保持口腔清洁，可用漱口水漱口。另外还可进行机械清洗，对于颌间结扎的患者，可用冲洗器、棉签或小牙刷进行清洗。但勿使固定物松动。

（4）检查固定装置　注意口腔颌面部及口内固定装置是否有牙痛、松脱、移位，并进行调整加固。

**4. 健康教育**

（1）充分调动患者的积极性，采取心理疏导的方法，与其沟通交流，给予安慰，坚定战胜伤痛的信心和勇气。

（2）对于口腔颌面部损伤，全身状况良好者，鼓励患者早期下床活动和及时进行功能训练，以改善局部及全身的血液循环。对颌骨骨折的患者，指导其掌握张口训练的时机及方法。

（3）嘱咐患者定期来院复查，观察固定装置是否松动。

**【护理评价】**

**1. 患者在患者近期内是否达到**　①不发生窒息、休克等严重并发症。②出血、颅脑损伤、感染能够得到有效控制。③颌骨骨折、牙齿脱位得到复位和固定。④能够接受现实、积极应对，恐惧、焦虑情绪减轻。

**2. 患者在患者远期内是否达到**　①了解颅脑损伤的防治知识。②咬合关系恢复。

## 二、唇裂患者的护理

 案例 - - - - - - - - - - - - - - - - - - - - - - - - - - - - - - - - - - - - - - - - - - -

患儿，男性，6个月，先天性唇裂。拟行修复术。
1. 请列出该患儿主要的护理问题。
2. 简述该患儿术前、术后护理要点。

- - - - - - - - - - - - - - - - - - - - - - - - - - - - - - - - - - - - - - - - - - - - - - -

唇裂（cleft lip）是口腔颌面部最常见的先天性畸形，常与腭裂伴发，是胚胎发育过程中出现障碍，使得上颌突与球状突未能融合而发生裂隙。少数患者还有其他部位的畸形。

目前病因尚未完全明了。可能是遗传因素或母体在怀孕期间因营养缺乏、感染和损伤、服用某些药物、病毒感染、频繁接触放射线、内分泌失调、大量吸烟酗酒等，导致胎儿上颌突与球状突未能融合而发生裂隙。可能为多种因素影响而非单一因素所致，因胎儿口和鼻具备成人的形态结构是在胚胎发育的 12 周左右。因此，在妊娠早期特别是妊娠 12 周以前，应采取积极的预防措施。

【护理评估】

（一）收集健康史

评估患儿的全身情况及家族史，了解发育是否正常，有无先天性疾病，如先天性心脏病等。询问有无药物过敏史及手术史。了解母体在孕妊早期是否有孕吐、偏食情况、是否吸烟酗酒、频繁接触放射线、罹患病毒感染性疾病等病史。

（二）评估身体状况

**1. 症状** 吸吮进食有一定困难。

**2. 体征** 出生时唇部裂开。有两种分类方法。

（1）根据裂隙的部位分类

①单侧唇裂（左侧或右侧）可分为不完全裂和完全裂。

②双侧唇裂 可分为双侧不完全唇裂、双侧完全唇裂和双侧混合唇裂。

（2）根据裂隙程度分类

①单侧唇裂（左侧或右侧） Ⅰ度唇裂，仅限于红唇部分裂开；Ⅱ度唇裂，上唇部分裂开，但鼻底尚完整；Ⅲ度唇裂，上唇至鼻底完全裂开。

②双侧唇裂 按单侧唇裂分类的方法对两侧分别进行分类。另外，临床上还可见到隐性唇裂，即皮肤和黏膜无裂开，但其下方的肌层未能联合，至患侧出现浅沟状凹陷及唇峰分离等畸形。

（三）评估心理社会状态

患者及其家属的心理状况始终是唇裂治疗过程应予特别关注的重要环节。患儿一出生就面临着喂养及手术治疗等问题的困扰。患儿父母常将患儿封闭起来，不与人接触，怕受到歧视，对患儿的前途忧心忡忡，担心唇裂畸形会影响患儿的一生。父母也受到极大的心理创伤。

【护理问题】

**1. 语言沟通障碍** 与唇裂畸形导致说话不清有关。

**2. 营养失调** 低于机体需要量，与唇部畸形，不能正常进食，父母缺乏喂养知识有关。

**3. 自我形象紊乱** 与唇部畸形有关。

**4. 知识缺乏** 父母缺乏先天性唇裂的防治知识及正确的喂养知识。

**5. 潜在并发症** 窒息、出血、伤口裂开、感染等。

【护理措施】

处理原则：唇裂采用以手术治疗为主的综合序列治疗。手术基本原则就是尽量保留正常组织和人中结构，为唇畸形的再次矫正创造好的条件。一般认为，单侧唇裂患儿一般3~6个月手术为宜，双侧唇裂患儿则推迟到6~12个月，具体手术年龄应根据患儿生长发育情况及身体状况而定。其他序列治疗包括唇粘连术、牙槽突矫治复位术、唇裂整复术、牙槽突裂植骨术、鼻畸形矫正术、正颌外科术，以及相关的术前术后正畸治疗、语音治疗、心理治疗等。

**1. 术前准备**

（1）入院后完善相关检查，包括体重、营养状况、心肺情况等。如有明显发育不良或面部湿疹、皮肤病、疖肿、上呼吸道感染时，为预防感染，应推迟手术。

（2）术前注意患儿的保暖，衣着薄厚恰当，防止感冒，以免影响手术。

（3）心理护理　向患儿及家属介绍唇裂手术的目的、手术过程、预后及术前、术后的注意事项等，避免过分担忧，并鼓励积极参与社会活动和人际交往。

（4）饮食指导　指导患儿父母改变喂养方式，术前3天停止使用奶瓶和吸吮母乳，改用汤匙或滴管喂养，以适应术后的需要。婴幼儿术前4h给予10%葡萄糖液或糖水100～150ml，随后禁食禁饮。特别强调家长在患儿禁食水时间前一定要喂饱患儿，以免患儿禁食水时间过长引起哭闹。

（5）皮肤的准备　术前1日用肥皂水清洁上下唇、口周，用生理盐水擦洗口腔。成人应刮净胡须、剪鼻毛，并用含漱液漱口。

（6）需准备限制手运动的束缚带或夹板，以免患儿的手抓伤唇部伤口。

（7）术前1天做皮肤过敏试验并记录结果。遵医嘱术前半小时应用抗生素。

（8）术前30min遵医嘱注射阿托品，成人注射苯巴比妥钠或其他镇静药。

**2. 术后护理**

（1）体位护理　全麻未清醒前，去枕平卧，头偏向一侧，以防误吸。麻醉清醒后，取半卧位，头偏向一侧，以利于口腔分泌物流出。

（2）饮食护理　患儿清醒6h后，可给予少量葡萄糖水，若无呛咳、呕吐，指导患儿家属用汤匙或滴管喂饲，术后两周内需进流质饮食，再改为半流质1周，以后逐步过渡到软食。术后伤口愈合后方可吮吸母乳或奶瓶。

（3）病情观察　严密观察患者生命体征和病情变化，注意术区肿胀、渗出情况及有无出血，患儿有无高热、脱水等症状。如术区严重肿胀并呈青紫色，患儿有明显吞咽动作，提示有明显出血，应及时通知医生并协助处理。

（4）预防感染护理　遵医嘱给予抗生素，注意观察患儿用药后反应。

（5）伤口护理

①为避免患儿搔抓伤口，可用约束带或夹板适当约束。

②术后1天即可祛除唇部创口包扎的敷料，涂抗生素油膏，任其暴露，每日用生理盐水轻轻清洁创口。如有血痂存积，可用3%过氧化氢溶液和生理盐水清洗，以防痂下感染。

③术后注意保暖，防止感冒流涕，以免伤口感染。

④保持口腔的清洁，小儿餐后多饮水，成人餐后用漱口液漱口。

⑤创口张力过大时，可使用唇弓胶布固定，一般于术后10天拆除，若皮肤对胶布过敏及皮肤压伤，应及时拆除。

⑥伤口愈合良好者，可在术后5～7天拆线。

**3. 健康指导**

（1）拆线后，告知患儿家属防止患儿跌倒，以防碰撞唇部，伤口裂开。

（2）教会患儿父母清洁唇部及牙槽骨方法。

（3）术后3个月内复诊，如唇部及鼻部修复仍有缺陷，适当时候可行二期修复。

**【护理评价】**

**1. 患者近期内是否达到**　①患儿父母能正确照顾和喂养患儿，患儿体重增加。②

患儿术后不发生窒息。③患儿无脱水表现，出入量平衡，体温正常。④术后患儿伤口无感染、出血、裂开，愈合良好。

**2. 患者远期内是否达到** ①患儿父母了解疾病相关知识。②患儿通过术后语音训练，能基本与人进行沟通交流。

## 三、腭裂患者的护理

 - - - - - - - - - - - - - - - - - - - - - - - - - - - - - - - - - - - - - - - - -

患儿，男性，两岁零4个月，"兔唇"，且发音不准，家庭经济情况差，遂出生后至今才来院就诊。查体：患儿上唇至鼻底全部裂开，且鼻底裂隙超过软硬腭。

1. 请列出该患者拟诊断的疾病名称。

2. 请列出该患儿主要的护理问题。

3. 请简述该患儿手术前、后的护理要点。

- - - - - - - - - - - - - - - - - - - - - - - - - - - - - - - - - - - - - - - - - - - - - - - -

腭裂（cleft palate）可单独发生也可与唇裂同时伴发，它们均是在胎儿发育过程中，因某些因素的影响，使面部各突起的互相连接受到阻挠而形成的裂隙。腭裂不仅有软组织畸形，大部分腭裂患者可伴有不同程度的骨组织缺陷和畸形。他们在吸吮、进食及语言等生理功能障碍方面远比唇裂患者严重。给患者日常生活、学习、工作均带来严重影响，也容易造成患者的心理障碍。

腭裂病因和唇裂基本相似。绝大多数的畸形的发生是遗传和环境两种因素共同作用的结果。当然妇科疾病或经常接触放射线等，也可能导致胎儿畸形。

腭裂患者由于软腭有不同程度的裂开，改变了腭咽肌、腭舌肌、腭帆张肌、腭帆提肌和腭垂五对肌的肌纤维在软腭中线相交织呈拱线结构，因此腭裂患者无法形成腭咽闭合，造成口鼻腔相通，同时也影响咽鼓管功能，导致吸吮、语言、听力等多种功能障碍。

**【护理评估】**

**（一）收集健康史**

询问患者有无其他全身疾病、药物过敏史及家族史、手术史等。了解患者全身发育、营养、体重情况。评估患儿吸吮、进食、发音和说话的情况。

**（二）评估身体状况**

**1. 症状**

（1）吮吸、进食、发音等功能障碍。因腭裂造成口鼻相通，进食时食物易从鼻腔溢出，造成口腔或加重口腔卫生不良。发音时呈含橄榄语音。

（2）易发生上呼吸道感染及急慢性中耳炎 因鼻腔失去对空气过滤和加温作用，易发生上呼吸道感染。又因腭裂造成的肌性损害，使咽鼓管开放功能较差，影响中耳的气流平衡，加上鼻咽部慢性炎症，易患急慢性中耳炎。

**2. 体征**

（1）腭部裂开　出生时即发现腭部裂开。按裂开部位和程度可分为以下几种类型。

①软腭裂　为软腭裂开，有时只限于腭垂，不分左右。

②不完全性腭裂　亦称部分腭裂。软腭完全裂开伴有部分硬腭裂，但牙槽突完整。可伴单侧不完全唇裂。

③单侧完全性腭裂　软硬腭全部裂开，常伴有牙槽突裂及同侧完全性唇裂。

④双侧完全性腭裂　裂隙在前颌骨部分，各自向两侧斜裂，直达牙槽突，鼻中隔、前颌突及前唇部孤立于中央。常与双侧完全性唇裂同时发生。

（2）面部畸形　可有上颌骨发育不全，导致反牙合或开牙合，以及面中 1/3 塌陷，呈刀削脸状。

**3. 辅助检查**

（1）X 线检查　了解心肺有无异常，胸腺有无肥大。

（2）实验室检查　血、尿常规，凝血功能检查等。

（3）头颅侧位 X 线平片　对软腭的运动功能进行评价。

（4）鼻咽纤维镜检查　是对腭咽闭合功能进行观察的一种方法，有利于手术方法的选择和治疗方案的确定，而且是语音反馈治疗的一个重要手段。

（5）鼻音计　是应用于评价腭裂语音的较新的方法。

**（三）评估心理社会状态**

腭裂患者除具有唇裂患者相同的社会心理问题外，由于腭裂语音使患者语言障碍更为突出，部分患者可能产生心理障碍，使患者性格孤僻，不愿意与人交往。其本人及家属的生活质量受到严重影响。患者及其家属对手术效果表示担忧或期望值过高。

**【护理问题】**

**1. 语言沟通障碍**　与腭裂造成生理缺陷导致说话不清有关。

**2. 营养失调**　低于机体需要量，与腭部裂开至吸吮、进食有关。

**3. 自我形象紊乱**　与腭部畸形有关。

**4. 焦虑**　与患者及家属担心手术效果有关。

**5. 知识缺乏**　父母缺乏疾病相关知识及正确的喂养知识。

**6. 有窒息的危险**　与全麻手术、喂养不当有关。

**7. 有体温升高的危险**　与手术创伤有关。

**8. 潜在并发症**　切口出血、伤口感染、伤口裂开等。

**【护理措施】**

处理原则：以手术为主的综合序列治疗。手术目的是利用腭部邻近的组织封闭腭裂，以恢复腭部正常解剖形态及生理功能。手术时间目前国内外有两种不同意见。一种意见主张 8～18 个月左右手术为宜，有利于语言正常矫正；另一种意见主张 5～6 岁左右手术，其主要着眼点是避免颌骨发育受限，降低麻醉及手术风险。实际工作中，手术时间选择应根据患儿健康状况、手术难易、手术方法及手术单位力量而定。

**1. 术前准备**

（1）同唇裂术前准备，需对患儿进行全面的健康检查。4 岁以上患者必要时做语音评价及鼻咽纤维镜检查，因腭裂手术时间长，出血多，应做好输血准备。

（2）饮食指导　见唇裂手术护理。

（3）口鼻清洁护理　术前 3 天开始用 1∶5000 呋喃西林溶液漱口，呋喃西林麻黄碱溶液滴鼻，每日 3 次，保持口鼻清洁。

（4）评估患者及其家属的心理需求，帮助他们正确认识疾病。

**2. 术后护理**

（1）体位护理　去枕平卧位，头偏向一侧，以防误吸。患儿清醒后，改为头高脚低位，以减轻局部水肿。

（2）保持呼吸道通畅　床旁备好吸引器，随时吸出口鼻血性渗出物、呕吐物，防止窒息和吸入性肺炎发生。

（3）饮食护理　麻醉清醒后 6h 如无呕吐，可先给予少量葡萄糖水，若无呕吐，可用小汤匙或滴管喂饲流质饮食。术后 10～14 天内进食流质饮食，以后逐渐变为半流质饮食，3 周后可进普通饮食。

☞ 考点：
腭裂术后 3 周可进普食。

（4）病情观察　注意伤口及鼻腔有无渗血、咽喉部有无水肿，切口内碘仿纱条及腭板有无松脱。手术当天唾液内带血水，无明显出血点，无需特殊处理。若患者有明显吞咽动作，应检查伤口有无活动性出血，如出血较多应通知医生及时处理。

（5）遵医嘱使用抗生素，体温恢复正常后方可停用。

（6）伤口护理

①防止伤口裂开　术后让患儿保持安静，避免大哭大闹及将手指放入口中，术后不能过早吃粗硬、过烫食物，以免伤口裂开。注意保暖，预防感冒。

②保持口腔清洁　患儿进食后多饮清水，以冲洗食物残渣，如患儿合作，可给予漱口液含漱。成人饭后用清水或漱口剂漱口。如鼻腔分泌物较多，鼻内可用呋喃西林麻黄碱液滴鼻，3 次/日，以利于口腔卫生和创口清洁。

③术后 8～10 天可分次抽出切口内填塞的碘仿纱条，2 周后拆除伤口缝线。

**3. 语音治疗**　术后 1～2 个月开始进行语音训练。腭裂整复术后为正确的发音奠定了解剖基础，但仍须进行一段时间的发音训练，才能获得较正确的发音。尤其是年龄较大行手术的患者，因为其已经形成一定的腭裂语音习惯。其训练分为两个阶段进行。

（1）准备训练　主要是练习软腭及咽部的肌肉活动，使其有效地完成"腭咽闭合"动作。如按摩软腭、练习发"啊"音、练习吹气法，如练习吹水泡、吹气球、吹笛子、喇叭、口琴等。

（2）语音训练　腭裂患者在发音时常常运用唇舌的运动强行代偿，因此，必须重新训练，以纠正其不正确的习惯，使唇舌肌肉变得灵活和协调。如练习张口、展唇、圆唇、伸舌、伸舌上卷等训练。语音训练需要语音治疗师参与及患者坚持不懈的努力才能达到良好的效果，需从易到难，循序渐进练习。

**4. 健康指导**

（1）遵医嘱来院复诊，不适随时就诊。

（2）腭裂修复后，需向患者及其家属说明，还需进行语音训练，使患者的发音得到逐步完善。

**【护理评价】**

**1. 患者近期内是否达到** ①患儿术后不发生窒息。②患儿父母能正确照顾和喂养患儿，患儿体重增加。③患儿体温下降，并维持在正常范围。④手术切口愈合良好，无出血、感染、伤口裂开。

**2. 患者远期内是否达到** ①患儿父母能了解疾病相关知识。②患儿通过术后语音训练，能基本与人进行沟通交流。

## 目标检测

1. 简述中龋与深龋的区别。
2. 简述龋病的原因以及主要护理问题。
3. 简述牙龈炎与牙周炎的区别。
4. 简述口腔颌面部损伤特点。
5. 简述唇、腭裂患儿术后的护理要点。

（郭 绘 梁丽萍）

# 参考文献

[1] 陈燕燕. 眼耳鼻咽喉口腔科护理学. 第3版. 北京：人民卫生出版社，2014.

[2] 李敏. 眼耳鼻咽喉口腔科护理学. 第2版. 北京：人民卫生出版社，2004.

[3] 丁淑华. 五官科护理学. 第2版. 北京：中国中医药出版社，2012.

[4] 赵堪兴，杨培增. 眼科学. 第8版. 北京：人民卫生出版社，2013.

[5] 葛坚. 眼科学. 第2版. 北京：人民卫生出版社，2011.

[6] 范真. 五官科护理学. 上海：第二军医大学出版社，2012.

[7] 田勇泉. 耳鼻咽喉头颈外科学. 第7版. 北京：人民卫生出版社，2008.

[8] 曾宪孔，黄昭明. 眼耳鼻咽喉口腔科诊疗基本技能图解. 北京：人民军医出版社，2005.

[9] 倪国华，汪闽南. 成人护理（下册）. 北京：高等教育出版社，2009.

[10] 葛嫄丰. 口腔临床护理. 北京：人民卫生出版社，2008.

[11] 任重. 眼耳鼻咽喉口腔科护理学. 北京：人民卫生出版社，2002.

[12] 赵佛容，陈经由. 口腔护理学. 第2版. 上海：复旦大学出版社，2009.

[13] 欧尧，薛国初. 口腔科助理手册. 广东：广东科技出版社，2006.